Docteur ARNAVIELHE

Médecin-Major de 1re classe

Guide Administratif

à l'usage des

Médecins des Corps de troupe

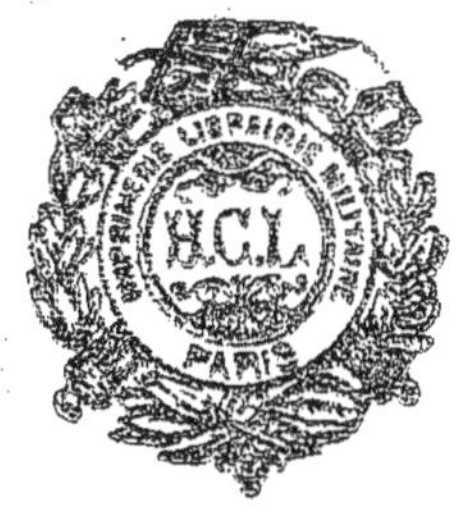

PARIS

Henri CHARLES-LAVAUZELLE

Éditeur militaire

10, Rue Danton, Boulevard Saint-Germain, 118

(MÊME MAISON A LIMOGES)

GUIDE ADMINISTRATIF

A L'USAGE

DES MÉDECINS DES CORPS DE TROUPE

GUIDE ADMINISTRATIF

A L'USAGE

DES MÉDECINS DES CORPS DE TROUPE

Par le Docteur ARNAVIELHE

Médecin-major de 1re classe

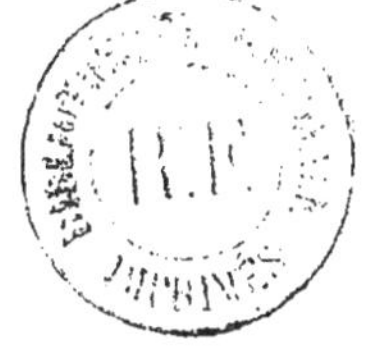

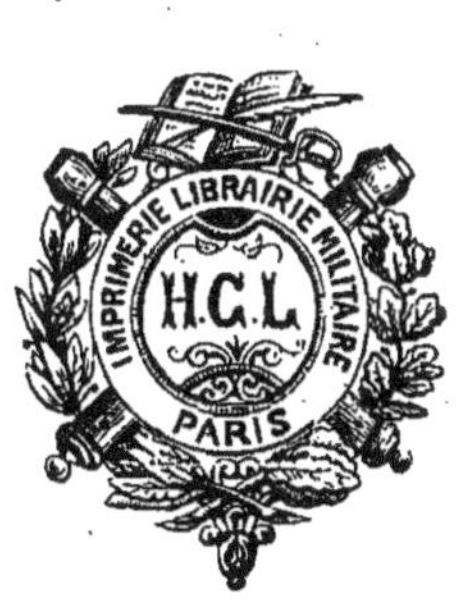

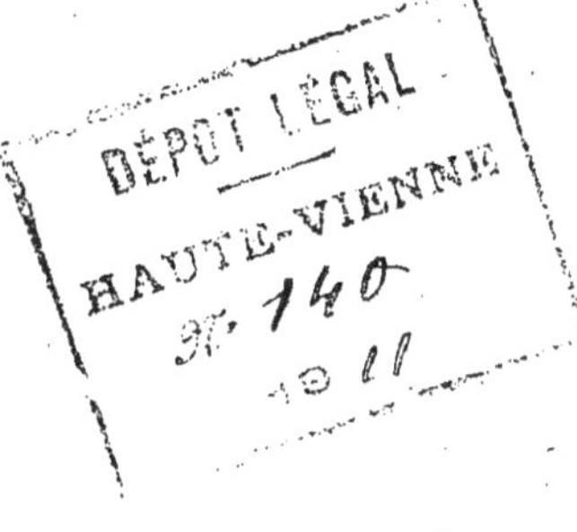

PARIS
Henri CHARLES-LAVAUZELLE
Éditeur militaire
10, Rue Danton, Boulevard Saint-Germain, 118

(MÊME MAISON A LIMOGES)

ABRÉVIATIONS

Art.	Article.
Circ.	Circulaire.
Instr.	Instruction.
Mod.	Modèle.
R. S. I.	Règlement sur le service intérieur.
R. S. S.	Règlement sur le service de santé à l'intérieur.
Vol.	Volume.

AVANT-PROPOS

Les prescriptions réglementaires qui régissent les infirmeries des corps de troupe ne sont que pour une faible partie contenues dans le Règlement sur le service de santé. Beaucoup d'autres sont dispersées dans les nombreux volumes du *Bulletin Officiel*, exigeant des recherches toujours fastidieuses et souvent très longues.

Notre ouvrage condense, sous les titres divers qui le composent, à peu près tous les textes intéressant les médecins non employés dans le service hospitalier. Nous avons le ferme espoir qu'il pourra, en évitant des pertes de temps, leur permettre de se consacrer mieux à leurs devoirs professionnels, plus utiles à tous et plus intéressants pour eux-mêmes.

Nous n'avons pas cru devoir reproduire les règlements traitant des obligations et des droits que confère au médecin militaire sa position d'officier, sans toutefois les passer sous silence. Pour chacune des situations dans lesquelles ce grade d'officier suscite des devoirs ou crée des droits, nous avons indiqué, de façon précise, les textes officiels auxquels il convient de se reporter.

Ce travail n'est que la reproduction de notes personnelles tenues régulièrement à jour et qui nous ont servi au cours de notre carrière régimentaire.

Les avantages que nous en avons retirés, tant pour notre usage particulier que pour l'instruction du personnel placé sous nos ordres, nous font espérer qu'il pourra être de quelque utilité à nos camarades.

GUIDE ADMINISTRATIF

A L'USAGE

DES MÉDECINS DES CORPS DE TROUPE

ABSENCE

En cas d'absence du médecin chef de service d'un corps de troupe, le médecin du corps le plus élevé en grade, ou le plus ancien dans le grade le plus élevé, le remplace dans toutes ses attributions. (R. S. S., art. 40, vol. 80.)

En vue de cette éventualité, les médecins en sous-ordre doivent être mis par leur supérieur en mesure de prendre les fonctions qui peuvent inopinément leur incomber. (R. S. I., Préliminaires, avant-dernier paragraphe, vol. 78.)

Si tous les médecins d'un corps viennent à manquer, la désignation du ou des médecins appelés à les remplacer est faite par le général commandant le corps d'armée, sur la proposition du directeur du service de santé, ou, à défaut, par le commandant d'armes, sur la proposition du médecin chef du service de santé de la place. (R. S. S., art. 14 et 69 *bis* modifié le 7 avril 1909.)

Tout médecin exerçant provisoirement les fonctions d'un **grade** supérieur au sien se trouve investi de tous les droits et de toutes les responsabilités du titulaire. (R. S. I., Préliminaires, vol. 78.)

Toute absence, qu'elle soit motivée par des convenances personnelles ou des raisons de service, donne lieu, en commençant et en finissant, à l'envoi de bulletins de mutation [Voir le titre : *Mutations (Bulletin de).*]

ABSENCE ILLÉGALE

Définition et sanctions. (R. S. I., art. 187, vol. 78.)

Moyens de justification et solde dans le cas d'asence illégale. (Règl. 29 mai 1890, posit. 19, modifié par décret 22 mars 1910, vol. 88.)

ACCIDENTS.

(Circ. 4 novembre 1897 et 8 juillet 1910, vol. 58.)

ACCIDENTS DE PERSONNES ÉTRANGÈRES A L'ARMÉE DU FAIT DE MILITAIRES
EN SERVICE OU D'ANIMAUX DE L'ARMÉE.

L'examen de la personne accidentée est fait, aussitôt que possible, sur l'ordre du chef du corps ou service ou du commandant d'armes, par un médecin militaire qui établit un rapport sur la nature et la gravité des blessures, indiquant également la durée probable de l'incapacité de travail.

a) *Cas d'indisponibilité temporaire.* — Si l'accident est survenu dans une localité où réside un médecin militaire, les soins de celui-ci sont offerts gratuitement au blessé.

S'il les refuse, le médecin militaire signale le fait, par lettre officielle, à l'autorité militaire. En tout cas, celle-ci est tenue au courant de l'état du blessé par des rapports rédigés à intervalles par le médecin désigné, qui l'avisera en outre de la terminaison par guérison ou par une infirmité incurable.

Si le blessé adresse une demande d'indemnité, le requérant est visité aussitôt que possible après la réception de sa demande ; chaque fois qu'il y aura doute ou contestation sur la durée de l'incapacité de travail, le plaignant est contre-visité. Le rapport médical relatera la durée de l'indisponibilité totale, puis, s'il y a lieu, celle de l'indisponibilité partielle temporaire subséquente. Cette dernière indisponibilité sera exprimée en dixièmes de capacité normale de travail.

Les notes des médecins, pharmaciens et, en général, celles de tous frais de traitements produites par le requérant, sont soumises pour avis au médecin militaire qui aura examiné le malade en dernier lieu et visées par lui.

Ce médecin fait connaître, quand il y a lieu, les prix qui seraient exagérés. Il désigne les dépenses accessoires qui lui paraissent devoir être admises (garde-malade, bains, douches, électrisations, massages) et les dépenses qui seraient sans rapport avec la maladie (médicaments non destinés au malade, etc.).

b) *Cas d'incapacité permanente.* — Les mêmes éléments d'information sont réunis, mais le réclamant est toujours l'objet d'une visite et d'une contre-visite ayant pour but la description exacte de son état définitif, ainsi que l'influence de l'infirmité sur la réduction de la puissance de travail. Celle-ci est évaluée par une fraction numérique décimale ou centésimale. L'incapacité peut d'ailleurs être reconnue absolue.

La circulaire du 8 juillet 1910 insiste sur la difficulté de cette évaluation, son importance, puisqu'elle est l'élément principal du calcul de l'indemnité, et donne comme guide l'ouvrage de MM. les professeurs Forgue et Jeambrau, sur les accidents du travail.

c) *Accidents mortels.* — Les frais de maladie sont vérifiés comme il est dit au paragraphe *a*).

d) *Réclamations ultérieures de personnes ayant déjà bénéficié d'une allocation.* — Emanant de personnes ayant reçu une allocation pour indisponibilité temporaire et éprouvant ultérieurement des troubles entraînant une incapacité permanente, elles donnent lieu à la même instruction que celles visées au paragraphe *b*).

Toutefois les certificats médicaux doivent, non seulement fournir avec certitude des éléments d'appréciation sur le degré de réduction de la puissance de travail de l'intéressé, mais encore établir, sur des données aussi précises que possible, la corrélation ou la non-corrélation de l'état actuel avec l'accident antérieur.

Dans ce but, les blessures ou lésions résultant de cet accident doivent être énumérées et décrites d'une façon aussi complète que possible, et la description est rapprochée de celles figurant aux certificats sur le vu desquels il avait été statué une première fois.

Dans le cas où la victime aurait reçu une indemnité pour incapacité temporaire suivie d'incapacité partielle permanente et ayant reçu une aggravation de cette incapacité permanente, les certificats des médecins doivent comporter des indications complémentaires. Ils doivent examiner si l'aggravation invoquée ne résulte pas de la négligence de la victime ou de quelque accident postérieur au premier, et discuter les avis exprimés sur ce point par des médecins civils dans des certificats produits par l'intéressé.

L'incapacité actuelle de travail est relatée par une fraction décimale ou centésimale.

e) *Cas de simulation.* — S'il y a lieu de suspecter la simulation de la part de la victime d'un accident, sans pouvoir fournir une preuve suffisamment probante, le général commandant le corps d'armée peut ordonner que le plaignant soit visité par quatre médecins, dans les conditions prévues pour la retraite des militaires pour infirmités. (Voir le titre *Retraite.*)

Accidents de militaires dans le service. — Les accidents sont constatés par un certificat d'origine. [Voir le titre *Origine (Certificat d').*]

Accidents de militaires hors du service du fait d'un autre militaire exécutant un service commandé. — Dans ce cas, si aucune imprudence n'est relevée à la charge de la victime, l'affaire est instruite comme il a été exposé ci-dessus pour les personnes étrangères à l'armée.

Accidents de militaires par le fait de personnes étrangères à l'armée ou d'animaux leur appartenant. — Examen et rapport d'un médecin militaire au moment de l'accident.

En outre, pour servir de base aux poursuites qui peuvent être intentées aux auteurs de ces accidents en garantie des frais de l'hospitalisation, envoi en congé de convalescence et s'il y a lieu de gratification ou pension, il y a lieu d'ajouter :

1° Relevé, décompté par le médecin chef de service du corps, des objets de pansement ou médicaments employés à l'infirmerie du corps pour soins donnés au militaire avant ou après le séjour à l'hôpital ;

2° Un second rapport médical décrivant sommairement l'état du militaire au moment de sa sortie de l'hôpital ou de sa reprise de service et indiquant s'il paraît, en raison des lésions dont il a été atteint, susceptible d'être proposé, présentement ou ultérieurement, pour une gratification ou une pension.

ACCIDENT DU TRAVAIL

(Instr. D. 17 juin 1905, vol. 65.)

13. Le personnel civil des établissements militaires est appelé à bénéficier des dispositions de la loi du 9 avril 1898, modifiée par celles des 22 mars 1902 et 31 mars 1905, relative aux accidents dont les ouvriers sont victimes dans leur travail.

La loi s'applique seulement à l'accident soudain survenu par le fait et à l'occasion du travail, et non à l'évolution lente d'une maladie ou infirmité dont la cause pourrait être attribuée aux fatigues et circonstances du service. (Art. 2.)

14. *Constatation.* — Tout accident susceptible d'occasionner une incapacité de travail quelconque, temporaire ou permanente, donne lieu à l'établissement d'un certificat d'origine (modèle n° 13, instr. C, 28 août 1898, vol. 65). -

Le médecin de l'établissement, qui peut être un médecin militaire ou un médecin civil (voir à ce sujet le titre *Ouvriers civils*), mentionne, dans la partie qui lui est réservée, avec toute la précision possible et tous les détails nécessaires, la nature et le siège des lésions. (Art. 3.)

Incapacité temporaire. — S'il ne résulte de l'accident qu'une incapacité temporaire de travail, il n'y a pas lieu à l'établissement d'autres certificats.

Incapacité permanente. — Dans le cas d'une incapacité permanente de travail, dès que le médecin traitant de la victime jugera possible d'établir un certificat définitif et, au plus tard, dans le sixième mois qui suivra l'accident, il sera procédé à un examen du blessé par deux médecins, dont l'un sera le médecin traitant et l'autre un médecin militaire désigné par le commandant d'armes.

Ils établissent, l'un un certificat de visite, l'autre un certificat de contre-visite (mod. n°ˢ 14 et 14 *bis*, instr. C, 28 août 1898, vol. 65).

En vue de l'établissement de ces certificats, après avoir pris connaissance du certificat d'origine, ils examinent l'ouvrier, en présence du chef de l'établissement, au point de vue :

1° De la gravité des lésions, en décrivant, de façon détaillée, le siège et la nature des lésions, les altérations organiques, en donnant des mensurations précises et des indications nettes sur la forme, le volume, la force, la situation de la partie du corps soumise à l'examen ;

2° De la relation de cause à effet, en s'attachant à établir, d'après les données anatomiques, si le fait rapporté par le certificat d'origine est bien, médicalement parlant, le point de départ de l'infirmité ;

3° De l'impotence fonctionnelle, en faisant ressortir la diminution de capacité de travail, évaluée, autant que possible, en fraction de sa capacité normale telle qu'elle était avant l'accident.

Pour cette évaluation, il sera utile de consulter le registre médical d'admission, qui renseignera sur la capacité normale au moment de l'entrée dans l'établissement.

En cas de décès, non survenu immédiatement, les mêmes certificats sont établis. Ils sont toujours dressés en double expédition. (Art. 13.)

Soins médicaux. — Les soins médicaux consécutifs à l'accident sont donnés conformément aux prescriptions de l'instruction C du 28 août 1898 (voir le titre *Ouvriers civils*), à moins que la victime n'ait fait choix, elle-même, d'un médecin. (Art. 10).

En cas d'incapacité permanente, si une rente viagère est accordée, les soins médicaux cessent d'être dus, à moins que l'ouvrier ne soit conservé pour être utilisé dans l'établissement. (Art. 20.)

Revision de l'indemnité. — La revision de l'indemnité accordée à un ouvrier victime d'un accident du travail, fondée, soit sur une aggravation ou une atténuation de l'infirmité de la victime, soit sur son décès par suite des conséquences de l'accident, est ouverte pendant un délai déterminé par l'article 19 de la loi (trois ans). Dans les six derniers mois de ce délai, ou à toute autre époque dans la limite de ce délai, le général commandant la subdivision du domicile de l'ouvrier, sur l'ordre du Ministre de la guerre, désigne deux médecins militaires pour procéder à son examen. Les certificats médicaux sont établis en double expédition, comme il est dit ci-dessus.

ACHATS SUR PLACE

Achats de médicaments. — Afin d'éviter des frais de transport, les médecins chefs de service dont les corps sont stationnés dans des garnisons dépourvues d'hôpital militaire livrancier peuvent se procurer directement, par voie d'achats sur place, les médicaments suivis de la lettre A sur la nomenclature générale du service de santé, ainsi que sur celle faisant suite à l'instruction du 13 août 1899, modifiée le 2 décembre 1909. (Circ. 11 janvier 1896, vol. 83.)

Ces médicaments sont portés, comme les autres, sur les demandes trimestrielles ; en ce qui les concerne, il y a lieu d'indiquer, dans la colonne réservée à cet effet sur ces demandes, le prix d'achat sur place, qui ne doit pas, en principe, dépasser de 10 p. 100 le prix ministériel inscrit sur la nomenclature. (Instr. 13 août 1899, modif. 2 décembre 1909, vol. 83.)

Le directeur du service de santé, auquel sont envoyées les deux expéditions de ces demandes, en renvoie une autorisant les achats ou, en cas de refus de cette autorisation pour un ou plusieurs de ces médicaments, donnant avis, comme pour les autres, de leur expédition par l'hôpital livrancier.

Les médicaments dont l'achat sur place a été autorisé pendant un trimestre sont portés, en fin de trimestre, sur un mémoire ou une quittance (pour leur établissement, voir le titre *Mémoires*) remis au trésorier du corps chargé de payer les fournisseurs.

Achats sur place de matériel et d'objets de pansement. — Le mode d'achats sur place des objets de matériel et de pansement est réglé par la circulaire du 20 juin 1909, dont les prescriptions sont détaillées au titre *Matériel du service courant.*

AÉRATION

Appareils d'aération à employer dans les casernements. (Vol. 48, p. 23.)

AFFECTATION

Les emplois de tout grade qui deviennent vacants dans le gouvernement militaire de Paris sont réservés aux médecins les plus anciens et ayant le plus de campagnes. Ceux qui préféreraient ne pas profiter des avantages de cette décision doivent faire parvenir leur renonciation au Ministre. (Circ. 19 octobre 1883, vol. 83.)

Les demandes d'affectation au **gouvernement militaire de Paris** doivent désigner, dans l'ordre de préférence, les corps auxquels ces médecins désirent être affectés. (Instr. serv. cour., art. 223, vol. 74.)

Les médecins-majors de 2ᵉ classe appartenant à la moitié la plus ancienne du cadre peuvent seuls être appelés à remplir les fonctions de chef de service dans les régiments de cavalerie, bataillons de chasseurs et escadrons du train. Toutefois, les médecins de ce grade et de cette ancienneté employés dans les régiments d'infanterie et affectés au dépôt du corps, lorsqu'il est séparé de la portion principale, sont considérés comme chefs de service et ne passent dans un des corps précités que sur leur demande. (Même circ. ci-dessus.)

Les médecins-majors de 1ʳᵉ et 2ᵉ classe peuvent passer alternativement des corps de troupe dans les hôpitaux et des hôpitaux dans les corps de troupe, suivant les besoins du service et à la suite de demandes revêtues de l'avis motivé des chefs de corps et de service, accompagnées d'un avis favorable du directeur du service de santé du corps d'armée. (Même circ.) Cet avis est précédé de l'appréciation du directeur sur l'aptitude médicale, chirurgicale ou mixte du candidat. Les demandes pour être employés dans les hôpitaux ne sont, en principe, acceptées que lorsqu'elles émanent de médecins ayant satisfait aux épreuves de l'examen pour l'avancement au choix.

Les désignations pour passer du service régimentaire dans le service hospitalier, même dans les limites du corps d'armée, sont réservées au Ministre. (Instr. serv. cour., art. 223, vol. 74.)

Les officiers du corps de santé qui ont le moins de campagnes sont employés de préférence en Algérie ou en Tunisie. (Circ. 19 octobre 1883, vol. 83.) Leur séjour est, en principe, de quatre ans, déduction faite des congés, à l'exception des congés pour maladies. A l'expiration de ces quatre années, ils sont remplacés d'office. Toutefois ils peuvent, sur leur demande, être maintenus pour une nouvelle période de deux ans, susceptible d'être renouvelée. (Décret 6 mars 1879, vol. 83.)

Affectation en cas de promotion. — Les officiers appelés à être prochainement promus peuvent adresser, à toute époque de l'année, par la voix hiérarchique, des demandes indiquant, dans l'ordre de préférence, les corps et établissements auxquels ils désirent se voir affectés.

Ces demandes peuvent être faites sur le modèle n° 23 du service courant (vol. 74), comme les demandes de changement de résidence, et porter, outre les renseignements ci-dessus, l'adresse de la famille de l'officier et, s'il est marié, celle de la famille de sa femme.

AGRÉGÉS DU VAL-DE-GRACE

Répartition des chaires d'agrégation et durée des fonctions. (Décrets 29 octobre 1898 et 8 novembre 1903, art. 9 et 10, vol. 32^1.)

Les professeurs agrégés sont nommés au concours.

Nature et mode d'exécution des épreuves des concours ; composition et opérations des jurys. (Notes minist. 6 avril 1878, 28 février 1890, 15 avril 1891, 30 décembre 1901, 12 janvier 1904 et 3 février 1909, vol. 32^1.)

Les médecins-majors de 1re et 2e classe ayant accompli, depuis leur sortie de l'Ecole d'application du service de santé, au moins deux années consécutives dans un corps de troupe (décret 29 octobre 1898, modif. 12 décembre 1906, vol. 32^1) sont seuls admis à concourir.

L'ouverture des concours est notifiée plusieurs mois à l'avance au *Bulletin Officiel* (p. s.). Cette notification indique le délai pour la production des demandes de prendre part au concours. Ces demandes, appuyées de l'avis motivé des chefs, sont transmises par la voie hiérarchique.

ALCOOL

Les alcools expédiés par le service des hôpitaux sur les infirmeries ne sont pas passibles du droit de consommation. (Dép. minist. 13 mai 1863.)

La vente des boissons et liqueurs à base d'alcool ainsi que des préparations dénommées apéritifs est interdite dans les cantines, mess et coopératives des casernes, camps et terrains de manœuvre. Sont seules autorisées les boissons fermentées (vin, bière, etc...) et les boissons usuelles ne renfermant pas d'alcool. (Circ. 3 mai 1900, vol. 83, art. 80 et 81, R. S. I., vol. 78.)

ALCOOLISME

(Circ. 15 janvier 1901, vol. 83.)

Un enseignement antialcoolique est organisé dans les corps de troupe au moyen de conférences faites, soit par les officiers (art. 38, R. S. I., vol. 78), soit par les médecins militaires, concurremment avec les conférences réglementaires sur l'hygiène.

Le programme suivant de conférences est annexé à cette circulaire.

PROGRAMME DE CONFÉRENCES SUR L'ALCOOLISME.

Division des boissons alcooliques en fermentées et distillées. Dangers de ces boissons en général.

Distinction entre l'empoisonnement alcoolique aigu et l'empoisonnement chronique. Dangers d'autant plus redoutables de ce dernier qu'il est souvent silencieux, parfois inconscient.

Toxicité des boissons distillées, part prépondérante qui revient à l'alcool lui-même.

Action toxique des impuretés qui se produisent pendant la fermentation.

Toxicité très grande des essences, bouquets et autres ingrédients qu'on ajoute à l'alcool pour fabriquer les liqueurs, apéritifs, absinthes, amers, bitters et autres produits similaires très nombreux que l'on offre au consommateur.

Troubles (lésions et symptômes) causés par l'abus des boissons alcooliques sur les divers systèmes : digestif, circulatoire, respiratoire, urinaire, nerveux, etc.

Diminution générale de la résistance organique. Maladies qui menacent plus généralement l'alcoolique. Tuberculose, folie, vieillesse précoce, penchant au suicide, morts accidentelles. Criminalité.

Influence néfaste de l'alcoolisme sur la descendance. Diminution de la natalité. Mortalité infantile énorme. Epilepsie, idiotie, nervosité, tuberculose, abaissement de la taille.

Consommation croissante de l'alcool en France.

Préjudice que l'alcoolisme cause à l'armée, en viciant et affaiblissant le recrutement dans sa source; en éclaircissant les rangs de l'armée (considérée dans son ensemble) par de nombreux déchets; en diminuant la vigueur de beaucoup de combattants.

Influence sur la discipline, sur les accidents causés par le froid et le chaud, sur la genèse et le cours des maladies en général, de la tuberculose et du choléra en particulier. Gravité exceptionnelle des blessures chez les alcooliques.

ALIÉNÉS

Les militaires atteints d'aliénation mentale ne sont admis que momentanément dans les hôpitaux militaires, pendant le temps nécessaire à leur observation et jusqu'à l'accomplissement des formalités pour leur placement dans un asile. (Art. 202 R. S. S., vol. 80.)

Les militaires aliénés ne doivent jamais être évacués sur l'hôpital du Val-de-Grâce ; leur hospitalisation doit se faire dans l'hôpital militaire le plus rapproché (Circ. 7 avril 1870 et 20 septembre 1877, vol. 83.)

Leur admission se fait dans les mêmes conditions que pour les autres militaires hospitalisés, c'est-à-dire au moyen d'un billet d'hôpital (mod. n° 44). Il est bon d'y joindre un rapport sur les troubles observés.

Formalités de l'internement. — Les médecins des corps de troupe, dans les rares cas où ils ont à demander l'internement d'un militaire (officiers ou autres militaires soignés dans leurs familles), constatent l'état mental et les caractères de la maladie dans un certificat de visite dont les conclusions sont les suivantes : « Nécessitent la translation du malade dans un établissement spécialement destiné au traitement des aliénés. »

Un rapport succinct est joint d'habitude à ce certificat.

Les signataires des certificats ne doivent être ni parents ni alliés au second degré des chefs ou propriétaires de l'établissement d'aliénés. En outre, les rapports et certificats ne sont valables que pour une durée de quinze jours. (R. S. S., notice n° 15, vol. 80.)

Les hommes déclarés atteints, après internement, d'aliénation mentale, alors même que l'incurabilité ne serait pas certaine, doivent être réformés ; les officiers sont mis en non-activité, réforme ou retraite, suivant le cas. (Circ. 3 juin 1897, vol. 83.)

Pour les titulaires de gratifications de réforme internés dans un asile, la gratification est maintenue d'office, au bout de deux ans, sur la simple production d'un certificat de présence à l'asile, si l'intéressé a été réformé pour aliénation mentale. Il en est de même s'il a été déjà constaté, lors d'une visite réglementaire, que son état d'esprit est la conséquence de la blessure ou de l'infirmité ayant motivé la gratification. (Instr. 31 mars 1906, vol. 66².)

Perception de la solde des officiers aliénés recueillis dans leur famille (art. 505 et suiv. du Code civil) ; dans un établissement public de l'Etat (instr. 30 juillet 1903, art. 158, vol. 24) ; dans les autres établissements. (Loi 30 juin 1838 et R. S. S., notice n° 15, vol. 80.)

ALIMENTATION

Les malades en traitement à l'infirmerie peuvent vivre à l'ordinaire ou être soumis à un régime alimentaire spécial.

Composition du régime spécial. — Ce régime comprend :
La diète absolue ;
Le bouillon ;
Le bouillon avec pain ;
La demi-portion ⎱
La portion entière ⎰ avec ou sans vin.

La portion entière se compose, à chaque repas, d'une soupe grasse ou maigre avec 40 grammes de pain, de 300 grammes de pain à la main et de 75 grammes de viande bouillie, rôtie ou préparée avec des légumes. La soupe ou la viande peuvent être remplacées par d'autres aliments : lait, œufs, etc.

La portion entière de vin se compose d'un huitième de litre par repas. (Art. 50, R. S. S., vol. 80.)

Une cantinière est désignée par le chef de corps pour la préparation de ces aliments. A défaut de cantinière, les malades vivent à l'ordinaire de leur unité. (Art. 49.)

Les prix des divers aliments font l'objet d'une convention avec la cantinière : cette convention est soumise à l'approbation du chef de corps.

Les heures de distribution des repas sont fixées par le médecin chef de service. (Art. 47.)

Les prescriptions alimentaires sont faites, à la visite du matin, pour toute la journée ; elles sont inscrites, par le gradé de l'infirmerie, sur le cahier de visite des malades (mod. n° 14, vol. 81). Pour la tenue de ce cahier, voir le titre *Cahier de visite*.

Immédiatement après la visite, les prescriptions alimentaires sont récapitulées sur un relevé alimentaire (mod. n° 15, vol. 81) par catégories de régimes ou d'aliments, avec le décompte de chaque catégorie. Les inscriptions faites sur ce relevé sont reportées dans la 5ᵉ partie du registre d'alimentation. Il est ensuite, après signature du médecin, remis à la cantinière. (Art. 49.)

Les dépenses d'alimentation par le régime spécial sont acquittées sur les fonds de la masse d'infirmerie (voir ce titre).

ALIMENTATION (Registre d')

Ce registre (mod. n° 27, vol. 81) est acheté au compte de la masse d'infirmerie. Il est, avant d'être mis en service, coté et paraphé par le major (par le commandant de détachement dans les portions sans conseil d'administration) et vérifié par lui tous les mois.

Tenue du registre. — En tête se trouve une instruction sur sa tenue.

Les deux premières pages servent à l'inscription des divers objets achetés au compte de la masse d'infirmerie, chacun d'eux étant porté dans une colonne spéciale.

La situation de ce matériel s'établit par le report, au 1er janvier, des existants au 31 décembre précédent, puis, successivement, à chaque remise de service d'un gradé de l'infirmerie à son successeur, et enfin au 31 décembre. En outre, la situation de chaque objet en particulier est établie chaque fois qu'un mouvement, mise hors de service ou achat, l'a modifiée, de façon que le dernier chiffre de chaque colonne représente, à tout moment, l'existant réel en objets correspondants.

Le gradé d'infirmerie émarge : 1° au report des existants au 1er janvier ; 2° à chaque entrée ou sortie ; 3° à chaque reprise de service ; 4° au 31 décembre.

Les pages suivantes sont consacrées, deux par deux, à la comptabilité de chaque période de prêt de dix jours.

En tête de la page de gauche, la partie « Situation » reçoit, pour chaque journée du prêt, le total des hommes vivant au régime spécial, la totalisation se faisant sur des lignes différentes, suivant la quotité du versement, qui varie pour chaque grade (voir le titre *Masse d'infirmerie*).

Le dernier jour du prêt, on fait la somme du nombre de journées de chaque catégorie et on en établit le décompte. Le produit de ces divers décomptes représente la somme totale à percevoir.

La partie « Mutations » enregistre les noms des hommes commençant ou cessant le régime spécial dans le courant du prêt. Ces mutations sont mentionnées, dans l'ordre chronologique, par l'inscription du nom de l'homme, de l'unité à laquelle il appartient, de son grade et de son numéro matricule, dans la moitié gauche du tableau pour ceux qui commencent, dans la moitié droite pour ceux qui cessent le régime spécial, avec les dates du commencement ou de la cessation.

Dans la partie « Recettes », au bas de la même page, se trouve le détail du nombre de journées et la somme à percevoir séparément pour chaque unité. Le nombre des journées est inscrit, suivant leur quotité, dans des colonnes différentes, ainsi que celui des diverses primes éventuelles accordées dans le courant du prêt, et, le cas échéant, les économies faites sur la masse de chauffage et autorisées à être versées à la masse d'infirmerie en vertu de l'article 6 du décret du 8 février 1907 (vol. 5).

Enfin à la suite est portée la balance du compte de la masse, par la différence entre les recettes et les dépenses effectuées pendant le prêt ; elle est ajoutée au restant en caisse du prêt précédent, ou en est retranchée.

La page de droite comprend les dépenses d'alimentation à payer à la cantinière, ou celles qui sont prévues ou autorisées sur la masse d'infirmerie.

Les prescriptions alimentaires inscrites chaque jour sur le cahier de visite des malades à l'infirmerie et sur le relevé alimentaire, sont reportées, au jour le jour, pour le matin et pour le soir, dans la colonne de cette page correspondant à la date à laquelle elles ont été faites. Elles sont ensuite totalisées et décomptées à la fin du prêt.

La cantinière émarge en face de la somme qui lui est due, inscrite en chiffres dans la colonne des « Décomptes », en toutes lettres dans celle des « Emargements pour quittances ».

Il en est de même pour les autres fournisseurs, dont les factures sont en outre conservées.

Vérification. — Pour les recettes, le chiffre de chaque colonne de la partie « Situation » doit correspondre à celui de la colonne du jour précédent, augmenté ou diminué des entrées ou sorties portées à la partie « Mutations ». Enfin le décompte total de la partie « Situation » doit être égal à celui des « Recettes ».

Pour les dépenses d'alimentation, la vérification s'opère en constatant la concordance des prescriptions portées, à une date déterminée, sur le registre, avec celles inscrites sur les cahiers de visite des malades à l'infirmerie et les relevés alimentaires, à la même date.

AMEUBLEMENT

De l'infirmerie. — Il se compose d'un matériel fixe et d'un matériel mobile.

Le matériel fixe comprend des planches à bagages pour les chambres de malades, des porte-manteaux pour la salle d'attente et la salle de visite, et des étagères pour les magasins.

Ce matériel est fourni par le service du génie, entretenu et remplacé par la masse de casernement.

Le matériel mobile, outre le fourneau de la tisanerie et, s'il y a lieu, le réchaud à gaz, acquis par la masse de chauffage (voir ce titre) est ainsi composé (Tableau A annexé à l'instr. 25 mars 1907, vol. 9) :

Salle de visite.

2 armoires à médicaments, dont une pour le matériel de pansement.
1 armoire aux poisons à double compartiment. (Circ. 6 oct. 1909, vol. 83.)
1 armoire bibliothèque.
1 table de sous-officier.
1 table.
5 chaises.

Salles de malades.

Tables de troupe,
Bancs de troupe,   } suivant la contenance.
Lits (voir *Literie*.)

Réfectoire.

Bancs et tables de réfectoire suivant les besoins.

Salle d'attente.

Bancs de troupe, suivant les besoins.

Locaux divers.

Crachoirs, paillassons, grilles gratte-pieds.

Ces divers objets sont fournis au compte de la masse de couchage et ameublement.

Le médecin chef de service est responsable de tout ce matériel, dans les conditions fixées par le règlement du 20 mars 1906, art. 79 (vol. 1) ; il doit en assurer la conservation et le bon entretien.

Sa fourniture ou son versement dans le magasin du corps donnent lieu à l'établissement des bons de distribution ou de réintégration (mod. nᵒˢ 61 et 62 du règl. du 20 mars 1906, vol. 1), dont les imprimés sont fournis par l'habillement.

Dans les quinze derniers jours de chaque trimestre, une commission régimentaire procède, en présence du médecin chef de service, au recensement de ce matériel et prononce, le cas échéant, la réforme des objets hors de service. Cette commission se compose : du chef de corps ou d'un officier supérieur délégué, du major ou, à défaut, d'un officier désigné par le chef de corps et de l'officier d'habillement ou de son délégué. Le sous-intendant militaire y assiste quand il le juge utile. (Art. 15 instr. du 25 mars 1907, vol. 9.)

AMEUBLEMENTS D'OFFICIERS

(Instr. 25 mars 1907, vol. 9.)

Composition (Tableau A). Délivrance et responsabilité (art. 60).

ANALYSE DE DENRÉES

Les commissions des ordinaires ont l'initiative de l'analyse des denrées alimentaires qui leur sont présentées et dont la qualité leur paraît suspecte.

Le médecin chef de service, pour s'assurer de la qualité des aliments et des denrées, peut faire procéder également à des analyses. (R. S. I., art. 26, vol. 78.)

L'examen bactériologique est demandé au laboratoire le plus voisin, conformément aux indications du tableau contenu dans la notification du 8 avril 1896 (vol. 83).

Les expertises chimiques sont confiées aux pharmacies indiquées dans le tableau de la circulaire du 16 mars 1906 (vol. 7).

Cette dernière circulaire énumère les conditions dans lesquelles se fait la transmission des échantillons qui incombe aux commissions des ordinaires, la communication des résultats et le règlement des frais d'expédition.

Les dispositions des circulaires ci-dessus ont été étendues au vin et aux autres liquides et denrées vendus dans les cantines, par celle du 30 avril 1906 (vol. 7).

ANALYSE D'EAU

Il doit être procédé, tous les quinze jours, à l'analyse bactériologique de l'eau qui alimente les casernes et établissements militaires, afin de pouvoir assurer, en temps voulu, l'épuration des eaux suspectes. (Circ. 11 décembre 1907, vol. 83.)

Ces analyses périodiques n'excluent pas les analyses supplémentaires motivées par des manifestations épidémiques d'origine hydrique ; il doit y être, dans ce cas, procédé dans le plus bref délai possible. (Instr. 22 juin 1909, vol. 83.)

Le mode de procéder aux analyses bactériologiques et chimiques des eaux, aux prélèvements des échantillons, au conditionnement des colis, etc., est indiqué dans la notice n° 35 (R. S. S., vol. 80) et dans l'instruction du 22 juin 1909 (vol. 83).

Analyses bactériologiques. — Les caïsses et flacons nécessaires aux prélèvements sont délivrés, sur demande, par les laboratoires régionaux.

Le médecin chargé des prélèvements renvoie au laboratoire, par l'intermédiaire du conseil d'administration du corps, une fois ceux-ci effectués, le colis contenant les échantillons. Ces envois sont faits par les voies les plus rapides, en vitesse accélérée et à domicile, suivant un ordre de transport délivré, sur la demande du corps, par le sous-intendant militaire.

L'adresse est ainsi libellée :

Échantillons d'eau destinés à l'analyse bactériologique.

ENVOI DU CONSEIL D'ADMINISTRATION
du   ᵉ régiment d..

Monsieur le Médecin-major chargé du laboratoire de bacté-
riologie de ....

à ....

Colis à livrer au laboratoire.

Les frais d'achat de glace, sciure de bois et cire à cacheter, occasionnés par l'emballage des échantillons, donnent lieu à l'établissement de mémoires et quittances, acquittés par le trésorier du corps pour être remboursés par le service de santé. (Circ. 14 décembre 1908, vol. 83.)

Feuilles de renseignements. — Le médecin chef de service consigne sur les feuilles de renseignements (mod. B annexé à l'instr. 16 décembre 1897 et 22 juin 1909, vol. 83) les réponses précises et complètes au questionnaire. Ces feuilles sont établies en cinq expéditions et envoyées, en même temps que les échantillons, au médecin-major chargé du laboratoire de bactériologie.

Une de ces expéditions est ensuite renvoyée au corps avec les résultats de l'analyse.

Les imprimés de feuilles de renseignements sont fournis par le trésorier du corps.

Analyses chimiques. — Les flacons et caisses d'emballage sont pris sur place au moyen des ressources de l'infirmerie ou du magasin d'habillement. Les flacons doivent être en verre non coloré de 1 litre ; il faut 5 litres pour une analyse complète, 3 pour l'examen de la potabilité et 2 pour celui de la minéralisation.

Ils sont nettoyés, remplis et bouchés de la manière indiquée à la notice n° 35 du R. S. S., dans l'instruction du 22 janvier 1909 et en tête de la feuille de renseignements de l'analyse chimique.

L'expédition se fait par les voies les plus rapides et en vitesse accélérée, dans les mêmes conditions que celle des échantillons pour l'analyse bactériologique ; mais elle est adressée au « pharmacien chargé du laboratoire de l'hôpital de... ou de la pharmacie régionale de... » suivant le cas.

Les feuilles de renseignements pour l'analyse chimique sont du modèle C annexé à l'instruction du 15 novembre 1899 et du 22 juin 1909 (vol. 83). Elles sont établies en cinq expéditions et envoyées en même temps que la caisse d'échantillons.

Les imprimés nécessaires sont fournis par le trésorier du corps.

Les échantillons d'eau envoyés simultanément à des laboratoires de bactériologie et de chimie situés dans le même établissement constituent toujours des envois séparés.

ANCIENNETÉ

Médecins de l'active. — Détermination de l'ancienneté. (Ordonn. 16 mars 1838, art. 5 et 6, vol. 22.)

Interruptions de l'ancienneté : par suite de non-activité (loi 19 mai 1838, art. 16, vol. 22) ; de congé de trois ans (loi de finances 30 mars 1902, art. 64, vol. 86) ; de permutations de l'armée métropolitaine dans l'armée coloniale et *vice versa*. (Instr. serv. cour., art. 231, vol. 74.)

Médecins de réserve et de l'armée territoriale. — Détermination de l'ancienneté. (Décret 22 mai 1902, art. 11, vol. 72.)

APPELLATIONS

(R. S. I., art. 73, modifié 4 février 1911, vol. 78.)

Interdiction des titres nobiliaires. (Circ. 23 décembre 1830, vol. 31.)

APTITUDE PHYSIQUE

Les conditions générales d'aptitude physique au service militaire sont données par l'instruction du 22 octobre 1905 (titre III, vol. 68 *bis*).

Cette aptitude est constatée, pour les appelés, devant le conseil de revision (voir le titre *Revision*).

Engagement. — Les militaires entrant dans l'armée par voie d'engagement sont soumis à une visite médicale afin de constater leur aptitude physique. Cette visite a lieu au corps lorsque l'engagé désire servir dans ce corps ; dans un bureau de recrutement pour les autres cas. Le paragraphe 4° du titre I de l'instruction du 22 octobre 1905 renferme quelques considérations sur l'aptitude physique des engagés volontaires.

Le certificat d'aptitude physique est délivré, soit par le chef de corps, soit par le commandant de recrutement ; il est du modèle n° 5 prévu par le décret du 27 juin 1905. Les conclusions relatives à l'aptitude physique, portant que l'examiné est « sain, robuste et bien constitué », sont imprimées dans le corps du certificat, à la fin du paragraphe 2°. Le médecin expert n'a donc, pour constater l'aptitude du candidat, qu'à apposer sa signature à la place voulue, entre celle du candidat et celle de l'officier qui a délivré le certificat.

Ces certificats ne sont valables que pendant quarante-huit heures.

Outre l'aptitude physique générale, le médecin expert doit constater l'aptitude spéciale du candidat pour l'arme dans laquelle il désire s'engager. L'inscription de l'arme et du corps choisis est faite, après décision du médecin, par l'officier qui délivre le certificat, à la suite du paragraphe 3° de celui-ci.

Marine. — Les jeunes gens habitant loin des ports militaires qui désirent contracter un engagement au titre des équipages de la flotte, sont visités, devant un commandant de recrutement, par un médecin militaire. Ils doivent être porteurs d'une formule de certificat, remplie par ce dernier, suivant les indications qui y sont portées. (Circ. 1er juillet 1901, vol. 68.)

Ecoles militaires. — Les candidats aux diverses écoles militaires sont soumis, sans restriction, aux conditions générales d'aptitude physique exigées pour l'admission dans l'armée par l'instruction précitée. Le même certificat d'aptitude (mod. n° 5) est établi pour eux dans les mêmes conditions.

Aux sous-officiers candidats aux écoles de sous-officiers élèves officiers ou à l'école d'administration, ce certificat d'aptitude est délivré à la suite d'une visite passée par un médecin militaire étranger au corps ou service dont il fait partie et désigné par le général commandant le corps d'armée. (Circ. 6 janvier et 14 février 1910, vol. 32[1].)

Toutefois, pour les candidats à l'Ecole polytechnique, peuvent être admis à concourir ceux dont l'inaptitude militaire résulte « d'une faiblesse de constitution susceptible de s'améliorer avec l'âge ou de vices de conformation ou infirmités compatibles avec le service auxiliaire, ne mettant pas obstacle au port de l'uniforme, ne les mettant pas hors d'état de suivre les exercices militaires de l'Ecole, ne les rendant pas enfin impropres à un service public ». Les candidats reçus sont à nouveau examinés à leur entrée à cette Ecole par une commission dans laquelle entre le médecin-chef de l'Ecole. (Circ. 6 septembre 1907, vol. 68.)

La même circulaire institue des commissions chargées de constater l'aptitude physique des jeunes gens admis aux diverses écoles énumérées à l'article 23 de la loi du 21 mars 1905. Un médecin militaire désigné par le Ministre de la guerre entre dans chacune de ces commissions.

Pour l'Ecole nationale des eaux et forêts, l'inaptitude n'est admise que si « elle résulte d'une faiblesse de constitution susceptible de s'améliorer avec le temps ».

En ce qui concerne les jeunes gens admis aux écoles suivantes : Ecole normale supérieure, Ecole centrale des arts et manufactures, Ecole supérieure des mines, Ecole nationale des ponts et chaussées, Ecole des mines de Saint-Etienne, ils sont examinés par une commission comprenant des membres civils et des membres militaires, dont un médecin militaire, ainsi qu'il est dit plus haut. Les membres civils ont seuls voix délibérative sur l'aptitude des élèves à suivre les cours de l'école et à remplir les emplois auxquels elle prépare. Les membres militaires, un commandant de bureau de recrutement et un médecin militaire, ainsi que le directeur de l'école, sont seuls chargés de désigner ceux auxquels leur aptitude permet de prendre part aux exercices militaires.

Constatation de l'aptitude des enfants de troupe. — (Voir ce titre.)

Rengagements. — Le certificat d'aptitude physique des militaires demandant à rengager ou commissionner est délivré par le médecin du corps, dans les mêmes conditions que celui des engagés.

Le modèle diffère peu de celui de ces derniers ; il porte également des conclusions imprimées qui sont ainsi libellées : « Il résulte de cette visite qu'il est sain, robuste et bien constitué et qu'il réunit les qualités requises pour faire un bon service. »

Si le médecin ne croit pas devoir délivrer le certificat d'aptitude à un sous-officier candidat au rengagement ou à un commissionnement, le sous-officier a le droit de se faire contre-visiter devant la commission spéciale de réforme. Dans ce cas, le médecin du corps auquel a appartenu le sous-officier doit produire un extrait du registre médical d'incorporation et des autres registres médicaux du corps (chambre, statistique). (Circ. 17 octobre 1890, vol. 83.)

Si la réforme n'est pas prononcée, la décision de la commission tient lieu de certificat d'aptitude. (Circ. 20 mars 1906, vol. 68, et instr. 21 janvier 1910, art. 3, vol. 68⁴.)

Les certificats de visite et contre-visite (du registre à talon) doivent, dans la description, contenir un exposé détaillé de l'état de santé du postulant, visant plus particulièrement les causes invoquées par le médecin ayant refusé le certificat d'aptitude.

Les conclusions seront : « Estimons que l'intéressé réunit (ou ne réunit pas) les conditions d'aptitude physique requises pour faire un bon service et contracter un rengagement. »

Aptitude physique spéciale. — Un homme possédant l'aptitude physique au service militaire peut ne pas remplir les conditions exigées pour certaines armes (titre IV instr. 22 octobre 1905, vol. 68 *bis*) ou pour certains emplois (clairons, bicyclistes, etc.) ; sa proposition, dans l'un et l'autre cas, doit être accompagnée d'un certificat spécial d'aptitude, établi sur un imprimé de certificat de visite (mod. n° 8, vol. 81), ou extrait du registre à talon des certificats de visite et contre-visite (mod. n° 35). (Art. 112 R. S. I., vol. 78.)

Gendarmerie et garde républicaine. — L'instruction précitée sur l'aptitude physique a supprimé les conditions autrefois exigées pour le passage d'un militaire dans ces corps (non-prédisposition à la tuberculose et aux varices). Il n'est demandé que les conditions spéciales à l'infanterie ou à la cavalerie, suivant que les candidats se destinent à l'arme à pied ou à l'arme à cheval.

Le certificat ci-dessus est ainsi rédigé après les renseignements sur l'état civil du candidat : « ... Qu'il est sain, robuste et bien constitué, qu'il n'est atteint d'aucune infirmité apparente ou cachée. En conséquence, estimons que l'intéressé réunit les conditions d'aptitude physique nécessaires pour faire un bon service dans (la gendarmerie ou la garde républicaine). »

Sapeurs-pompiers de Paris. — Même certificat, en ajoutant après : « apparente ou cachée », qu'il présente les conditions indiquées au titre IV de l'instruction du 22 octobre 1905, et en remplaçant le mot « gendarmerie » ou « garde républicaine » par celui de « sapeurs-pompiers ».

Armée coloniale. — Les candidats désireux de passer dans l'armée coloniale par engagement ou rengagement doivent n'avoir ni ramollissement, ni ulcérations, ni fongosités des gencives, et posséder une denture permettant une mastication suffisante des aliments. (Circ. du 20 avril 1905, vol. 68.)

Le certificat d'aptitude physique est délivré par le commandant d'un bureau de recrutement ou le chef de corps. Ce certificat (mod. n° 2 de l'instr. du 25 août 1905, vol. 68¹) est semblable à celui en usage pour les rengagements ; mais il constate, en outre, dans ses conclusions imprimées : « Que l'intéressé n'est atteint d'aucune infirmité, qu'il possède une denture suffisante..., qu'il peut faire un bon service en France et aux colonies. »

Comme les autres certificats d'aptitude physique pour engagements ou rengagements, ce certificat n'est valable que pour quarante-huit heures.

Légion étrangère. — Les engagements pour la légion étrangère sont reçus avec les conditions générales d'aptitude ; l'instruction précitée ne fait pas mention de ce corps dans le titre consacré aux aptitudes spéciales. Celle-ci doit évidemment être l'aptitude exigée pour l'infanterie. Mais la circulaire du 21 janvier 1904 (vol. 63) prescrit de n'accepter que des hommes très robustes. Cette circulaire modifie en outre le certificat d'aptitude qui avait été prescrit par l'instruction du 20 février 1902, par l'adjonction, après les mots « robuste et bien constitué », d'un signalement détaillé du candidat ainsi établi :

Taille ; Sourcils ; Cheveux (couleur, quantité) ; Yeux (couleur de l'iris) ; Nez (rectiligne, concave, convexe) ; Dents (état détaillé) ; Menton ; Visage (ovale, rond, carré) ; Poids ; Marques particulières.

Ce certificat est délivré par un commandant de recrutement.

Le signalement ci-dessus est destiné à faciliter l'identification du candidat au moment de la contre-visite qu'il doit subir à nouveau, à Marseille ou à Perpignan (circ. 12 novembre 1909, vol. 63), avant d'être embarqué, à l'effet de vérifier à nouveau son aptitude physique.

Les militaires des réserves qui demandent à contracter un rengagement ou un engagement volontaire au titre de la légion étrangère et qui n'ont pas obtenu du médecin du recrutement le certificat d'aptitude physique ont le droit, sur leur demande, de se faire contre-visiter devant une commission de réforme. (Instr. 21 janvier 1910, art. 3, vol 68⁴.)

Les certificats de visite et contre-visite sont rédigés comme pour les sous-officiers contre-visités dans le cas analogue en ajoutant à la fin des conclusions : « et contracter un engagement (ou un rengagement) à la légion étrangère ».

Clairon, musicien. — Les hommes proposés pour les emplois de clairon, trompette ou musicien sont examinés par le médecin chef de service au point de vue de l'intégrité des organes de la respiration et de la circulation. Le certificat est établi comme celui des gendarmes, mais mentionnant, à la fin des conclusions, l'aptitude à l'emploi.

Vélocipédistes. — Les conditions d'aptitude à cet emploi sont constatées par le médecin désigné par le commandant d'armes pour assister la commission chargée de faire subir les épreuves pour le brevet de vélocipédiste.

Outre les conditions d'aptitude physique générale, le candidat doit avoir une intégrité absolue des organes de la respiration, une poitrine large et bien développée ; ne présenter aucune affection du cœur ; ne pas être prédisposé aux hernies ; ne présenter ni varices, ni varicocèle ; n'être atteint d'aucune affection articulaire susceptible d'apporter une gêne quelconque aux mouvements des membres inférieurs ; avoir, sans daltonisme, une acuité visuelle normale au moins pour l'un des deux yeux et égale à un demi pour l'autre, la correction par les verres n'étant admise que pour les myopes et jusqu'à la limite de quatre dioptries. (Art. 16, instr. 20 mai 1905 et nota, vol. 86 *ter*.)

Le certificat établi avec les mêmes imprimés et dans les conditions indiquées pour les précédents devra porter, après les mots « apparente ou cachée », la mention « et n'est atteint d'aucune des prédispositions ou infirmités énumérées à l'article 16 de l'instruction du 20 mai 1905 », avec les conclusions à la suite.

Brevet d'aptitude militaire. — Les jeunes candidats à ce brevet, âgés de 17 ans au moins, sont autorisés à se faire visiter par un médecin militaire du corps le plus voisin de leur résidence ou du recrutement. Le résultat est consigné sur un certificat médical provisoire, qui ne constitue qu'une indication et ne peut, en aucun cas, engager le Département de la guerre. Il y est simplement spécifié qu'au moment de la visite l'intéressé paraît devoir posséder, si sa croissance est normale, les qualités physiques pour servir dans... (telle arme ou spécialité d'arme).

Emplois civils réservés aux engagés et rengagés. — Les candidats à ces emplois sont examinés par deux médecins militaires désignés par le général commandant le corps d'armée.

Le bulletin délivré à la suite de cette visite, rédigé sous la forme des certificats de visite et de contre-visite, indique dans sa description l'état de santé du candidat ; les conclusions déclarent si l'intéressé est apte ou non à l'emploi qu'il sollicite.

Ce certificat est valable pour une année seulement.

Le tableau des emplois civils porte dans la colonne : « Conditions d'aptitude », en face de chacun d'eux, les qualités physiques qui lui sont spécialement nécessaires. (Règl. 26 août 1905, art. 3, et tableau des emplois, vol. 36.)

Un arrêté des Ministres de la guerre et des travaux publics détermine les conditions d'aptitude physique spécialement exigées pour les emplois dans les administrations des chemins de fer de l'Etat. (Arrêté 29 novembre 1905, vol. 36.)

Les militaires candidats aux postes d'ouvriers titulaires des manufactures de l'Etat (tabac et allumettes) sont visités par des médecins militaires assistés d'un médecin de l'administration des manufactures de l'Etat, qui n'intervient qu'à titre consultatif. (Arrêté 12 novembre 1909, vol. 36.)

Aptitude physique pour servir aux colonies. — (Voir *Colonies.*)

Aptitude physique pour l'Ecole de Joinville et l'emploi d'élève prévôt. — (Voir *Gymnastique.*)

Aptitude physique pour les écoles de ski. — (Voir le titre *Ski.*)

ARCHIVES

Les registres sur lesquels il ne doit plus être fait d'inscriptions sont versés aux archives du corps tenues par le trésorier. (Art. 179, règl. 20 mars 1906, vol. n° 1.)

Les fiches sanitaires sont conservées pendant cinq ans dans les archives de l'infirmerie. (Instr. 31 octobre 1904, vol. 83.)

Aucune durée n'est assignée aux fiches dentaires.

ARCHIVES DE MÉDECINE ET DE PHARMACIE MILITAIRES

Il en est fourni un exemplaire à chaque corps de troupe et un à chaque médecin militaire. Le premier est inventorié et conservé dans la bibliothèque de l'infirmerie. Le second est la propriété de celui qui le reçoit. (Notific. 15 septembre 1841, vol. 83.)

ARMEMENT

L'armement des médecins comprend :

1° Une épée avec dragonne en cuir (art. 51, vol. 104) (1) ;
2° Un revolver et son étui.

Les intéressés se pourvoient, à leurs frais, de ces armes. Pour le mode de fourniture, voir les titres *Armes blanches*, *Revolver*, *Cartouches*.)

Médecins auxiliaires. — Qu'ils s'habillent ou non à leurs frais, ils sont armés, par les soins des corps ou sections d'affectation, d'un revolver (circ. 5 décembre 1898, vol. 19) et, suivant le cas, d'un sabre d'adjudant (infanterie) ou de cavalerie légère (cavalerie, artillerie, train).

Infirmiers. — Dans l'infanterie : sabre-baïonnette série Z.
Cavalerie : ils sont armés seulement du sabre, sauf le brigadier chargé de l'infirmerie des hommes, qui ne reçoit aucun armement.
Artillerie : Sabre-baïonnette, série Z, à l'exclusion de toute arme à feu.
Les infirmiers des troupes d'Afrique (infanterie et cavalerie) ont le même armement que les hommes de leur corps.

Brancardiers. — Ils étaient armés comme les hommes de leur unité ; mais les nouvelles dispositions du règlement sur le service de santé en campagne du 20 février 1909, les neutralisant, leur armement doit être le même que celui des infirmiers.

Conducteurs de voiture médicale ou de mulets porteurs de cantines médicales. — Même armement que les infirmiers, sauf pour la cavalerie, où ils sont complètement désarmés.

Ordonnances de médecins. — Infanterie et artillerie : ils sont armés du revolver seul, dans tous les cas.
Cavalerie : ils comptent comme cavaliers de rang et sont armés comme eux. (Instr. sur la tenue en campagne, vol. 97.)

ARMES BLANCHES

Conditions d'acquisition à la manufacture d'armes de Châtellerault pour les officiers de l'active, de la réserve et de l'armée territoriale et tarif des armes ou pièces d'armes. (Circ. 1er février et 23 mars 1903, vol. 19.)
Paiement par retenues mensuelles. (Note du 19 avril 1886, vol. 19.)

---

(1) Le sabre a été supprimé dans la tenue en campagne. (Circ. 3 novembre 1910, vol. 97.)

Délivrance de sabres à titre de prêt aux médecins de réserve et de l'armée territoriale. (Circ. 12 avril 1900, vol. 19.)

ASSOCIATIONS

Conditions dans lesquelles les militaires peuvent faire partie des diverses associations. (Circ. 9 décembre 1878, 27 mai 1895 et 15 novembre 1904, vol. 31.)

Liste des sociétés dont peuvent faire partie les militaires. (Vol. 31 *bis*.) Pour celles autorisées depuis la publication de ce volume (31 décembre 1905), consulter les tables de l'Edition chronologique du *Bulletin Officiel*.

AUXILIAIRE (Service)

Les infirmités compatibles avec le service auxiliaire sont énumérées au titre V de l'instruction du 22 octobre 1905 sur l'aptitude physique (vol. 68 *bis*).

La circulaire du 13 janvier 1908 (vol. 68 *bis*) et celle du 27 septembre 1910 (vol. 68⁴) rappellent les prescriptions de la loi du 31 mars 1905 (art. 18) au sujet du classement dans le service auxiliaire, qui ne doit être motivé que par l'existence d'une infirmité relative ou une tare organique légère incompatible avec le service armé, sans que la constitution soit trop faible ou douteuse.

Les commissions de réforme ne doivent classer aucun homme dans le service auxiliaire pour faiblesse de constitution. (Même circ.)

Les jeunes gens qui, après avoir été ajournés par le conseil de revision, sont, lors de leur nouvel examen, classés dans le service auxiliaire, doivent, après une année passée sous les drapeaux, être soumis, dans le courant d'octobre, à l'examen d'une commission de réforme qui décide s'ils doivent accomplir leur deuxième année, soit dans le service auxiliaire, soit dans le service armé, soit être réformés définitivement. (Loi 21 mars 1905, art. 19, et instr. 19 février 1906, art. 60, vol. 68.)

Les jeunes gens ajournés et classés l'année suivante dans le service auxiliaire peuvent seuls, dans les conditions ci-dessus, être classés dans le service armé.

De même, les jeunes gens réformés temporairement avant ou après l'incorporation et classés dans le service auxiliaire doivent, comme les ajournés se trouvant dans la même situation, être examinés d'office, par une commission de réforme, un an après leur rappel à l'activité ; la commission décide s'ils doivent accomplir le temps auquel ils sont encore astreints dans le service auxiliaire, s'ils doivent être réformés définitivement ou s'ils peuvent être classés dans le service armé.

Les hommes classés d'emblée dans le service auxiliaire ne peuvent être proposés que sur leur demande, et à toute époque de l'année, pour passer dans le service armé.

La commission émet son avis à ce sujet ; le général commandant le corps d'armée statue. (Instr. 21 janvier 1910, art. 58, vol. 68^4.)

Gradés. — Aucun gradé de l'active, de la réserve et de l'armée territoriale, y compris les soldats de 1re classe, ne peut être proposé pour le service auxiliaire qu'au cas d'abandon conditionnel de ses galons. En dehors de cette condition, il doit, en cas d'inaptitude physique ne pouvant entraîner la réforme, être utilisé dans un emploi sédentaire. (Même instr., art. 61.)

Engagés volontaires et rengagés. — Aucun engagement volontaire n'est reçu au titre du service auxiliaire.

L'engagé volontaire ou rengagé non gradé classé dans le service auxiliaire voit annuler l'acte le liant au service et n'est plus astreint qu'à la durée légale de service, c'est-à-dire deux années. (Même instr., art. 60.)

Outre la période normale d'instruction, les hommes du service auxiliaire peuvent, après avis des médecins militaires, être soumis à des exercices gymnastiques appropriés à leur état.

Les militaires du service auxiliaire peuvent être placés complètement sous les ordres des chefs de service qui les emploient ; ces chefs de service deviennent, dans ce cas, entièrement responsables de leur instruction, de leur discipline, de leur conduite et de leur tenue. (Art. 85, R. S. I., vol. 78.)

Cette prescription peut être applicable aux hommes du service auxiliaire mis à la disposition du médecin chef de service comme infirmiers.

Les candidats aux Écoles polytechnique, normale supérieure, forestière, centrale, normale des mines, des ponts et chaussées, des mines de Saint-Étienne, peuvent être admis, en étant reconnus aptes seulement au service auxiliaire.

Dans ce cas, ils sont présentés d'office, à des époques déterminées, devant une commission de réforme qui émet un avis sur l'opportunité de leur classement dans le service armé. Pour ceux recensés et non classés dans le service armé par le conseil de revision, la commission propose le classement dans le service armé ou le maintien dans le service auxiliaire, ou prononce la réforme définitive.

Il en est de même pour ceux déclarés bons pour le service armé par le conseil de revision ou pris bons absents, néanmoins refusés à l'engagement volontaire pour inaptitude physique. (Même instr., art. 20.)

AVANCEMENT

Fixation normale et exceptionnelle du temps d'ancienneté pour l'avancement et règles de l'avancement aux divers grades :

Médecins de l'active. (Loi 14 avril 1832, art 15 à 17, et ordonn. 16 mars 1838, vol. 22 ; décrets 23 mars 1852, art. 21 et 22, modif. par décret 23 avril 1859, vol. 64.)

Médecins de la réserve et de l'armée territoriale. (Décret 22 mai 1909, vol. 72.)

BAINS PAR ASPERSION

Les hommes doivent passer à la douche tous les quinze jours et il doit en être de même pour ceux arrivant au corps, ou revenant d'une absence de quelque durée. (Circ. 5 février 1894, vol. 62 et 83.) Enfin, pendant la saison chaude, des bains supplémentaires doivent être donnés après les marches ayant couvert les hommes de poussière et de sueur. (Circ. 5 avril 1909, vol. 83.)

Il est affecté, pour les bains par aspersion, une salle et un vestiaire attenant. Lorsque ces locaux sont installés dans le pavillon de l'infirmerie, ils doivent être pourvus d'une entrée distincte et ne pas communiquer avec elle. (R. S. S., art. 72.)

Les travaux d'appropriation des locaux sont au compte du génie. (Règl. 3 mars 1899, annexe n° 2, vol. 51.)

L'achat du matériel des bains proprement dit (calorifères, chaudières, cuves, etc.), ainsi que leur entretien incombent au fonds commun de la masse d'habillement du corps. Les corps ont à choisir entre divers appareils dont les prix d'achat ne doivent pas dépasser : appareil Bouvier, 550 francs ; appareil Flicoteaux (4 douches), 600 francs ; appareil Herbet, modèle C, 625 francs; non compris le transport, la pose et les accessoires. (Nomencl. annexée à instr. 22 janvier 1907, vol. 3, et art. 61, instr. 8 février 1907, vol. 5.)

Le mobilier fixe, porte-manteaux dans le vestiaire, plancher en caillebotis dans la salle de douches, est au compte du génie, mais est entretenu et réparé par le corps (masse de casernement). Les bancs nécessaires dans le vestiaire, en nombre variable suivant les besoins, sont fournis par la masse d'ameublement et couchage. (Annexe n° 2, règl. 3 mars 1899, vol. 51, et tableau A instr. 25 mars 1907, vol. 9.)

En attendant la possibilité de pourvoir de cabines individuelles la salle de douches, la circulaire du 5 avril 1909 recommande d'isoler les hommes au moyen de cloisons légères ou de rideaux.

La température de l'eau des douches doit osciller entre 30 et 35 degrés et celle des locaux atteindre 18 degrés.

Les hommes douchés doivent, après une courte aspersion, se savonner et se rincer ensuite sous une douche un peu plus étendue que la première. (Circ. 5 avril 1909, vol. 83.)

Les corps sont autorisés à pourvoir les hommes qui vont à la douche de sorties de bains confectionnées avec des draps de lit hors de service. (Circ. 28 janvier 1909 et notice de confection annexée, vol. 4.)

Pour les allocations de chauffage de la salle des bains, voir le titre *Chauffage*.

BAINS FROIDS

Un médecin doit assister à la baignade, accompagné d'un infirmier porteur du rouleau de secours.

La circulaire du 5 avril 1909 (vol. 83) énumère les précautions à observer.

BAINS DE MER

Les militaires auxquels l'usage des bains de mer est reconnu nécessaire sont dirigés sur l'une des places ci-après :

Région de la Méditerranée : Marseille et Nice ;

Région de l'Océan : Saint-Martin-de-Ré, pour les militaires mis en subsistance dans un corps de troupe ; La Rochelle, pour les militaires hospitalisés ;

Région de la Manche : Dieppe, pour les premiers ; Dunkerque, pour les seconds. (Notice n° 18, R. S. S., titre I.)

Saisons. — La même notice, dans son titre II, donne les dates des saisons : saison unique (du 1er juillet au 31 août), pour les régions de l'Océan et de la Manche ; deux saisons (la 1re du 1er juillet au 14 août, la 2e du 15 août au 30 septembre), pour la région de la Méditerranée.

Les indications thérapeutiques et contre-indications de l'eau de mer font l'objet du § 2e du titre III de la même notice.

Propositions. — Elles sont faites, tous les ans, à la date du 1er juin.

Ces propositions sont soumises aux mêmes formalités que les envois aux eaux thermales. Se reporter au titre *Eaux thermales.*

Toutefois, les bordereaux nominatifs doivent classer les hommes proposés en deux catégories : dans la première, ceux simplement débiles, pour lesquels on recherche seulement une stimulation de l'organisme et qui peuvent être mis en subsistance dans un corps pour la saison ; dans la deuxième, les malades exigeant des soins spéciaux et qui doivent être hospitalisés.

La répartition de ces hommes est faite par les directeurs du service de santé. Les instructions nécessaires à l'hospitalisation ou à la mise en subsistance dans les corps de troupe sont provoquées par le directeur du service de santé de la région où doivent se faire les saisons.

La mise en route est faite comme pour les eaux minérales et précédée de la visite, dont le résultat est inscrit sur le certificat individuel constatant que l'usage des bains de mer est toujours indiqué.

L'envoi aux bains de mer est inscrit :

1° Sur le journal de l'infirmerie, avec toutes les indications figurant sur le certificat individuel ;

2° Sur le registre d'incorporation, dans la case réservée à l'intéressé et dans la colonne « Observations » ;

3° Sur le registre de la statistique médicale, dans les colonnes « Malades à l'hôpital », avec dates d'entrée et sortie, pour les hommes qui sont hospitalisés ; dans celles des congés pour cause de maladie, pour ceux qui sont simplement en subsistance dans un corps de troupe.

Le médecin chef de service du corps ou du détachement dans lequel les militaires faisant usage des bains de mer sont placés en subsistance, reçoit du directeur du service de santé les instructions nécessaires pour leur traitement. Il soumet à l'approbation du chef de corps le tableau des exercices qui, au point de vue de l'hygiène, sont l'auxiliaire du traitement et en règle l'emploi.

Le médecin se conforme aux mêmes prescriptions que pour les eaux minérales (art. 348 et 351), d'après lesquelles il doit compléter la 2ᵉ partie du certificat individuel, relativement à l'état de l'homme à son arrivée ainsi qu'à la fin de la saison.

Les militaires mis en subsistance dans un corps pour une saison de bains de mer ont droit à une ration journalière de vin, dont le montant est imputé au service de santé.

Le médecin chef de service du corps où les militaires sont en subsistance tient les deux registres modèles nᵒˢ 75 et 76 (vol. 81), qui sont conservés dans les archives du corps.

En fin de saison, il établit un rapport constitué par une expédition de chacun des deux registres précédents, avec un état récapitulatif (modèle nᵒ 77, vol. 81) des résultats obtenus, et adresse le tout au Ministre.

Il adresse en outre au directeur du service de santé un rapport détaillé sur le fonctionnement du service. (R. S. S., art. 68, 352 et 354.)

BANDAGES

Les bandages herniaires et les lunettes nécessaires aux militaires du corps leur sont fournis par les hôpitaux militaires ou civils, sur bons (mod. nᵒ 16, vol. 81) établis par le médecin chef de service. Ils doivent indiquer si c'est à titre de première mise ou de remplacement que les bandages ou lunettes sont demandés, et être visés par le chef de corps.

Pour les militaires isolés, les mêmes bons sont établis par le médecin chargé de les visiter : ils sont visés par le commandant d'armes.

La délivrance de ces bons aux militaires du corps donne lieu aux inscriptions suivantes :

1ᵒ Sur le carnet à souche d'enregistrement des bons (mod. nᵒ 29, vol. 81) ;

2ᵒ Sur le registre d'incorporation (mod. nᵒ 20, vol. 81), dans la colonne « Observations », où est portée la nature des bandages ou lunettes délivrés, avec la date de leur délivrance (R. S. S., art. 56.)

BIBLIOTHÈQUE DE L'INFIRMERIE

Elle se compose :

1ᵒ De la collection des *Archives de Médecine et de Pharmacie militaires* ;

2° De la collection des volumes de la statistique médicale ;

3° De la *Nomenclature générale du service de santé* ;

4° Du *Formulaire pharmaceutique* ;

5° Des règlements sur le service de santé ;

6° Du registre médical du casernement ;

7° De l'*École de l'Infirmier et du Brancardier militaires* ;

8° Du *Manuel des pensions* ;

9° De tous les documents relatifs au fonctionnement local du service de santé (instructions, décisions, ordres, etc.), remis au médecin chef de service par le chef de corps ;

10° Des minutes des divers rapports de statistique annuelle, ou autres, concernant l'hygiène et l'état sanitaire du corps.

Les deux premiers ouvrages font seuls partie de la comptabilité-matières, et, à ce titre, sont inscrits sur le carnet inventaire du matériel.

Tous les ouvrages et documents sont portés sur un catalogue (mod. n° 16, vol. n° 1 *bis*) tenu conformément à l'article 178 de l'instruction du 20 mars 1906 (vol. 1) et à l'instruction portée en tête du modèle et dont la fourniture incombe au fonds commun de la masse d'habillement. (Notific. 24 octobre 1906, vol. n° 1, et nomencl. de l'instr. 22 janvier 1907, vol. 3.)

En cas de départ du corps par changement de garnison, tous ces ouvrages ou documents sont laissés sur place, sauf les documents compris sous le n° 10, qui font partie intégrante des archives de l'infirmerie et sont emportés.

Le remplacement des ouvrages est demandé par lettre spéciale et motivée.

Lorsqu'il existe des ouvrages à l'usage des malades en traitement à l'infirmerie, il est tenu un catalogue méthodique de ces ouvrages (mod. n° 98, vol. 81) et un carnet des ouvrages en lecture (mod. n° 99, vol. 81), dont la fourniture incombe au trésorier du corps.

BIBLIOTHÈQUE MÉDICALE RÉGIONALE

Dans chaque corps d'armée, il est institué une bibliothèque régionale dont les ouvrages et les publications périodiques sont à la disposition des officiers du service de santé du corps d'armée.

Ces bibliothèques sont installées dans les établissements suivants :

Gouvernement de Paris......   Hôpital militaire Saint-Martin.

1er corps d'armée............	Hôpital militaire de Lille.
2e —	Hospice mixte d'Amiens.
3e —	Hospice mixte de Rouen.
4e —	Hospice mixte du Mans.
5e —	Hospice mixte d'Orléans.
6e —	Hôpital du camp de Châlons.
7e —	Hôpital militaire de Belfort.
8e —	Hôpital de Bourges.
9e —	Hospice mixte de Tours.
10e —	Hôpital militaire de Rennes.
11e —	Hospice mixte de Nantes.
12e —	Hospice mixte de Limoges.
13e —	Hospice mixte de Clermont-Ferrand.
14e —	Hôpital militaire Villemanzy, à Lyon.
15e —	Hôpital militaire de Marseille.
16e —	Hôpital militaire de Perpignan.
17e —	Hôpital militaire de Toulouse.
18e —	Hôpital militaire de Bordeaux.
19e corps, division d'Alger....	Hôpital du Dey.
— division d'Oran....	Hôpital d'Oran.
— division de Constantine............	Hôpital de Constantine.
20e corps d'armée............	Hôpital militaire de Nancy.
Division d'occupation de Tunisie............	Hôpital de Tunis (Belvédère).

Chaque médecin chef d'un service hospitalier du corps d'armée possède un exemplaire du catalogue méthodique de cette bibliothèque, tenu à jour au moyen de bulletins envoyés par le médecin-chef de l'hôpital régional, indiquant les acquisitions nouvelles.

Les demandes de prêt faites par les médecins du corps d'armée sont adressées par simple bulletin au directeur du service de santé du corps d'armée. Celui-ci donne l'ordre d'expédition, en fixant au besoin le nombre et la nature des ouvrages ou documents qui peuvent être envoyés. La durée du prêt ne doit pas, en principe, dépasser quinze jours.

Les médecins des corps de troupe renvoient les ouvrages, à la fin du prêt, à l'hôpital siège de la bibliothèque régionale, par l'intermédiaire du conseil d'administration du corps. (Circ. 10 mars 1892, vol. 83.)

BIBLIOTHÈQUE DE GARNISON

Organisation et fonctionnement. (Instr. 7 mars 1899, vol. 55².)
Retenues sur la solde pour cotisation (décret du 12 juillet 1886, vol. 75.)

BIDONS

Les bidons de 1 litre pour brancardiers, ceux de 10 litres du chargement de la voiture médicale régimentaire et en général tous les récipients ou réservoirs métalliques, ne doivent pas être proposés pour la réforme tant qu'ils présentent une étanchéité parfaite et malgré la présence de rouille à l'intérieur. Toutefois la persistance d'une mauvaise odeur résistant aux mesures de nettoyage et de désinfection prescrites à la page 187 du volume 53 pourrait motiver leur mise hors de service. (Circ. 8 juillet 1898, vol. 83.)

BIVOUACS

Des règles d'hygiène relatives aux troupes bivouaquées sont contenues dans l'instruction ministérielle du 30 mars 1895 (vol. 83).

BLANCHISSAGE DU LINGE

L'infirmerie doit assurer le blanchissage du linge des hommes en traitement à l'infirmerie. La dépense en résultant est acquittée sur les fonds de la masse d'infirmerie. (Notice n° 33, R. S. S.)

Le blanchissage du linge à pansement et des effets d'infirmerie doit être autant que possible, et si les locaux le permettent, effectué à l'infirmerie au moyen de lessiveuses fournies par le service de santé dans les mêmes conditions que les autres objets composant le matériel. (Voir le titre *Matériel*.)

Ces lessiveuses sont sans foyer lorsqu'elles peuvent s'adapter au fourneau de l'infirmerie ; dans le cas contraire, elles sont demandées avec foyer. (Instr. 13 août 1899, vol. 83, et notice n° 9, R. S. S.) Cette dernière notice énumère les divers procédés à employer.

Le linge de corps ou à pansement provenant de malades atteints de maladies contagieuses doit, avant d'être blanchi, être plongé dans un liquide désinfectant et y séjourner vingt-quatre heures. (Circ. 3 décembre 1907, vol. 80.)

Ce blanchissage est effectué au dehors quand il ne peut se faire à l'infirmerie.

Les dépenses résultant du blanchissage du linge à pansement et des effets d'infirmerie sont au compte du service de santé.

L'achat des ingrédients nécessaires à ce blanchissage (savon, cristaux de soude) quand il est fait à l'infirmerie et, en cas d'impossibilité, le blanchissage au dehors, donnent lieu à l'établissement de bons détachés du carnet à souche d'enregistrement des bons (mod. n° 29, vol. 81). Ces bons servent à l'établissement, en fin de trimestre, de mémoires ou quittances transmis, après visa du major, au trésorier chargé du paiement des fournisseurs.

BOISSONS HYGIÉNIQUES

La distribution de boissons hygiéniques est prévue par les règlements dans certaines circonstances.

Épidémies. — Pendant les épidémies de grippe, la circulaire du 6 mars 1896 (vol. 83) prévoit une boisson hygiénique contenant 3 grammes de thé et 10 grammes de sucre par homme et par jour.

En outre, pendant les grands froids, même en dehors de toute manifestation épidémique, il est recommandé de faire préparer une boisson chaude, thé ou café léger, pour réconforter les hommes rentrant de l'exercice. (Instr. 30 mars 1895, vol. 78.) Le thé nécessaire dans ces diverses circonstances est demandé aux hôpitaux militaires, et la valeur en est remboursée par les ordinaires. (Circ. 26 décembre 1905, vol. 83.)

Le sucre est perçu à titre gratuit dans les magasins administratifs. Il n'est acheté sur place qu'en cas d'extrême urgence ou d'éloignement des magasins de distribution.

Pour l'allocation du thé non sucré lorsque l'impureté de l'eau nécessite son ébullition, voir *Eaux de boisson.*

Saison d'hiver. — En plus des distributions précédentes, l'infirmerie doit être toujours, pendant la période d'hiver, en mesure de donner aux hommes indisposés par le froid du thé chaud pour les réconforter. Si l'homme indisposé se trouve sur un terrain éloigné de l'infirmerie, le directeur de la manœuvre fait, si besoin, l'avance de la dépense nécessaire qui lui est ensuite remboursée par la masse d'infirmerie, sur un bon régulier mis à l'appui de la dépense. (Instr. sur le service courant du 10 février 1908, art. 39, vol. 74.)

En dehors de la dépense précédente, en général exceptionnelle, la masse d'infirmerie peut contribuer à la dépense résultant de distribution de boissons hygiéniques, quand cette masse atteint le chiffre de 700 à 800 francs et que des conditions sanitaires motivent cette mesure.

Le prélèvement à faire sur cette masse est autorisé par le général de brigade, sur la proposition du chef de corps. (Notice n° 33, R. S. S.)

Chaleurs. — Les corps sont encore autorisés à se faire délivrer par les hôpitaux militaires, à titre remboursable et au prix ministériel, les quantités de glyzine nécessaires pour préparer une boisson hygiénique pendant les chaleurs. Les quantités de glyzine demandées doivent être représentées par des nombres arrondis à 100 ou au kilogramme, suivant l'importance de la demande.

Les demandes de glyzine et de thé pour boissons hygiéniques faites par les corps font l'objet de demandes spéciales établies comme pour les médicaments (voir le titre *Médicaments*).

Repas. — L'usage du thé aux repas n'étant conforme ni aux goûts ni aux usages de la majorité, les infusions de thé présentées comme boisson hygiénique seront consommées de préférence entre les repas. Pendant ceux-ci il doit être plutôt distribué du vin, de la bière ou du cidre, suivant le pays. Cette distribution ne doit pas être réservée au moment ou à l'approche des épidémies ; il convient d'en faire bénéficier les hommes le plus souvent possible et d'une façon courante. (Circ. 1er décembre 1909, vol. 83.)

BONNET DE POLICE

Description et port. (Circ. 6 novembre 1905, vol. 4, et art. 26, vol. 104.)

BONS

(Notice n° 10, chap. II, section Ire, R. S. S., vol. 80.)

Le médecin chef de service établit, pour le fonctionnement de l'infirmerie, des bons pour :

1° Le blanchissage du linge à pansement ;

2° Les ingrédients nécessaires au blanchissage du linge à pansement à l'infirmerie ;

3° Le vin pour les malades, lorsque la fourniture ne peut en être faite au compte de la masse d'infirmerie ;

4° Les bandages herniaires, lunettes, béquilles, bas élasti-
ques et autres objets de même nature ;

5° Les effets d'habillement destinés aux malades à l'infirmerie
(art. 77, R. S. S.) ;

6° Les objets composant le matériel proprement dit de l'infirmerie, fournis par le service de santé ;

7° Les objets mobiliers et de literie de l'infirmerie ;

8° Les combustibles de chauffage et d'éclairage.

Les bons numérotés 1° à 3° sont établis au moyen du carnet
à souche d'enregistrement des bons (mod. n° 29, vol. 81).

Pour ceux concernant les objets (bandages) portés à 4°, on se
sert d'imprimés modèle n° 16, comme il est dit au titre *Bandages ;* mais il en est, en outre, tenu note sur le carnet d'enregistrement des bons et à la colonne « Observations » du registre d'incorporation. (Art. 56 R. S. S.)

En ce qui concerne le matériel des n°ˢ 5 à 7, il est délivré aux
infirmeries par le service de l'habillement, au moyen de bons de
distribution (mod. n° 61, règlement 20 mars 1906, vol. n° 1) établis
séparément pour chacune des catégories de matériel 5°, 6°, 7° et
non décomptés.

Enfin les combustibles de chauffage et d'éclairage sont perçus
à l'aide de bons détachés d'un carnet à souche de distributions
de combustibles (mod. n° 15, instr. 8 février 1907, vol. n° 5.)

Le titre *Imprimés* donne les renseignements sur la fourniture
des imprimés. Pour ce qui est de l'établissement de ces divers
bons, il est examiné en détail aux titres se rapportant à chaque
catégorie de fournitures.

BRANCARDIERS

(Notice n° 6, 7 juin 1907, R. S. S., vol. 80.)

Effectifs. — Il doit y avoir, sur le pied de guerre :

4 brancardiers........ { Par compagnie d'infanterie;
Par batterie montée ou à pied;
Par compagnie du génie.

1 caporal ou brigadier { Par bataillon d'infanterie;
Par groupe de batteries montées ou à pied.

1 sous-officier........ { Par régiment d'infanterie.

La cavalerie et l'artillerie à cheval n'ont pas de brancardiers
régimentaires.

Recrutement. — Les brancardiers régimentaires sont recrutés :

a) Dans l'infanterie, parmi les réservistes anciens musiciens ;

b) Dans l'artillerie, parmi les musiciens des écoles d'artillerie et les réservistes anciens musiciens ;

c) Dans le génie, parmi les musiciens de l'armée active et les réservistes anciens musiciens ;

d) Dans ces différentes armes, et à défaut de ressources suffisantes dans les catégories visées ci-dessus, parmi les hommes désignés chaque année par les corps de troupe, comme il sera indiqué plus loin, pour recevoir l'instruction spéciale du brancardier militaire.

Le sous-officier brancardier est pris, de préférence, parmi les sous-officiers réservistes ayant été chargés des détails de l'infirmerie, ou, à défaut, parmi les caporaux ou brigadiers brancardiers proposés pour l'avancement, ou parmi les anciens caporaux d'infirmerie proposés pour l'avancement, en cas d'excédent de ces derniers.

Les caporaux ou brigadiers brancardiers sont choisis parmi les brancardiers proposés pour ce grade ou, en cas de surnombre, parmi les caporaux d'infirmerie ou les infirmiers proposés pour l'avancement.

Instruction. — Dans le but de préparer les cadres des brancardiers régimentaires, tous les musiciens et des hommes désignés chaque année dans les corps de troupe, à raison d'un homme par deux compagnies ou par deux batteries, reçoivent, dès le temps de paix, l'instruction spéciale du brancardier militaire.

Les étudiants en médecine qui ont subi avec succès l'examen de médecin auxiliaire, et qui accomplissent en cette qualité leur deuxième année de service, reçoivent également l'instruction spéciale du brancardier militaire et sont employés comme moniteurs par le médecin qui dirige l'instruction.

Les musiciens des écoles d'artillerie devant, en cas de mobilisation, être répartis dans les deux régiments de la brigade en qualité de brancardiers, sont instruits, dès le temps de paix, en principe par le médecin-major du régiment où ils sont en subsistance.

Les matières à enseigner aux brancardiers régimentaires sont contenues dans l'*Ecole de l'Infirmier militaire* (3e partie).

Cette instruction est divisée en deux parties :

L'enseignement théorique (15 à 20 séances) ;

L'enseignement pratique (15 à 20 séances).

Dans les places qui en sont pourvues, des brouettes porte-brancards, des voitures pour blessés à deux et quatre roues, des mulets de bât porteurs de cacolets sont, d'après les ordres du général commandant le corps d'armée, et sur la demande des corps intéressés, mis à la disposition des brancardiers pour un certain nombre de séances.

Les corps stationnés dans les autres places profitent des manœuvres d'automne pour exercer leurs brancardiers au chargement et au déchargement des blessés, en faisant usage des voitures pour blessés.

Les exercices d'embarquement des blessés en chemin de fer se feront à la gare au moyen de wagons prêtés ou loués, ou à l'hôpital et au dépôt de la section d'infirmiers dans un wagon simulé au moyen de planches. Ces exercices peuvent également se faire dans les quartiers des corps de troupe.

Responsabilité de l'instruction. — Dans chaque corps, le médecin-major est, sous l'autorité du chef de corps, responsable de l'instruction des brancardiers régimentaires. Il est secondé par les médecins en sous-ordre, par le sous-officier ou caporal chargé des détails de l'infirmerie et par les infirmiers porte-sacs.

Instruction des réservistes. — Les réservistes brancardiers rappelés pour une période d'instruction sont remis au courant de leurs fonctions.

Inscriptions sur les livrets et états. — L'enseignement professionnel reçu par les brancardiers est consigné dans le cadre ménagé à cet effet au verso de la couverture du livret matricule « nouveau modèle » ou sur l'état de notes collé à la partie supérieure du livret matricule « ancien modèle ».

Les corps inscrivent sur le livret individuel, à la page 5, que l'homme a reçu l'instruction de brancardier, et, à la page 8, qu'il est apte à l'emploi de caporal ou de sous-officier brancardier.

Les mêmes inscriptions sont portées sur l'état d'affectation de l'Instruction sur l'administration des hommes des différentes catégories de réserve dans leurs foyers.

Le médecin chef de service doit fournir au directeur du service de santé, à l'époque indiquée par ce dernier, un rapport sur l'instruction spéciale des brancardiers. (Art. 11 R. S. S., vol 80.)

Le règlement sur le service de santé en campagne a compris les brancardiers parmi le personnel neutralisé du service de santé. (Règl. 26 avril 1910, art. 11, vol. 82.)

BRASSARD

Un brassard spécial, portant une croix rouge sur fond blanc, doit être délivré au personnel neutralisé. (Convention de Genève, art. 7, vol. 76.)

Le personnel neutralisé des corps de troupe qui doit recevoir un brassard de neutralité à la mobilisation comprend :

Les médecins du cadre actif, de la réserve et de l'armée territoriale ;

Les médecins auxiliaires ;

Les infirmiers régimentaires ;

Les brancardiers régimentaires. (Notific. du 5 octobre 1909, vol. 98) ;

Les conducteurs de voitures médicales régimentaires, de mulets porteurs de cantines médicales et de voitures de transport de blessés ;

Les ordonnances des officiers neutralisés. (Règl. 26 avril 1910, art. 11, vol. 82.)

Les brassards de neutres sont fournis aux sous-officiers et hommes de troupe par le service de santé, au moyen des approvisionnements existant dans le matériel de mobilisation ; ils sont distribués, au moment de la mobilisation, par le médecin chef de service.

Ces brassards sont revêtus du cachet du ministère de la guerre, d'un chiffre romain indiquant la région et d'un numéro d'ordre reproduit sur le livret individuel.

Les médecins et les autres officiers neutralisés ont à se pourvoir à leurs frais, dès le temps de paix, d'un brassard de la Convention de Genève, dont la description est donnée au volume 83. (Circ. 30 juillet 1890.)

Le port du brassard est obligatoire pour les médecins : en temps de guerre, aux armées; en temps de paix, aux grandes manœuvres seulement.

Le brassard de neutralité est porté au bras gauche sur le vêtement extérieur, tunique ou manteau.

Les corps de troupe faisant mutation dans les limites du corps d'armée emportent leurs brassards, de même que le matériel de mobilisation dont ils sont détenteurs; mais les brassards de l'armée territoriale sont laissés en place, au même titre que son matériel de réserve, et pris en charge comme celui-ci par le corps arrivant.

Lorsqu'ils passent dans une autre région sans être remplacés, leurs brassards (active et réserve) sont versés au magain régional; une demande est faite au Ministre, par l'intermédiaire du directeur du service de santé de leur nouveau corps d'armée, pour qu'il en soit délivré de nouveaux. Il est procédé comme au paragraphe ci-dessus pour ceux de l'armée territoriale.

Enfin, si un changement de garnison se produit entre deux corps provenant de régions différentes, les brassards sont laissés en place et pris en charge par le corps arrivant. Les brassards en excédent des besoins sont versés au magasin de la région dont ils portent le numéro; s'il existe un déficit par rapport aux besoins du nouveau corps, une demande est adressée au Ministre, comme ci-dessus. (Circ. 29 juillet 1897, vol. 83.)

BREAKS

Interdiction d'atteler des chevaux de l'Etat à des voitures non autorisées par les règlements. (Circ. 18 décembre 1906, vol. 62.)

BULLETIN OFFICIEL

Composition, rédaction et publication du *Bulletin Officiel.* (Vol. n° 10, p. 19 à 21, et 25 à 49.)

BUREAU (Frais de)

Les frais de bureau des médecins sont destinés à subvenir à toutes les dépenses de bureau se rattachant à l'exercice de leurs fonctions, ainsi qu'à l'achat du registre de correspondance (mod. n° 30) et du carnet à souche d'enregistrement des bons (mod. n° 29).

Ils sont donnés au médecin chef de service dans une infirmerie de corps ou de détachement. (Art. 81, R. S. S.)

Ces indemnités sont allouées du jour de l'entrée en fonctions et supprimées le jour où cessent ces mêmes fonctions.

Le médecin absent régulièrement conserve le droit aux frais de bureau, à charge par lui de pourvoir à la dépense de son bureau. En cas de vacance d'emploi, l'indemnité est due à l'intérimaire. (Règl. 29 mai 1890, tableau 2, vol. 88.)

Le tarif des frais de bureau est ainsi fixé :

36 francs par an pour les infirmeries des régiments, bataillons de chasseurs, infirmeries de garnison et infirmeries-hôpitaux ;

25 fr. 20 pour celles d'escadron du train et de détachement des diverses armes.

Il est alloué 0 fr. 10 par jour au médecin chargé du service sanitaire des régiments de réserve ou territoriaux convoqués, si un service sanitaire distinct a été organisé pour ces régiments pendant leur convocation ; si le service sanitaire de ces corps est rattaché au service sanitaire du corps actif, le médecin chef de service de ce corps actif reçoit l'indemnité de 0 fr. 10 en sus de celle qui lui est accordée réglementairement pour le service du corps actif. (Tarif 27 décembre 1890, vol. 90, note 13 décembre 1893 et circ. 17 décembre 1900, vol. 90.)

CADRES

Les cadres du corps de santé militaire ont été fixés, en ce qui concerne les médecins, par les lois des 15 avril 1898, 21 avril 1900 et 15 avril 1904.

CAHIERS DE VISITE

Cahiers de visite médicale (mod. n° 8, R. S. I, vol. 78). — Ces cahiers, dont l'achat est fait par chaque unité, servent à l'inscription des hommes malades, signalés par le gradé le plus ancien de chaque chambrée, à présenter au médecin au moment de sa visite journalière.

Les inscriptions à faire sur ces cahiers par les unités sont : les noms et numéros matricules des malades et des hommes devant être présentés comme partant en position d'absence ou en revenant, ou bien arrivant au corps, avec l'indication du grade et les renseignements propres à éclairer le médecin ; l'adresse des sous-officiers autorisés à loger en ville qui, étant malades et ne pouvant se lever, doivent être visités sur place ; enfin l'indication du bâtiment et de la chambre occupés par les hommes entrant à l'infirmerie et à l'hôpital, renseignements qui doivent être portés sur le régistre de la statistique. (Circ. 28 octobre 1910, vol. 81.)

La dernière colonne est remplie par le médecin, qui mentionne, en regard du nom de chaque malade, ceux qui doivent entrer à l'hôpital ou à l'infirmerie, ceux qui sont admis au régime spécial ou qui cessent d'y être soumis, ceux qui sont reconnus malades à la chambre et le nombre de jours d'exemption totale ou partielle de service qui leur sont accordés, enfin ceux qui n'ont pas été reconnus malades. Il y joint tous les renseignements de nature à éclairer le commandant d'unité.

Lorsqu'il juge qu'un homme non reconnu malade était fondé à demander à passer la visite, il l'indique sur le cahier de visite par la mention « Consultation ». (R. S. I., art. 108, 112 et 114, vol. 78.)

Parmi les inscriptions que le texte ci-dessus n'indique pas formellement, il faut citer la date d'entrée à l'hôpital, qu'il est nécessaire de fixer ; elle peut, en effet, avoir lieu d'urgence, c'est-à-dire le jour même, ou le lendemain seulement de l'examen. (Art. 203, R. S. S.)

Quant à la désignation du diagnostic de l'affection ayant motivé la décision du médecin, la suppression de la colonne qui était destinée à son inscription et le silence du règlement ci-dessus à ce sujet indiquent nettement qu'il ne doit plus être formulé.

Cahiers de visite des malades à l'infirmerie (mod. n° 14, vol. 81). — Ils sont composés d'autant de feuilles qu'il y a de lits et divisés en deux parties, l'une pour les jours pairs, l'autre pour les jours impairs.

Tenue. — Le gradé prend pour la visite le cahier du jour et inscrit pour chaque malade, dans la case correspondant à la date de la visite, les prescriptions alimentaires et médicamenteuses faites pour toute la journée par le médecin. Celui-ci a en main l'autre partie du cahier, qui lui donne l'indication des prescriptions de la veille. (Art. 48, R. S. S.)

À l'issue de la visite, les prescriptions alimentaires faites pour la journée sont récapitulées par le gradé sur le registre d'alimentation et le relevé alimentaire.

Ces cahiers de visite servent à vérifier les inscriptions faites sur le registre d'alimentation, qui doivent être en concordance absolue, en ce qui concerne les dépenses d'alimentation, avec celles portées sur ces cahiers.

A ce titre, ils doivent être conservés comme il est dit au titre *Archives.*

Le médecin signe, à chaque sortie de malade, au niveau de la date de cette sortie ; il certifie, en outre, en signant en tête de ce cahier, l'exactitude des prescriptions qui y sont portées.

Fourniture. — (Voir *Imprimés.*)

CAISSES A BAGAGES

Description de la caisse à bagages : du modèle général (vol. 53, p. 62) ; pour les officiers des troupes d'Afrique (vol. 53, p. 109).

Délivrance à titre de prêt dans certaines circonstances. (Circ. 5 août 1904, vol. 27.)

Nombre de caisses attribuées à chaque grade et poids réglementaire. (Circ. 31 décembre 1905, vol. 86.)

CAMPAGNES

Services donnant droit à la campagne. (Lois 11 avril 1831 et 25 juin 1861, vol. 66 ; décret 1ᵉʳ août 1905, vol. 63.)

Supputation des campagnes. (Loi 15 mars 1904 et circ. 18 mars 1907, vol. 66.)

CAMPAGNE (Indemnité d'entrée en)

Conditions et règles d'attribution. (Règl. 29 mai 1890, art. 14, tableau 2, vol. 88.)

Tarifs. (Tarif n° 23, 27 décembre 1890, vol. 90.)

CAMPEMENT (Objets de)

Conditions de délivrance de tentes et objets de campement aux officiers à titre de prêt. (Notice n° 1, vol. 53.)

CAMPS

Les infirmeries des camps doivent être installées sous baraque fixe ou, à défaut, dans des baraques démontables ou des tentes Herbet.

L'apparition, dans les camps d'instruction, des premiers cas de maladies susceptibles d'épidémicité, doit être signalée télégraphiquement au Sous-Secrétaire d'État à la guerre par le commandement, sur l'initiative des médecins chefs de service.

Des télégrammes ultérieurs doivent être envoyés tous les matins, pendant toute la durée de l'épidémie.

Ces télégrammes font connaître le mouvement général des malades (entrées, sorties, restants, décès), pendant les vingt-quatre heures et, pour chaque affection contagieuse, le nombre de cas en traitement, celui des entrées, ainsi que le total des atteintes et des décès depuis le 1ᵉʳ de chaque mois.

Ils sont libellés d'après l'exemple suivant :

« Mouvement des malades du 15 juillet : chambre, 60 ; infirmerie-hôpital, 32, savoir : blessés, 6 ; vénériens, 8 ; fiévreux, 18, dont 6 dysenteries, 4 fièvres typhoïdes. Un décès par perforation intestinale chez typhoïdique. — Entrés depuis vingt-quatre heures : 2 blessés, 1 vénérien, 6 fiévreux, dont 3 dysenteries et 1 fièvre typhoïde. — Sortis : 3 blessés et 5 fiévreux. Depuis le 1er du mois, on a enregistré 5 dysenteries et 2 fièvres typhoïdes avec 1 décès.

» Corps le plus éprouvé : n^e régiment d'infanterie, avec 5 dysenteries et 2 fièvres typhoïdes. »

Si, pour raison d'épidémie, il y a lieu au renvoi anticipé de réservistes, ceux-ci ne seront libérés qu'après un examen médical attentif.

S'il s'agit de méningite cérébro-spinale, il y aura lieu de signaler aux préfets intéressés les noms, lieux de résidence et date de départ des hommes qui auraient été en contact avec les malades.

Après chaque période d'occupation des camps d'instruction, le service de santé local adresse au Sous-Secrétaire d'Etat à la guerre (7e Direction) un rapport circonstancié faisant ressortir les défectuosités constatées et indiquant les propositions nécessaires pour y remédier. (Circ. 6 mai 1909, vol. 83.)

La même circulaire énumère les autres conditions d'hygiène auxquelles doivent satisfaire les camps d'instruction : contrôle des eaux, de l'alimentation, etc., qui ne diffèrent guère de celles qui sont exigées dans le service de garnison.

CANTINES

La qualité des denrées et liquides des cantines, en particulier du vin, doit être contrôlée par les médecins des corps. (R. S. I., art. 26, vol. 78, et circ. 30 avril 1906, vol. 7.)

Interdiction de la vente de l'alcool (voir le titre *Alcool*).

Les cantinières ne peuvent être admises dans les hôpitaux militaires ou les salles militaires des hospices mixtes. (Circ. 9 avril 1902, vol. 83.)

CANTINES A VIVRES

Composition. (Description du matériel, art. 49, vol. 53.)

Délivrance à titre de prêt pour les manœuvres. (Circ. 2 août 1904, vol. 27.)

CANTONNEMENTS

Les cantonnements à occuper au cours des manœuvres ou déplacements de troupes doivent être l'objet, au préalable, d'une enquête hygiénique (eaux, épidémiologie) conduite sur place par un médecin militaire. Cette enquête doit être minutieuse et complète ; si elle a été faite un certain temps avant les mouvements de troupes, elle doit être renouvelée avant l'arrivée de celles-ci. Les locaux scolaires ne doivent, en aucun cas, être utilisés pour l'installation de formations sanitaires et le traitement des malades. (Circ. 13 janvier 1908 et 6 mai 1909, vol. 83.)

Si des circonstances avaient motivé une exception au principe, les mesures de désinfection reconnues nécessaires seraient effectuées aussitôt après le départ des troupes. A cet effet, le médecin chef de service provoquerait l'entente nécessaire entre le commandant du cantonnement et la municipalité. (Règl. 18 février 1895, vol. 55³.)

Les hommes atteints de maladies contagieuses qui se seraient déclarées dans un cantonnement ne doivent pas, en attendant leur évacuation sur l'hôpital, être logés chez l'habitant, mais placés dans un local isolé, désinfecté aussitôt après le départ du malade. Dans ce cas, le médecin demande l'incinération de la paille de couchage qui aurait pu être utilisée. (Même circ.)

Lorsque des cantonnements doivent être occupés par des réservistes dans une place ou ville de garnison dont les bâtiments militaires sont insuffisants, le chef de corps fait étudier à l'avance les conditions d'installation, par une commission dont fait partie le médecin du corps.

A l'issue de cette étude, un rapport est établi par le secrétaire de la commission (officier de casernement en général) ; ce rapport contient les observations de chacun des membres à son point de vue spécial et celles du médecin au point de vue des conditions hygiéniques. (Circ. 27 septembre 1901, vol. 70.)

CAOUTCHOUC (Manteaux en)

(Circ. 6 septembre 1901 et vol. 104, art. 3.)

CAOUTCHOUC (Objets en)

Les objets de cette nature contenus dans les approvisionnements s'altèrent facilement s'ils ne sont pas l'objet de manipulations fréquentes.

A chaque visite, il faut les étaler, les saupoudrer de talc et les replier, en évitant les plis et cassures et s'abstenant de les comprimer.

Les poires en caoutchouc peuvent retrouver leur élasticité par l'immersion dans l'eau à 40 degrés. (Notice n° 34, R. S. S.)

CARBONYLE

L'emploi de ce produit a été substitué à celui du coaltar pour l'imperméabilisation et l'entretien des planchers et boiseries des casernements, à l'exclusion toutefois des planches à pain et à bagages, des lits de camp et aussi des soubassements, ces derniers continuant à être entretenus avec le coaltar (voir ce titre).

Ce produit est appliqué dans la mesure des crédits affectés pour cet objet à chaque casernement.

Le balai ne doit pas être employé sur les planchers imperméabilisés au moyen du carbonyle. (Circ. 5 août 1903, vol. 83.) Ils sont entretenus au moyen de chiffons fixés sur le faubert et simplement imprégnés de quelques gouttes de carbonyle. (Circ. 23 et 30 avril 1907, vol. 83.)

La première de ces deux circulaires fait connaître le mode d'emploi de ce produit pour une première imprégnation.

CARNET AUXILIAIRE DES VISITES ET MANUTENTIONS DES APPROVISIONNEMENTS DE RÉSERVE

Ce carnet (mod. n° 146 *bis*, vol. 81) sert à consigner les résultats des visites semestrielles du matériel de mobilisation entretenu par le corps. Dans une première partie sont inscrites les dates des visites et celles des manutentions de ce matériel. La deuxième partie énumère le détail des objets dont l'échange ou le remplacement ont été reconnus nécessaires, ainsi que les dates où ils ont été effectués.

Une instruction placée en tête de ce carnet donne d'ailleurs tous les détails nécessaires pour sa tenue.

L'achat de ce registre est au compte de la masse d'infirmerie. (Notice n° 33, R. S. S.)

CARNET A SOUCHE D'ENREGISTREMENT DES BONS

Le titre *Bons* donne au sujet de ce carnet des détails suffisants pour qu'il soit inutile d'insister sur sa tenue, d'ailleurs très simple. La souche n'est que la reproduction exacte des inscriptions faites sur le bon correspondant.

Ce carnet est au compte des frais de bureau du médecin chef de service.

CARNET INVENTAIRE DU MATÉRIEL

Tous les objets du matériel en service dans les infirmeries sont inscrits sur des registres dits carnets-inventaires, au nombre de deux.

Le premier, dont la tenue est prescrite par les articles 154 et 178 de l'instruction du 20 mars 1906 (vol. n° 1), est du modèle n° 15 annexé à ce règlement (vol. 1 *bis*).

Il est tenu par le médecin chef de service ainsi que par tout chef de service ayant du matériel en charge. Sa tenue est conforme à l'instruction portée en tête du modèle.

Il comprend deux parties :

1° Matériel appartenant à l'Etat ;

2° Matériel au compte des masses.

Chaque partie comprend autant de sections et de subdivisions qu'il est nécessaire.

Les sections à ouvrir pour l'infirmerie dans la première catégorie (Matériel appartenant à l'Etat) sont :

Section I. — Service de santé : pour tous les objets d'exploitation fournis par ce service, à l'exclusion des médicaments, accessoires de pharmacie et matériaux de pansement, c'est-à-dire ceux portés sur la nomenclature générale, du numéro sommaire 66 inclus au numéro 73 inclus, qui ne sont pas considérés comme formant approvisionnement et sont gérés comme objets de consommation.

Section II. — Habillement et campement : pour le matériel provenant des magasins administratifs de cette catégorie, parmi lequel on peut citer les couvertures supplémentaires distribuées pendant l'hiver.

Section VI. — Génie : pour les objets mobiliers de l'infirmerie pris en charge au titre du génie (ameublement fixe).

Dans la deuxième catégorie (Matériel au compte des masses) :

Section I. — Masse d'habillement : effets à l'usage des malades, havresacs d'infirmiers (contenant), matériel des bains-douches et tous autres objets achetés par le fonds commun ou fournis par le magasin du corps.

Section III. — Masse d'ameublement et couchage (literie, ameublement mobile).

Section IV. — Masse de casernement.

Section V. — Masse de chauffage et éclairage.

Ce carnet est arrêté annuellement. Les résultats de la balance annuelle doivent concorder avec les chiffres des registres de l'officier d'habillement.

Il n'est pas assigné de durée à ce carnet, qui est fourni par l'officier d'habillement, coté et paraphé par le major.

L'autre carnet-inventaire (mod. n° 28 *bis*, vol. 81), qui doit être tenu simultanément, ne comprend que le matériel du service de santé, c'est-à-dire celui qui est compris sur le carnet précédent, à la section I de la 1re catégorie, y compris le matériel de mobilisation dont le médecin chef de service à la garde.

Ce carnet reçoit l'inscription, dans l'ordre chronologique, de tous les mouvements de matériel effectués entre le magasin de l'habillement et l'infirmerie ; entrées en compte par réception de matériel, sorties par versement de ce matériel à l'officier d'habillement par suite de réforme ou pour tout autre motif. La situation exacte du matériel en service à l'infirmerie peut ainsi être reconnue à tout instant.

Le médecin chef appose sa signature dans la colonne « Emargements », en face des entrées ; l'officier d'habillement émarge pour les sorties.

Le carnet est arrêté annuellement en toutes lettres ; cet arrêté doit être en concordance avec celui du registre des entrées et des sorties tenu par l'officier d'habillement.

Il est coté et paraphé par le major et fourni par le trésorier.

CARTES GÉOGRAPHIQUES

Délivrance gratuite de cartes pour les manœuvres aux officiers et aux étudiants en médecine des corps alpins. (Instr. 18 février 1895, art. 61, et annexe 6, vol. 55³.)

CARTOUCHES DE REVOLVER

Délivrance gratuite et contre remboursement de cartouches aux officiers de l'active et des réserves. (Instr. 30 août 1884, art. 219, vol. 19.)

CASERNEMENT

Les médecins des corps de troupe, sous le contrôle technique du directeur du service de santé et l'autorité du chef de corps, remettent à ce dernier, à l'époque fixée par lui, un rapport contenant leur avis sur les améliorations à apporter aux locaux du casernement, et, en tout temps, leurs propositions relatives à l'assainissement et à l'hygiène de ces locaux. Ils surveillent, conjointement avec l'officier de casernement, l'exécution de ces opérations. (Règl. 3 mars 1899, art. 14, vol. 51, et R. S. S., art. 38, vol. 80.)

Des prescriptions sur la tenue et l'hygiène des casernements sont contenues dans le règlement sur le service intérieur, aux divers articles traitant des attributions et devoirs des divers grades, et dans les circulaires des 5 février 1894 et 30 mars 1895 (vol. 83).

Les circulaires des 9 avril 1903 et 16 avril 1908 (vol. 83) se rapportent spécialement au desserrement du casernement et celle du 14 avril 1909 (même vol.) au cubage des chambres.

L'analyse des projets présentés au concours pour l'amélioration des casernements énumère les principaux desiderata pour la réfection de ces casernements. (18 juin 1906, *B. O.*, p. s., 2ᵉ, 1906.)

Enfin, la circulaire du 30 mai 1907, complétée par celle du 24 juin 1910 (vol. 48), fixe le programme des conditions à remplir par les casernements de l'avenir.

Le médecin chef de service visite les diverses parties du casernement et se rend compte des conditions sanitaires et de l'application des règles d'hygiène. Les commandants de groupe, d'unité et les chefs de service doivent lui faciliter l'accomplissement de cette partie de sa mission. (R. S. I., art. 26, vol. 78.)

CASERNEMENT (Commission de)

Un médecin militaire désigné par le général commandant le

corps d'armée, sur la proposition du directeur du service de santé et, à défaut, par le commandant d'armes, sur la proposition du médecin chef du service de santé de la place (art. 14 et 69 *bis*, R. S. S., mod. 7 avril 1909, vol. 80), fait partie de la commission de casernement prévue pour chaque place à l'article 15 du règlement du 3 mars 1899 (vol. 51).

La présidence de cette commission est exercée par celui de ses membres, officier, intendant ou médecin, qui a le grade le plus élevé ; à égalité de grade, les officiers ont la présidence, de préférence aux fonctionnaires de l'intendance ou du service de santé. Si ces fonctionnaires sont du grade le plus élevé, mais égal pour tous les deux, la présidence appartient au plus ancien des deux. (Décret du 12 janvier 1902, vol. 51.)

Cette commission se réunit normalement du 1er au 15 novembre de chaque année pour reviser l'assiette du casernement et éventuellement, à toute époque, sur l'ordre du commandant de corps d'armée, pour examiner des questions de casernement d'ordre général.

CASERNEMENT (Registre de)

Ce registre (mod. n° 20 *bis*, vol. 81) est tenu par le médecin chef de service, pour chacun des casernements occupés par son corps, conformément à l'instruction du 29 juin 1898 (vol. 83).

Ce registre est divisé en trois parties :

A) Installation du casernement ;
B) Epidémiologie de la caserne ;
C) Etat chronologique des médecins du corps.

Lors d'une première occupation, il y a lieu de fournir des renseignements détaillés sur l'installation et, s'il y a lieu, l'épidémiologie de la caserne, d'après le programme détaillé inscrit en tête de chacune des parties A et B. Un exemplaire du plan général du casernement est fourni par le chef du génie, sur demande adressée par le médecin chef de service, pour être placé en tête du registre. Les renseignements complémentaires sur la contenance en hommes des locaux, sur les dimensions et le cubage de ces locaux, peuvent être fournis, si besoin, par l'officier de casernement, au moyen de l' « Etat détaillé de l'assiette du casernement » et du « Petit atlas des bâtiments militaires ».

Une fois les renseignements inscrits en tête de chaque partie, le registre est tenu très exactement à jour par l'inscription annuelle :

Dans la partie A, des améliorations et réfections effectuées dans le courant de l'année ;

Dans la partie B, par la mention des véritables épidémies, dont le compte rendu sera très résumé, sauf pour les parties statistique localiste, étiologie, prophylaxie, qui pourront être quelque peu développées ;

Dans la partie C, par l'inscription des mutations définitives, arrivées et départs, des médecins du corps, sur des états distincts pour les médecins chefs de service et les médecins en sous-ordre.

Ces registres sont fournis par l'administration centrale.

Ils doivent être tous les ans, avant le 1er mai, envoyés au directeur du service de santé du corps d'armée, pour être visés par lui.

Deux copies de ces registres doivent, dans le cas d'une première occupation, être établies : l'une destinée à la direction du service de santé au ministère de la guerre (7e Direction) ; l'autre à la direction du service de santé du corps d'armée.

Feuillets annexes. — Afin de permettre la mise à jour de ces registres, des feuillets annexes destinés à y être insérés, et contenant la copie exacte des renseignements ajoutés annuellement, seront fournis tous les ans, à la date fixée par le directeur du service de santé, pour parvenir au ministère le 1er juillet.

Il est établi pour chaque registre des feuillets distincts en double expédition des parties A, B, C.

Ces feuillets doivent être très exactement du format du registre de casernement et porter en tête l'indication du corps d'armée, de la ville, du nom du casernement, de l'année et de la partie (A, B, C) qu'ils concernent.

CATÉGORIES (Registre)

(Supprimé par circ. 28 octobre 1910.)

CERCLES D'OFFICIERS

Organisation des cercles d'officiers. (Décret 12 juillet 1886, vol. 75.)

Taux de la cotisation. (Règl. 29 mai 1890, vol. 88.)

Paiement de la cotisation par retenues mensuelles. (Note 14 janvier 1887, vol. 75.)

Journaux autorisés dans les cercles d'officiers. (Circ. 8 octobre 1900, vol. 31.)

Admission des officiers de complément. (Instr. 2 février 1909, art. 97, vol. 72.)

CERTIFICATS

La notice n° 5 du règlement sur le service de santé donne les règles générales suivantes sur les divers certificats à établir par les médecins militaires :

1° Il n'est délivré aucun certificat en dehors des cas prévus par le règlement, ou des ordres du commandement ou du directeur du service de santé, ces autorités militaires ne pouvant demander de certificats que dans un but réglementaire et d'après les règles tracées par les instructions ministérielles ;

2° Il est interdit de donner connaissance ou copie d'un certificat militaire ;

3° Dans le libellé des certificats, les médecins exposent les faits, décrivent les maladies ou infirmités soumises à leur examen, selon leurs lumières et leur conscience ; mais les conclusions doivent être formulées dans les termes exacts prévus par les règlements. Cette condition est très importante à observer ; elle est nécessaire pour la validité de l'acte qu'elle concerne ;

4° Le médecin doit toujours établir le certificat demandé sur un sujet indiqué par l'autorité compétente ; mais il peut se refuser à formuler des conclusions qui ne sont pas réglementaires et, dans ce cas, il doit *motiver son refus par écrit ;*

5° Toutes les fois que plusieurs médecins sont appelés à établir des certificats de visite et contre-visite, d'examen et vérification, ils doivent être choisis de telle façon que la seconde opération (contre-visite ou vérification) soit confiée aux médecins les plus élevés en grade, afin que ceux d'un grade inférieur, procédant en première instance avant la manifestation de l'opinion de leurs supérieurs, puissent émettre leur avis en toute indépendance.

Tout certificat doit contenir les nom, prénoms, grade et fonction du médecin qui le rédige et mentionner en tête l'autorité qui prescrit d'établir le certificat.

Si deux médecins signent un même certificat, on admet que le plus élevé en grade signe à droite.

Les certificats pour lesquels un modèle spécial n'est pas prévu peuvent être établis sur le certificat de visite (mod. n° 8) ou sur le certificat de visite et contre-visite détaché du registre à talon (mod. n° 35) qui se trouve dans les hôpitaux et le bureau médical de la place.

Si les deux certificats — visite et contre-visite — ne sont pas nécessaires, la contre-visite est annulée par un trait de plume.

Les corps de troupe ne disposant pas de registre à talon de certificats de visite et contre-visite (mod. n° 35), lorsqu'une

visite et contre-visite est nécessaire pour un militaire présent
au corps (changement de corps pour raisons de santé, etc.), le
certificat de visite est établi sur le modèle n° 8 par le médecin
du corps. Le certificat de contre-visite est établi sur le registre
à talon, à la place ou à l'hôpital, par le médecin désigné, le certificat de visite du médecin du corps étant transcrit sur le certificat de visite du registre à talon et signé pour copie conforme.
L'original de ce certificat du corps reste annexé à la souche.

CESSIONS A TITRE REMBOURSABLE

Conditions générales des cessions à charge de remboursement
de denrées et matières de l'Etat. (Note 20 mai 1896, vol. 31, et
circ. 19 novembre 1902, vol. 5.)

Combustibles et denrées d'ordinaire. (Instr. 8 février 1907,
art. 33 et 34, vol. 5.)

Draps et effets de la 2ᵉ portion. (Instr. 22 janvier 1907, vol. 3.)

Harnachement de modèles anciens. (Circ. 13 février 1894,
vol. 6.)

Logement, couchage et nourriture des officiers en mission
dans certains postes d'Algérie et Tunisie. (Circ. 4 avril 1896,
modif. 29 avril 1906, vol. 83.)

Fourrages. (Voir ce titre.)

Vivres. (Voir ce titre.)

Médicaments et objets de pansement. (Voir ces titres.)

Soins bucco-dentaires pour les militaires non hospitalisés.
(Circ. 8 mai 1909, vol. 83.)

Traitement électrique et radiographique, pour les militaires
non hospitalisés. (Circ. 5 mars 1904, vol. 83.)

Bains, pour militaires non hospitalisés. (R. S. S., art. 144, et
notice n° 26, section II, paragraphe I, vol. 80.)

CHANGEMENT D'ARME

En cas d'inaptitude physique pour une arme, les médecins
proposent l'homme pour un changement d'arme ou le classement
dans le service auxiliaire, en s'inspirant des prescriptions de
l'instruction du 22 octobre 1905 (vol. 68 bis).

Les commissions de réforme sont compétentes pour prononcer.
(Circ. 22 janvier 1907, vol. 74, et instr. 21 janvier 1910, art. 8,
62 et 63, vol. 68⁴.)

Les engagés volontaires peuvent être affectés, par voie de
changement d'arme pour inaptitude physique, au train des équi-

pages, ainsi qu'aux sections de commis et ouvriers militaires d'administration, de secrétaires d'état-major et d'infirmiers. (Circ. 13 mai 1903, vol. 74.)

Les propositions sont faites dans la même forme que pour les autres présentations devant la commission de réforme. (Voir le titre *Réforme*.)

Les certificats à établir (mod. n° 8, vol. 81) comprennent la description des lésions ou infirmités motivant la proposition. Les conclusions sont les suivantes : « Ont pour résultat de rendre le soldat (nom) impropre au service de (arme à laquelle il appartient), mais permettent, en raison de sa constitution, de l'utiliser de préférence dans (arme proposée). »

CHANGEMENT DE CORPS

Pour les changements de corps des officiers, voir le titre *Mutation*.

En ce qui concerne les sous-officiers ou hommes de troupe, ceux changeant de corps sont visités par le médecin du corps avant leur départ, afin de :

1° Vérifier qu'ils ne sont atteints d'aucune maladie contagieuse ou autre pouvant empêcher leur mise en route ;

2° Constater leur état de santé générale, le résultat de cette constatation devant être inscrit sur le registre d'incorporation.

Il est établi, pour chaque militaire partant dans ces conditions, un extrait du registre médical d'incorporation ; en outre, les fiches sanitaires et dentaires de ce militaire sont remises, pour être transmises avec cet extrait au nouveau corps, au bureau du major.

Inversement, les militaires venant d'autres corps pour le même motif sont visités dans les mêmes conditions et doivent être accompagnés des mêmes pièces. (R. S. I., art. 112, vol. 78.)

Les demandes de changement de corps pour raisons de santé des hommes de troupe doivent être accompagnées de certificats délivrés dans les conditions prévues pour l'obtention d'un congé de convalescence. Ces certificats sont valables seulement pendant trois mois. (Instr. service courant, art. 236, vol. 74.)

L'affection motivant la demande doit être décrite avec tous les détails, en faisant ressortir l'influence que les conditions spéciales à la garnison peuvent avoir sur cette affection.

Le libellé des conclusions ne se trouve dans aucun règlement ; elles doivent évidemment certifier « la nécessité de l'envoi dans un autre corps » en désignant le corps ou la région proposée.

CHANGEMENT DE GARNISON

Pour les officiers, voir le titre *Mutation.*

Changement définitif de garnison d'un corps de troupe. — Les hommes qui, au moment du départ, traités à l'infirmerie ne peuvent suivre le mouvement, sont placés en subsistance dans un des corps de la garnison ou envoyés à l'hôpital. (Art. 65 R. S. S., vol. 80.)

Dans les mêmes circonstances, la destination à donner au matériel de l'infirmerie est la suivante :

A. — Matériel laissé sur place.

1° Matériel du service de santé et médicaments faisant partie de l'approvisionnement du service courant.

Toutefois il y a lieu d'emporter les sacs et sacoches d'ambulances du service courant pourvus des médicaments nécessaires pour la route.

2° Matériel de mobilisation des corps de l'armée territoriale. (Circ. 13 août 1899, vol. 83.)

3° Ouvrages et documents faisant partie de la bibliothèque et compris sous les numéros 1 à 9 au titre *Bibliothèque.*

4° Matériel appartenant au génie (ameublement fixe), aux masses de couchage et ameublement (literie, ameublement mobile), de chauffage et éclairage (appareils de chauffage, fourneau de tisanerie, lampes, réchauds), d'habillement (effets d'habillement, matériel des bains, etc.) ;

5° Matériel acquis sur la masse d'infirmerie. Il n'existe aucune prescription réglementaire au sujet de ce matériel ; mais il semble qu'on doive lui appliquer les dispositions de l'article 15 du règlement du 29 juillet 1899 (vol. n° 7), qui prescrit de laisser sur place le matériel lourd et encombrant acquis par les fonds communs ou particuliers pour les cuisines et réfectoires. Dans ces conditions doivent être laissés sur place : la bascule pour le pesage des hommes et le pulvérisateur.

Un inventaire détaillé de tout ce matériel est établi par le médecin chef de service, qui le remet au conseil d'administration. Celui-ci, après vérification, établit la facture de livraison pour le corps arrivant. (Art. 82 R. S. S., vol. 80.)

B. — Matériel et objets emportés.

1° Matériel de mobilisation. (Instr. 13 août 1899, vol. 83.)

2° Sacs et sacoches du service courant, pourvus des médicaments nécessaires pour la route ;

3° Documents compris sous le n° 10 du titre *Bibliothèque* (art. 80, R. S. S.) ;

4° Tous les registres, à l'exception de celui du casernement compris dans les documents de la bibliothèque (n° 6), à laisser sur place ; les fiches dentaires et sanitaires ayant moins de cinq ans de date, les autres devant être incinérées.

CHANGEMENT DE RÉSIDENCE

Pour les officiers de l'active, voir *Mutations*.

Formalités en cas de changement de résidence des médecins de complément. (Loi 21 mars 1905, art. 68, et instr. 2 février 1909, art. 92, vol. 72.)

CHAUFFAGE

Toutes les dépenses de chauffage (combustibles et matériel) des infirmeries sont rattachées à la masse de chauffage et éclairage du corps, dont la gestion appartient au conseil d'administration représenté par l'officier de casernement pour l'exécution du service.

A. — Combustibles.

1° *Chauffage d'hiver.* — Le tarif suivant (n° 3, § 1er A, p. 65) détermine en quantité de combustible, charbon ou bois, suivant le mode de chauffage employé, la ration collective journalière, c'est-à-dire l'unité servant de base aux allocations faites à l'infirmerie.

TARIF N° 3.

§ 1er. — *Taux des rations de combustibles. — A. Rations collectives.*

DÉSIGNATION DES RÉGIONS.	TAUX DES RATIONS.						OBSERVA-TIONS.
	TROUPES CASERNÉES.		TROUPES BARAQUÉES.		TROUPES CASEMATÉES.		
	ou charbon.	ou bois.	ou charbon.	ou bois.	ou charbon.	ou bois.	
	kgr.	kgr.	kgr.	kgr.	kgr.	kgr.	Le classement de chaque place suivant les régions est donné par le tarif n° 2, pages 31 à 64 du Règlement.
Région très chaude.....	2 »	3 2	3 »	4 8	4 »	6 4	
— chaude.........	3 »	4 8	4 5	7 2	6 »	9 6	
— tempérée.......	4 »	6 4	6 »	9 6	8 »	12 8	
— demi-froide.....	5 »	8 »	7 5	12 ,	10 »	16 »	
— froide...........							
— très froide......	6 »	9 6	9 »	15 4	12 »	19 2	

Le tarif suivant (n° 3, § 2 B, p. 68) donne le nombre de rations collectives allouées journellement pour chacun des locaux de l'infirmerie.

§ 2. — B. *Nombre de rations allouées aux infirmeries régimentaires de garnison et infirmeries-hôpitaux.*

DÉSIGNATION DES LOCAUX.	NOMBRE DE RATIONS allouées par jour.	OBSERVATIONS.
Chambre des infirmiers	1	Par chambre occupée.
Salles de malades (troupe). { Fiévreux, blessés, vénériens, contagieux, convalescents. { Capacité de 150 m. cubes et au-dessous	1 1/2	} Par pièce occupée.
Au-dessus de 150 m. cubes.	2	
Salles de malades (sous-officiers).....	1 1/2	} Une seule ration quand il n'existe qu'un seul local pour ces deux salles.
Salles de visite	1	
Salles d'attente	1	
Bureau du médecin chef de service ..	1	
Salles pour les malades à la chambre et les convalescents ne comptant pas à l'infirmerie	1 1/2	

Les allocations indiquées dans ce tableau ne sont pas indistinctement et toujours allouées. Dans chaque cas particulier, les besoins réels, d'après le nombre et la contenance des locaux, sont constatés par un procès-verbal rapporté par le sous-intendant et l'officier de casernement. Il est satisfait aux besoins nouveaux se produisant après l'établissement de ce procès-verbal, au moyen d'appendices rectificatifs annexés à ce procès-verbal.

Les allocations journalières ainsi fixées sont décomptées pour la durée indiquée dans chaque place par le tableau du tarif n° 2 (p. 31 à 64) et l'annexe B (p. 100 et 101).

Les limitations de durée ainsi fixées ont seulement pour but de déterminer le droit aux allocations, le médecin chef de service ayant toute latitude, sous la surveillance du chef de corps, pour régler la consommation d'après les besoins réels, en commençant le chauffage avant l'époque indiquée pour son début, le continuant après celle qui est fixée pour la cessation et l'interrompant dans l'intervalle, suivant les variations de la température.

2° *Service des bains. Préparation des médicaments et boissons hygiéniques.*

Les bases des allocations diffèrent des précédentes et sont contenues dans les tableaux suivants :

TARIF N° 4.

BASES DES ALLOCATIONS.	ALLOCATION ANNUELLE		OBSERVATIONS.
	ou charbon.	ou bois.	
	kgr.	kgr.	
1° *Service des bains : préparation des médicaments et boissons hygiéniques.*			
Allocation fixe.................	400	640	Il peut être fait usage de gaz au lieu et place de charbon ou de bois. Mais l'emploi du gaz est facultatif et, quel que soit le mode de chauffage employé, les corps doivent se créditer uniquement de l'indemnité afférente aux prestations de charbon de bois auxquelles leur donne droit ce tarif. (Circ. 10 avril 1910)
Par homme de l'effectif moyen présent des unités dont l'infirmerie assure le service....	2,5	4	
2° *Bains-douches.*			
Par homme de l'effectif moyen présent des unités dont la salle de bains-douches assure le service..................	3	5	

Ces allocations sont complétées par celles du bois d'allumage, nécessaires dans tous les cas, et qui sont :

TARIF N° 5. — *Chauffage d'hiver.*

Pour chaque ration collective de charbon................. 0k,250
Bains-douches, bains, préparation de médicaments, tisanes, boissons, par chaque 100 kilos de charbon alloué. 1k,500

Un cas concret fera mieux saisir l'emploi de ces tarifs.

Allocations de chauffage de l'infirmerie régimentaire d'un corps à l'effectif de 1.000 hommes, caserné à Briançon, devant, d'après le procès-verbal, prévoir le chauffage d'hiver au charbon de terre pour les locaux ci-après :

Une chambre de malades de capacité supérieure à 150 mètres cubes : 2 rations collectives journalières (tarif n° 3, § 2-B) ;

Une chambre de malades de capacité inférieure à 150 mètres cubes : 1 ration et demie collective journalière (même tarif) ;

Une salle de visite et d'attente communes : 1 ration collective journalière (même tarif) ;

Un bureau du médecin : 1 ration collective journalière (même tarif) ;

Une salle de convalescents : 1 ration et demie collective journalière (même tarif).

Au total, 7 rations collectives journalières.

Pour connaître la composition de cette ration, il faut d'abord rechercher le classement de la garnison dans le tarif n° 2, qui classe Briançon (p. 51) dans la région très froide ; ensuite se reporter au tarif n° 3, § 2-A, qui, pour les troupes casernées dans la région très froide de l'intérieur, fixe le taux de la ration collective à 6 kilos de charbon.

Ce taux, multiplié par le nombre de rations collectives journalières trouvé plus haut, donne l'allocation journalière de charbon pour le chauffage d'hiver, soit 42 kilos.

La durée pendant laquelle sera perçue cette quantité de charbon est donnée par le tarif n° 2, qui, pour la région très froide de l'intérieur dans laquelle se trouve Briançon, fixe cette durée à six mois, du 16 octobre au 15 avril, soit 182 jours.

$$182 \times 42 = 7.644 \text{ kg.}$$

Il faut ajouter à cette allocation celle qui résulte de l'annexe B, dans laquelle se trouve inscrit Briançon et qui donne pour le chauffage des chambres de malades et de convalescents, soit pour 5 rations collectives, une durée supplémentaire de 15 jours, du 16 au 30 avril.

5 rations collectives à 6 kg. = 30 kg. qui, multipliés par les 15 jours supplémentaires donnent 450 kg.

Cette quantité ajoutée aux 7.6444 kg. trouvés précédemment, donne l'allocation annuelle du chauffage d'hiver : 8.094 kg.

Les allocations pour le service des bains de l'infirmerie et la préparation des tisanes sont données par le tarif n° 4 : 1° en ajoutant l'allocation fixe de 400 kg à l'allocation de 2 kg. 5 × 1.000, ce dernier chiffre étant supposé l'effectif moyen des unités dont l'infirmerie assure le service.

Celles qui sont accordées pour les bains-douches fixées, par le même tarif n° 4, 3°, à 3 kg. d'allocation annuelle par homme de l'effectif moyen, seront, avec la fixation supposée à 1.000 de cet effectif, de : 3 × 1.000 = 3.000 kg.

Les allocations de bois d'allumage sont facilement établies au moyen des chiffres ci-dessus et du tarif n° 5.

Economies. — Les économies réalisées sur les allocations de combustibles de chauffage d'hiver sont acquises, pour un quart à la masse de chauffage, les trois autres quarts à l'infirmerie et réservées en principe pour la saison d'hiver suivante.

Toutefois, lorsque ces économies ont atteint une certaine importance, le médecin chef de service provoque, près du conseil d'administration, par une demande motivée, l'autorisation de verser tout ou partie du montant de ces économies à la masse d'alimentation de l'infirmerie. Cette autorisation est donnée par le général commandant le corps d'armée. Le médecin chef de service émarge sur un état modèle n° 16, qui lui est présenté par l'officier de casernement, en face de la somme qui est versée à la masse d'infirmerie, et la porte en recette sur le cahier d'alimentation.

Distributions de combustibles. — C'est l'officier de casernement qui en est chargé.

Elles ont lieu au moyen de bons signés du médecin chef de service, détachés d'un carnet à souche (mod. n° 15, vol. n° 5), fourni à l'infirmerie par la masse de chauffage et éclairage.

B. — Matériel.

1° *Chauffage d'hiver.* — Ce matériel se compose des fourneaux, cheminées, poêles et des accessoires nécessaires, pelles, pincettes, tisonniers, bacs à charbon ; il est fourni et entretenu par la masse de chauffage et éclairage.

Il n'existe pour ce matériel aucun modèle réglementaire et les corps ont le libre choix des appareils qui leur sont nécessaires.

La notice n° 2 donne, à titre d'indication, la description des divers modèles de poêles.

Toutefois le règlement recommande, pour les locaux où le chauffage doit être prolongé (salles de malades, de convalescents), des appareils à chemise réfractaire ; ceux entièrement métalliques sont réservés aux locaux où une flambée est seulement nécessaire.

Le nombre et la nature des appareils sont fixés par le conseil d'administration, le médecin-major chef de service ayant toute faculté de lui soumettre ses desiderata.

Les allocations de combustibles sont indépendantes des modèles choisis. (Art. 58.)

Les articles 59 et 60 donnent des indications sur l'installation l'entretien et la conduite des poêles.

2° *Bains de l'infirmerie, tisanerie.* — Le matériel est également fourni et entretenu par la masse de chauffage et éclairage. Il se compose généralement de cuisinières en fonte à trois marmites, pour lesquelles il n'existe pas de modèle réglementaire. (Art. 62.)

Les dimensions et les prix donnés par la notice n° 1, § 7, servent seulement d'indication.

CONTENANCE DES MARMITES.	HAUTEUR DU FOURNEAU.	PRIX.
15 litres + 15 litres + 40 litres = 70 litres	$0^m,63$	115 francs.
10 litres + 10 litres + 25 litres = 45 litres	$0^m,61$	90 —
8 litres + 8 litres + 15 litres = 31 litres	$0^m,56$	65 —

Bains-douches. — L'achat et l'entretien des appareils incombe à la masse d'habillement. (Art. 61.)

Tout ce matériel est mis en service sur bons de distribution (mod. n° 61) ; il est réintégré, lorsqu'il n'est plus nécessaire, au moyen de bulletins de réintégration (mod. n° 62).

Le matériel réintégré en fin de saison ne doit être rendu qu'après avoir été nettoyé (art. 3).

Ces bons et bulletins sont signés par le médecin chef de service et remis à l'officier de casernement.

Le médecin chef de service est responsable de la conservation et du bon entretien du matériel qui lui est confié. Les pertes et dégradations sont imputées d'après les dispositions du règlement du 20 mars 1906, dans ses articles 148 et 153.

La réforme du matériel est prononcée par le conseil d'administration.

CHLOROFORME

Les flacons de chloroforme contenus dans les approvisionnements de réserve doivent être remplacés :

1° Quand ils ont perdu 1/10 de leur poids ; le poids brut étant inscrit sur chaque flacon, une simple pesée suffit pour cette constatation ;

2° Quand l'altération du contenu est constatée par l'analyse faite à la suite de prélèvements prescrits par le Ministre, de sa propre initiative ou à la demande des inspecteurs ou directeurs du service de santé.

Les demandes de remplacement sont établies en triple expédition sur la formule (mod. n° 18, vol. 81). comme il est prescrit pour les médicaments et séparément pour la quantité de chloroforme à remplacer et pour les flacons destinés à contenir ce chloroforme. La première demande doit indiquer, dans la colonne « Observations », le nombre du ou des divers types de flacons destinés à contenir le chloroforme ; dans la deuxième, au même endroit, les quantités de chloroforme que chaque type de flacon doit contenir. (Circ. 21 mars 1903, vol. 83.)

CHOIX

Le médecin chef de service a, sous réserve de l'acceptation du chef de corps, l'initiative des propositions pour l'avancement au choix, en ce qui concerne les médecins en sous-ordre. (Art. 38 R. S. S., vol. 80.) Ces propositions sont faites au moment où il établit pour ces médecins les notes semestrielles données au retour des manœuvres, époque qui coïncide avec la préparation du travail d'avancement.

En ce qui concerne les médecins chefs de service, l'initiative des propositions appartient aux chefs de corps.

Etablissement des tableaux pour l'avancement au choix. (Instr. 25 juillet 1910, vol. 22 bis.)

CHOIX (Examen pour l'avancement au)

Les médecins-majors de 2e classe appartenant, à la date du 31 octobre, à la première moitié de la liste d'ancienneté, sont appelés à subir cet examen dans les mois suivants, à l'issue du cours de perfectionnement (voir ce titre) institué pour la préparation de cet examen.

Les médecins plus anciens ayant obtenu, à un examen précédent, un nombre de points inférieur au minimum fixé, peuvent être autorisés, sur leur demande, à subir de nouveau l'examen.

Cette demande doit parvenir au Ministre avant le 31 octobre.

Les professeurs agrégés du Val-de-Grâce et les répétiteurs de l'Ecole de Lyon sont de droit dispensés de l'examen.

L'examen est passé à l'Ecole d'application du service de santé militaire, devant un jury composé de :

Un médecin inspecteur général ou inspecteur, président ;

Deux médecins principaux dont un professeur à l'Ecole d'application du service de santé militaire.

Les membres de ce jury sont désignés par le Ministre.

Aucune épreuve n'est éliminatoire et les candidats ont à subir la totalité des épreuves.

PROGRAMME.

1re épreuve. — a) Composition écrite sur un sujet de chirurgie d'armée; — *b*) Composition écrite sur un sujet d'hygiène militaire et rédaction de certificats pour des cas donnés, en vue de la retraite, de la gratification renouvelable, des réformes, de l'envoi en congé de convalescence ou aux eaux.

Il est accordé deux heures pour la 1re composition et trois heures pour la 2e. Elles sont traitées toutes deux sans le secours de livres ni de notes.

2e épreuve. — Examen clinique de trois malades, un blessé, un fiévreux et un atteint des affections des yeux, des oreilles, du nez ou du larynx. Le candidat expose devant le jury le résultat de ses examens et les déductions pratiques à en tirer. La durée totale de cette épreuve ne doit pas dépasser une heure.

3e épreuve. — Pratique de deux grandes opérations chirurgicales, avec exposé préalable de l'anatomie des régions sur lesquelles elles doivent porter. La durée de l'épreuve n'est pas limitée; il est accordé au candidat dix minutes de réflexion.

4e épreuve. — Interrogations sur la législation et l'administration militaire, d'une durée de quinze minutes, après dix minutes de réflexion. Les interrogations portent sur les lois et décrets intéressant les médecins militaires dans les divers volumes du *Bulletin Officiel* (É. M.) et dont la liste est annexée au programme de l'examen. (Instr. 22 mai 1901, vol. 64.)

L'ordre dans lequel sont subies les épreuves par chaque candidat et les questions auxquelles il doit répondre sont déterminés par le sort.

Les épreuves sont notées de 0 à 20. La moyenne des notes obtenues à chaque épreuve est multipliée par les coefficients suivants :

1re épreuve	12
2e épreuve	15
3e épreuve	10
4e épreuve	8

Le président du jury remet au candidat un certificat constatant qu'il a subi l'examen avec succès. Le nombre de points obtenus est notifié aux directeurs du service de santé avec les résultats généraux de l'examen ; il doit être inscrit sur le feuillet technique de l'officier.

Les médecins convoqués pour cet examen ont droit aux indemnités accordées pour déplacement temporaire par le Règlement sur les frais de déplacement du 13 juin 1908 (vol. 100⁵). Il leur est fait notamment application du paragraphe 8 de l'article 15 du décret allouant pour trois jours seulement l'indemnité journalière normale, l'indemnité réduite étant accordée à partir du quatrième.

Comme pour tous les officiers venant de subir des examens sur son territoire, le gouverneur militaire de Paris peut accorder aux médecins-majors venant de subir cet examen des permissions de quinze jours à titre de sursis, avec solde de présence et maintien des indemnités de déplacement pour le retour. (Décret 1er mars 1890, art. 23, vol. 86.)

CHOLÉRA

(Instr. 20 octobre 1909, complétant celle du 30 mars 1895, vol. 83.)

Mesures prophylactiques. — Suppression des permissions pour les localités contaminées. Suspension des appels des hommes des réserves et de l'incorporation des jeunes soldats à provenir de ces localités. Mise en observation à l'hôpital de tout homme y ayant séjourné.

Consigne des maisons ou quartiers contaminés de la localité. Suppression des bains de rivière. Interdiction de l'entrée des civils dans les casernes.

Stérilisation ou ébullition de l'eau de boisson en éclairant les hommes sur le danger qu'il y a à consommer en ville de l'eau non épurée.

Interdiction des légumes aqueux, crudités, lard, charcuterie, biscuit, dans les distributions des ordinaires, les cantines, mess et coopératives. Surveiller le bon fonctionnement des égouts, l'éloignement des matières usées, la propreté des locaux.

Port obligatoire de la ceinture de flanelle. Interdiction du pantalon de coutil. Distribution de matelas et couvertures aux punis.

Réduction de la somme des exercices et fatigues, de la durée des factions, et suppression si possible de celles de la nuit.

Surveillance spéciale des isolés vivant en dehors des quartiers.

Isolement immédiat à l'infirmerie, dans une salle prête à être chauffée, de tout homme ayant des symptômes suspects, avant son envoi à l'hôpital. Transport à l'hôpital différé pour tout homme en état d'algidité, jusqu'à ce que sa température soit devenue normale et s'effectuant ensuite dans une voiture munie de bouillottes et de couvertures et désinfectée au retour.

Désinfection des personnes et objets ayant été en contact avec des cholériques. Consigner jusques après leur désinfection les locaux et latrines ayant servi à des cholériques.

Isolement, avec latrines spéciales, des hommes de la chambrée contaminée, jusqu'à ce que l'examen de leurs déjections ait montré l'absence de l'agent spécifique du choléra. Le matériel nécessaire pour l'envoi des selles est fourni aux médecins des corps par le médecin chef du service hospitalier de chaque garnison, approvisionné par le laboratoire régional de bactériologie. Isolement au besoin, dans un camp, des unités où seraient observés plusieurs cas.

Entente entre les médecins chefs du service de santé des places et le délégué spécial du préfet, afin de prendre de concert les mesures de prophylaxie intéressant l'armée et la population civile, conformément aux décrets et circ. du Ministre de l'intérieur du 27 août 1909. (*Journal Officiel* du 28 août 1909.)

CLIENTÈLE CIVILE

La clientèle civile n'est permise aux médecins militaires qu'aux conditions suivantes : être désintéressée et gratuite ; ne pas faire concurrence aux médecins civils.

Les médecins militaires ne doivent pas, en outre, payer patente, ni tenir en ville de cabinet de consultation. (Circ. 30 mars 1893, vol. 83.)

La clientèle civile est entièrement libre pour les médecins militaires en non-activité et en congé de trois ans. (Instr. 12 avril 1906, vol. 31.)

COALTARISATION

L'imperméabilisation des planchers par le coaltar, prescrite par la circulaire du 2 février 1900 (vol. 83), a été supprimée et remplacée par la carbonylisation de ces surfaces (voir *Carbonyle*).

Elle a été toutefois maintenue provisoirement pour les soubassements. (Notific. 30 avril 1907, vol. 83.) L'emploi de ce produit est réglé par l'instruction du 2 février 1900 (vol. 83).

COCAINE

Le chlorhydrate de cocaïne contenu dans les approvisionnements de réserve ayant un aspect granuleux, une consistance pâteuse, une odeur prononcée rappelant celle du salicylate de méthyle, doit être remplacé. Ce remplacement s'effectue de la même façon que pour le chloroforme (voir ce titre).

COLONIALES (Passage dans les troupes)

Certificats d'aptitude physique à délivrer aux sous-officiers et hommes de troupe. Voir le titre *Aptitude physique*.

COLONIES

Propositions des officiers du corps de santé militaire pour les colonies. (Instr. service courant, art. 234, vol. 74.)

Désignations. (Circ. 29 novembre et 24 décembre 1897 et décis. 19 mai 1903, vol. 85.)

Toutes les propositions des officiers désireux de servir aux colonies doivent contenir un certificat de visite et contre-visite.

Ce certificat, établi comme il est dit au titre *Certificats*, porte, après les indications relatives à l'état civil : « que l'intéressé est sain, robuste et bien constitué et n'est atteint d'aucune affection apparente ou cachée » (en visant tout particulièrement l'alcoolisme, la syphilis, l'intégrité du cœur et des poumons) et concluant :

« Qu'il réunit les conditions d'aptitude physique pour servir aux colonies. »

Avantages du séjour aux colonies. Solde et accessoires, congés de fin de campagne. (Règl. et tarifs 29 décembre 1903. *B. O.*, 1904 ; décret et instr. 28 janvier 1908 ; circ. 4 janvier 1910, vol. 88.)

COLONNES EXPÉDITIONNAIRES

Indemnités aux officiers faisant partie de colonnes expéditionnaires en Algérie et Tunisie. (Règl. 29 mai 1890, art. 14 et circ. 3 décembre 1900, vol. 88.)

COMMANDEMENT (Droit au)

Les médecins militaires sont compris dans l'exception prévue au paragraphe 5 de l'article 3 du décret du 7 octobre 1909 (vol. 75) disposant que « les militaires ayant rang d'officier appartenant à un corps ou à un personnel ayant une hiérarchie propre, avec ou sans correspondance avec les grades prévus par la loi du 14 avril 1832, n'exercent pas les fonctions de commandant d'armes ».

COMMISSIONS

Lorsqu'un médecin militaire est appelé à prendre part à une commission ou conférence en qualité de représentant du service de santé, il a le devoir d'adresser au directeur du service de santé une expédition des procès-verbaux de ces commissions ou conférences. (Art. 26 R. S. S.)

CONCOURS

Pour le programme et les conditions des concours auxquels les médecins militaires peuvent être admis à prendre part, en vue de leur nomination à des emplois spéciaux, voir les titres *Agrégés* et *Répétiteurs*.

Les médecins autorisés à prendre part aux épreuves de ces concours ont droit aux frais de déplacement temporaire pour l'aller et le séjour : ils ne leur sont dus, à leur retour, que si l'intéressé a subi au moins une des épreuves, ou en a été empêché pour cause de maladie, dûment constatée par un certificat qui peut être établi sur un des modèles n° 8 ou 35, mentionnant la maladie et concluant à « l'impossibilité de prendre part au concours de... ». (Instr. 13 juin 1908, art. 10, vol. 100⁵.)

CONFÉRENCES

Conférences entre représentants de diverses armes ou services. — Les devoirs des médecins militaires qui y prennent part sont exposés au titre *Commissions.*

Conférences régimentaires. — Le médecin chef de service fait des conférences d'hygiène aux officiers ; il charge les médecins en sous-ordre de faire aux sous-officiers quelques leçons d'hygiène. (R. S. I., art. 13, 26 et 132, vol. 78 et R. S. S., art. 38, vol. 80.)

Le programme suivi pour toutes ces conférences est communiqué au directeur du service de santé. (Notice n° 4, art. 23, R. S. S., vol. 80.)

Des conférences doivent être faites sur l'alcoolisme et les maladies vénériennes ; voir les titres *Alcoolisme* et *Vénériennes ;* sur la vérification des denrées et notamment de la viande, voir le titre *Viande.*

Conférences aux élèves officiers de réserve. — Sur la demande des directeurs des cours spéciaux des élèves officiers de réserve des diverses catégories, des médecins militaires de la garnison peuvent être chargés de conférences d'hygiène à ces élèves. (Instr. 14 septembre 1908, art. 8, vol. 72 *bis*.)

Le programme de cet enseignement pour les élèves officiers d'infanterie, cavalerie, artillerie, train des équipages et intendance, est le suivant :

Hygiène en temps de paix et en campagne.

Notions sommaires sur les méthodes d'éducation physique et d'entraînement.

Premiers soins aux malades et blessés.

Examen des denrées alimentaires.

Il est fait quatre ou cinq conférences. (Même Instr. annexe n° 1.)

Pour les élèves officiers du service de santé :

Hygiène de l'homme.

Alimentation. Examen des denrées et expertises.

Contrôle et épuration de l'eau.

Couchage. Cantonnement. Bivouac.

Installations hospitalières permanentes et temporaires.

Désinfection. (Même instr., annexe n° 2.)

Conférences aux médecins auxiliaires. — (Voir ce titre.)

Conférences aux membres des sociétés d'assistance aux blessés. — Les médecins militaires sont autorisés à faire ces conférences, sous les réserves suivantes :

1° Ils ne devront traiter que des questions d'hygiène, médecine, chirurgie, ou se rapportant à l'organisation ou au fonctionnement du service de santé ;

2° Les conférences doivent avoir lieu dans la ville même où tient garnison le médecin qui a accepté de les faire ;

3° Ils doivent informer par lettre spéciale, et au moins quinze jours à l'avance, le directeur du service de santé (délégation du 30 mars 1908), en lui faisant connaître le lieu et la date de la conférence et, par un résumé succinct, le sujet à traiter.

Le directeur fait connaître sa décision.

Les médecins intéressés ne doivent, de ce fait, être dispensés d'aucune de leurs obligations militaires. (Circ. 3 février 1902, vol. 83.)

Toutes autres conférences ne sont autorisées, et toujours par le Ministre, que si elles sont organisées dans un but scientifique, d'enseignement ou d'assistance mutuelle, et sous la réserve de ne faire aucune incursion dans le domaine politique ou religieux et ne blesser aucune susceptibilité étrangère. (Instr. 12 avril 1906, vol. 31.)

CONGÉS

Dispositions générales. (Décret 1er mars 1890, modif. 13 août 1910, vol. 86.)

Délais de route des congés pour l'Algérie, la Tunisie et la Corse. (Décret 9 juillet 1906, vol. 86.)

Autorisation d'emmener chevaux et ordonnances. (Tableau des délégations, 19 décembre 1906.)

Perception de la solde pendant les congés. (Règl. 29 mai 1890, modif. 25 janvier 1906, et circ. 14 novembre 1893, vol. 88.)

Droits en cas de rappel. (Règl. 29 mai 1890, tableau 1, position 20, vol. 88.)

Formalités au retour. (Règl. 29 mai 1890, art. 10, vol. 88.)

Congés aux officiers changés de corps ou résidence ou sur le point de l'être. (Instr. service courant, art. 219, modif. 14 décembre 1910, vol. 74.)

Congés pour affaires personnelles. (Décret 1er octobre 1902, art. 33, vol. 86.)

Congés pour l'étranger. (Note minist. 28 février 1893 ; circ. 2 juillet 1901, 27 avril 1903 et 19 février 1910, vol. 86.)

Congés de convalescence (voir titre *Convalescence*).

Congés pour faire usage des eaux (voir le titre *Eaux thermales*).

Congés de trois ans. (Loi de finances 30 mars 1902, art. 64 ; circ. 4 novembre 1902 et 31 décembre 1905, vol. 86.)

CONSERVES
(Instr. 22 avril 1905, vol. 7.)

Les boîtes de conserves doivent être ouvertes en présence de l'officier de semaine assisté d'un médecin militaire, qui procèdent tous deux à leur examen. Ils signent tous deux le procès-verbal établi par la commission des ordinaires, lorsque des boîtes sont reconnues suspectes.

Quand le nombre de ces dernières atteint 5 p. 100 du lot mis en consommation, l'ouverture des boîtes est arrêtée et les boîtes sont réintégrées en magasin.

Elles sont alors examinées par une commission spéciale, composée d'un sous-intendant militaire, d'un officier de la garnison et d'un médecin militaire.

Les boîtes de conserves, quelle que soit la nature de la denrée qu'elles contiennent, ne doivent être ouvertes qu'au moment même de la préparation des repas, ou tout au plus une heure avant leur utilisation. (Circ. 18 juin 1909, vol. 7.)

CONTRIBUTIONS

Dispositions applicables aux officiers. (Loi 21 avril 1832, vol. 28 ; arrêt du Conseil d'Etat 9 mai 1860 ; arrêtés 4 janvier 1855 et 9 mars 1859 ; circ. 17 février 1863, vol. 28.)

CONVALESCENCE (Congés de)

(Décret du 1ᵉʳ mars 1890, vol. 86.)

Ces congés sont accordés par les généraux commandant les subdivisions, par délégation du commandant de corps d'armée ; ceux-ci peuvent, à leur tour, sous-déléguer le droit de concession et de signature aux commandants d'armes. (Art. 272, R. S. S.)

Les propositions de congé et de prolongation de congé de convalescence sont appuyées de certificats de visite et contre-visite.

Ces certificats (mod. n° 35 du registre à talon) comportent, dans le corps du certificat, la description complète, précise et assez détaillée de la maladie.

Les conclusions sont : « La nécessité d'un congé de convalescence (ou d'une prolongation de congé de convalescence) de... mois à passer dans sa famille à... (ou au dépôt de convalescents de...). »

S'il y a lieu de demander l'allocation de la solde de présence dans les deux cas, on ajoute, à la suite de la description de la maladie : « nécessite la continuation de soins longs et dispendieux » et on intercale dans les conclusions ci-dessus, après « nécessité d'un congé de convalescence de... mois », « avec allocation de solde de présence à passer, etc... »

Dans les hôpitaux militaires, le médecin traitant signe la visite, le médecin chef la contre-visite. Pour les militaires traités dans les hospices civils, la contre-visite est passée par un médecin militaire d'un corps de troupe de la garnison ou, en cas d'impossibilité, par un médecin civil, désigné par le général commandant la subdivision.

Les demandes de prolongation des militaires résidant dans une localité où n'existent ni hôpitaux, ni garnison et hors d'état de se déplacer, sont adressées, avec un certificat du médecin traitant de la localité, ou une attestation du maire, au général commandant la subdivision. Celui-ci fait constater l'impossibilité de se déplacer, par un officier de gendarmerie pour les officiers, par le commandant de la brigade de gendarmerie pour les hommes. (Art. 36.)

Les frais de déplacement peuvent être accordés si le titulaire du congé a séjourné huit jours au moins à l'hôpital, ou à l'infirmerie, en cas d'épidémie ou d'encombrement des hôpitaux. (Instr. 13 juin 1908, art. 10, vol. 100[5].)

Le séjour dans un hôpital n'est pas nécessaire pour les militaires des régions sahariennes.

Les officiers nouvellement promus ou changés de corps incapables de rejoindre leur nouveau poste pour cause de maladie ou infirmité sont examinés, sauf si leur état de santé s'oppose à tout déplacement, à l'hôpital militaire le plus voisin de leur résidence. Les certificats de visite et contre-visite sont établis par les deux médecins les plus élevés en grade de l'hôpital ; ils doivent contenir une description minutieuse des symptômes observés avec les conclusions des experts, et sont transmis au Ministre, qui prend la décision à intervenir. (Circ. 14 décembre 1910, modifiant art. 219, vol. 74.)

Les hommes de troupe pourvus d'un congé de convalescence et dénués de ressources ayant à effectuer en hiver de longs trajets peuvent recevoir, s'ils en sont dépourvus, un gilet de tricot de laine et une paire de chaussettes de laine.

Pour ces allocations de la part des infirmeries-hôpitaux, les avances nécessaires sont faites par le corps gestionnaire, sur production, par le médecin chef, de bons modèle n° 55 (vol. 81). Les gilets et chaussettes achetés et délivrés figurent sur le registre de médicaments et objets de consommation courante (mod. n° 28).

La dépense ne doit pas dépasser 5 francs pour chaque tricot et 1 franc pour la paire de chaussettes. (Cir. 8 mars 1905, vol. 83.)

Les militaires appartenant à des corps ou services stationnés en Algérie, en Tunisie ou en Corse doivent, à l'expiration de leur congé de convalescence, subir une visite médicale, afin de constater s'ils sont ou non aptes à faire campagne. Les certificats de visite et contre-visite établis à cet effet constatent, dans le libellé du certificat, l'absence de toute affection ou infirmité ou, dans le cas contraire, les affections ou lésions en les décrivant. Les conclusions sont, suivant le cas, que « l'intéressé est apte (ou n'est pas apte) à faire campagne ».

Dans cette dernière alternative, les hommes sont affectés ou mis en subsistance dans un corps de la métropole. (Circ. 22 juillet 1897, mise à jour le 31 décembre 1905, vol. 86.)

Les militaires dont il est question ci-dessus venant d'Algérie, Tunisie ou Corse en congé de convalescence en France pourraient, au moyen de prolongations, atteindre la période à la quelle ils ne sont plus renvoyés en Afrique ; cette période varie de deux à six mois avant leur libération, suivant le cas. Aussi la circulaire du 11 décembre 1901 recommande aux médecins militaires de n'établir qu'avec circonspection, dans l'occurrence, les certificats médicaux concluant à des prolongations.

Tout militaire qui, étant en congé de convalescence, est signalé comme ayant une inconduite caractérisée ou s'étant rendu coupable de faits délictueux peut, après avis des médecins, être renvoyé au corps ou dirigé sur l'hôpital. (R. S. I., art. 199, vol. 78.)

Les disciplinaires susceptibles d'obtenir une convalescence sont dirigés sur un dépôt de convalescents. Mais, si leur mauvais état de santé est la conséquence d'un acte de courage ou de dévouement, ou si les blessures ou maladies ont été reçues ou contractées en service commandé, ils peuvent être envoyés dans leurs foyers. (Décret 2 novembre 1902, art. 12, vol. 63.)

Les hommes de troupe appartenant à des familles nécessiteuses ou habitant dans des régions dont le climat ne serait pas favorable à leur rétablissement, et qui auraient besoin d'un congé de convalescence, sont l'objet de propositions à l'effet d'être dirigés sur un dépôt de convalescents, formulées comme il est dit plus loin à *Convalescents (Dépôts de)*. (Circ. 27 janvier 1900, vol. 83.)

Les officiers de réserve et de territoriale se trouvant, au moment de leur sortie de l'hôpital, dans l'impossibilité de se livrer, pendant un certain temps, à l'exercice de leur profession, peuvent obtenir du Ministre un congé de convalescence avec solde d'absence.

Les propositions sont adressées au Ministre, accompagnées d'une demande de l'intéressé et des certificats de visite et contrevisite ; ceux-ci doivent, outre les mentions habituelles, énoncer, dans le libellé du certificat, la profession exercée par l'intéressé. (Règl. 29 mai 1890, tableau 1, position 54, vol. 88.)

Le médecin chef de service est informé des congés de convalescence accordés aux militaires de son corps, au moyen du talon médical du billet d'hôpital, qui mentionne les congés de convalescence accordés avec la durée.

Le médecin avisé de la délivrance d'un congé de convalescence le mentionne au registre de la statistique médicale, en face de l'inscription se rapportant à l'entrée et sortie de l'hôpital, dans le cas où il coïncide avec la sortie de cet établissement, en notant dans les colonnes correspondantes la date de sa concession et sa durée. Si celle-ci est augmentée par une ou plusieurs prolongations, mention de celles-ci sera portée en face des inscriptions précédentes, dans la colonne « Observations ».

Si le congé est accordé à un militaire présent au corps, la date de sa concession et sa durée seront inscrites dans la même colonne, à la place indiquée par l'ordre chronologique, en portant, en outré, dans les colonnes 1 à 6 les renseignements relatifs à l'unité à laquelle appartient le bénéficiaire, bâtiment et chambre occupés par lui, ses nom et prénoms et sa situation militaire.

CONVALESCENTS (Dépôt de)

Ils sont formés et supprimés par le Ministre et destinés à recevoir les hommes affaiblis venant des corps ou sortant des hôpitaux et momentanément incapables de faire leur service.

Les fixations en personnel sont arrêtées par le Ministre. (Art. 108, R. S. S.)

Les attributions et les devoirs du médecin chef de service d'un dépôt de convalescents sont les mêmes que dans un corps de troupe. (Art. 109.)

Propositions. — Elles donnent lieu, dans tous les cas, à l'établissement de certificats de visite et contre-visite, comme il est dit au titre *Convalescence (Congés de).*

Mais, dans les conclusions, on remplace les mots : « A passer dans sa famille à..... », par : « A passer au dépôt de convalescents de..... »

Pour les hommes proposés dans les corps de troupe, le médecin chef de service établit la visite sur un imprimé (mod. n° 8) ; la contre-visite est passée par le médecin chef de l'hôpital.

Admissions. — Les convalescents venant des hôpitaux sont dirigés, par évacuations individuelles ou collectives, conformément aux articles 299 à 317 du R. S. S.

L'avis de l'arrivée est adressé à l'officier commandant le dépôt, qui donne également récépissé sur la feuille d'évacuation et reçoit le ou les billets d'hôpital, qu'il remet au médecin.

Ceux venant des corps de troupe sont également munis d'un billet d'hôpital. (Art. 110.)

Sorties. — Le médecin chef de service prononce sur l'opportunité de la rentrée définitive au corps ou le renvoi à l'hôpital.

Locaux. — Outre les salles destinées aux convalescents, dans lesquelles un minimum de 20 mètres cubes d'air doit être assuré à chaque convalescent, le dépôt comprend :

1° Une salle de bains avec une baignoire pour 100 hommes ;

2° Une infirmerie fonctionnant dans les mêmes conditions que les infirmeries des corps de troupe.

Ecritures. — Outre les pièces réglementaires fournies comme dans les infirmeries régimentaires, le médecin-chef d'un dépôt de convalescents adresse, le 1ᵉʳ de chaque mois, au directeur du service de santé, un rapport sur l'état sanitaire du dépôt, faisant ressortir les avantages que les convalescents retirent de leur séjour. (Art. 126.)

A la fermeture ou suppression d'un dépôt, les archives de l'infirmerie, comme celles du dépôt, sont emballées pour être envoyées au Ministre. (Art. 127.)

Pour les décès survenus dans les dépôts, consulter le titre *Décès.*

L'envoi dans un dépôt de convalescents est noté au registre de la statistique médicale comme pour les envois ordinaires en congé de convalescence, en mentionnant seulement, dans la colonne « Observations », le nom du dépôt de convalescents.

CONVALESCENTS (Salle des)

Ces salles sont destinées à la réunion, pendant le jour, des malades à la chambre et des convalescents. (Circ. 9 avril 1903, vol. 83.)

Le médecin-chef de service a la direction et la police de la salle des convalescents, lorsqu'elle est annexée à l'infirmerie. (R. S. I., art. 105, vol. 78).

La contenance de ces salles est fixée à 2 p. 100 de l'effectif. Etant occupées seulement pendant le jour, le cube d'air individuel peut n'être que de 14 mètres cubes, à la condition qu'il existe une bonne aération permanente ; la superficie doit être de 3 à 4 mètres carrés.

Elles sont situées autant que possible à proximité de l'infirmerie.

Les planchers, murs et plafonds sont traités comme ceux des chambres de l'infirmerie.

Des latrines spéciales, à proximité des locaux, sont réservées à ces malades.

Le mobilier est celui prévu par le tableau A du règlement sur le couchage et l'ameublement (vol. 9) et se compose de :

Une table de troupe et deux bancs de 1ᵐ,50 pour six hommes ; un placard pour renfermer les livres et jeux ; une tête de portemanteau par homme. (Circ. 31 mars 1904, vol. 48.)

CORRESPONDANCE OFFICIELLE

Les formes sous lesquelles se fait la correspondance officielle sont : la lettre, le rapport et la demande de renseignements.

Le modèle de la lettre est donné par le règlement sur le service intérieur (mod. n° 5, vol. 78).

Modèle de lettre.

· CORPS D'ARMÉE	A (résidence de l'envoyeur), le (date) 19 .
· DIVISION	
· BRIGADE	*Le* (grade et nom de l'envoyeur), *chef de service* (1) *du* (corps) *au* (grade et emploi du destinataire (2) sans le nom) *à* (résidence du destinataire).
· RÉGIMENT DE	
N·	
Objet :	
Au sujet de :	
(Indication sommaire du but de la lettre.)	J'ai l'honneur de........................
	....
	(Signature.)

La lettre commence après l'en-tête indiquant les grade, nom et emploi de l'envoyeur, le grade et l'emploi du destinataire, sans appellation initiale (Mon Général, etc.), sans aucun préambule, en employant des termes courtois envers l'inférieur, respectueux envers le supérieur. Les formules : « J'ai l'honneur de vous rendre compte, solliciter, soumettre, faire parvenir, transmettre », etc., sont employées vis-à-vis des supérieurs ; celles : « J'ai l'honneur de vous informer », ou bien « vous faire connaître », ou « vous faire observer, vous retourner », etc., sont usitées vis-vis des égaux ou des inférieurs en grade.

---

(1) Pour les médecins en sous-ordre, les mots « chef de service » sont supprimés. Si l'emploi est rempli par intérim, le mentionner en ajoutant les mots « par intérim ».

(2) Si le destinataire est le Ministre, indiquer la direction et le bureau. La direction du service de santé est la 7° direction, dont le 1ʳ bureau est celui du personnel et de la mobilisation, et le 2° du matériel et de la comptabilité.

A la fin de la lettre, il n'est employé aucune formule de salutations ; elle se termine immédiatement par la simple signature, ni précédée, ni suivie de l'indication du grade. (R. S. I., art. 75, vol. 78, et circ. 25 avril 1903, vol. 38.)

Les formes de correspondance appelées ordres, notes de service, ne diffèrent de la lettre que par la rédaction même de la correspondance qui, s'adressant à des inférieurs en grade, revêt une forme plutôt impérative dans le premier cas, impersonnelle dans le second.

La demande de renseignements s'emploie généralement de supérieur à inférieur, ou d'égal à égal, et pour des questions de peu d'importance, demandant une solution.

L'en-tête est identique à celui indiqué ci-dessus pour la lettre. Un trait vertical sépare la partie située au-dessous en deux parties égales : dans celle de gauche est rédigée la demande de renseignements par l'envoyeur ; le destinataire répond dans celle de droite et renvoie le document.

Pour ce qui concerne le rapport, voir ce titre.

Le bordereau d'envoi, simplement énumératif, ne sert qu'à l'envoi des pièces périodiques, et la transmission des dossiers contenant plusieurs pièces relatives à la même affaire ; il doit former chemise. (Circ. 23 septembre 1898, vol. 38.)

Format. — On doit se servir, en principe, pour la correspondance officielle, du format écolier (hauteur. $0^m,31$; largeur, $0^m,20$), sauf pour la correspondance avec le Ministre, pour laquelle on emploie le format tellière ($0^m,32 \times 0^m,21$). (Circ. 20 juillet 1880, vol. 62.)

Enveloppes. — On ne doit utiliser pour la correspondance officielle que des enveloppes résistantes, à moins de les doubler. (Circ. 1er février 1904, vol. 38.)

Les adresses inscrites sur les enveloppes sont du modèle suivant :

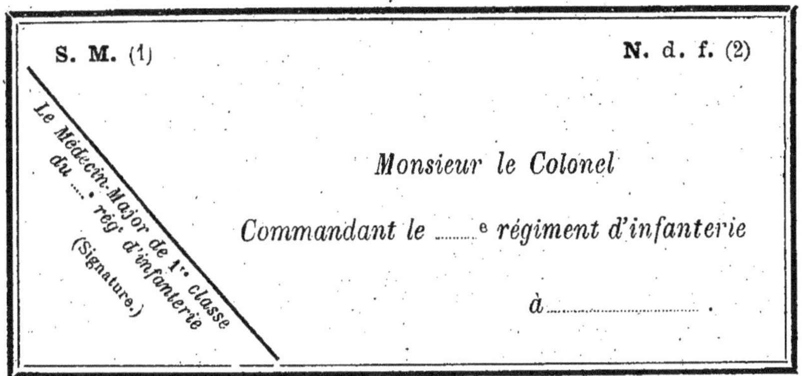

Rédaction. — Elle doit être simple et éviter des détails inutiles ; la discussion doit être nette et brève, les conclusions clairement formulées.

Les réponses à des demandes faites par les autorités supérieures doivent commencer ainsi : « En exécution des prescriptions de... », reproduire le numéro d'ordre et la date du document qui les a prescrites et mentionner l'origine de tous les documents visés ; s'il s'agit de documents du *Bulletin officiel*, indiquer la partie (édition chronologique) ou le volume (édition méthodique) et la page, suivant les exemples : « B. O., P. R. » ou « P. S. », page... » ou : « B. O., É. M., vol. ..., page ... » (Circ. 16 juin 1903, vol. 38.)

Pour désigner les sous-officiers, caporaux, brigadiers ou soldats, les expressions : « le sieur, le nommé » sont interdites ; on doit employer le nom, précédé du grade : « l'adjudant X..., le sergent Y..., le cavalier Z... ».

Les lettres provoquant décision de la part des autorités militaires se terminent par des conclusions prenant la forme de propositions fermes et nettes, de sorte que, si elles sont approuvées, elles soient exécutoires sans malentendu, dans les termes mêmes où elles sont proposées, l'autorité n'ayant qu'à mettre en marge sa décision.

En cas de divergence d'une autorité à un échelon de la hiérarchie, cette autorité formule le texte qu'elle propose de substituer. (Circ. 15 février 1904, vol. 38.)

Transmission. — Elle s'effectue à l'autorité supérieure au moyen de la formule : « Vu et transmis », suivie de l'avis « fa-

---

(1) Abréviation de : « Service militaire ».
(2) Abréviation de : « Nécessité de fermer », formule employée lorsque l'autorisation d'expédier la correspondance de service par lettre fermée n'est qu'éventuelle.

vorable » ou « défavorable », simplement émis, ou avec les motifs à l'appui.

Les pièces émanant de l'autorité supérieure sont notifiées aux échelons inférieurs avec la formule « Transmis » ou « Notifié pour avis », ou « Pour avis et exécution à..... (grade et emploi du destinataire) ».

Dispositions spéciales aux médecins. — Les médecins des corps de troupe doivent soumettre toute leur correspondance au visa du chef de corps. (Art. 38, R. S. S.)

Mais, dans des cas urgents (apparition d'une épidémie, demande de désinfectants, etc.), ils peuvent, exceptionnellement, correspondre directement avec le directeur du service de santé, sans attendre le visa du chef de corps. À cet effet, un certain nombre d'enveloppes portant d'avance le contre-seing de ce dernier doivent être remises au médecin chef de service. (Circ. 2 août 1908, vol. 83, et R. S. I., art. 26, vol. 78.)

CORRESPONDANCE (Registre de)

Ce registre (mod. n° 30, vol. 81) est acheté par le médecin sur ses frais de bureau. Il sert à l'enregistrement de toute sa correspondance de service, lettres, rapports et états divers. Chaque pièce est inscrite sous un numéro d'ordre spécial, reproduit sur la pièce elle-même ; en face, des colonnes spéciales portent l'indication de la personne à qui elle est adressée, la date de l'envoi et le sommaire de l'état, du rapport ou de la lettre. Dans ces deux derniers cas, les pièces sont généralement enregistrées *in extenso.*

CORRESPONDANCE PRIVÉE

(R. S. I., art. 147 à 161, vol. 78.)

CORVÉES

Les diverses corvées à exécuter dans les infirmeries sont faites, soit par les infirmiers régimentaires, soit par les malades ou convalescents désignés par le médecin chef de service, ou, à défaut, par des hommes de corvée fournis par le corps, sur demande adressée par le médecin au chef de corps. (Art. 51, R. S. S., vol. 80.)

COUCHAGE

Couchage dans les infirmeries (voir le titre *Literie*).

Couchage des officiers dans les bâtiments militaires. (Instr. 25 mars 1907, vol. 9.)

Distribution, réintégration et responsabilité. (Art. 60.)

Composition. (Description n° 1, vol. 9.)

Dans les camps, aux manœuvres et en route. (Art. 39 et 61, description n° 3, tableau C, modif. 25 mai 1909 et circ. 11 janvier 1908, vol. 9.)

COURS AUTOGRAPHIÉS DES ÉCOLES

Cession à titre remboursable des cours de l'Ecole de guerre. (Circ. 22 janvier 1907, vol. 55[1]), des écoles d'artillerie et du génie de Fontainebleau et Versailles, d'administration de Vincennes, normales de tir de Châlons, Polytechnique. (Circ. 24 octobre 1908, 3 janvier, 15 avril et 20 octobre 1910, vol. 32[1]), cours de l'Ecole de Saint-Cyr. (Circ. 26 novembre 1910, vol. 32[1].)

COURS D'INSTRUCTION DU SERVICE DE SANTÉ

(Instr. 27 décembre 1909, vol. 83.)

Ces cours ont lieu en deux séries :

La première pour les médecins de réserve affectés, à la mobilisation, aux ambulances et hôpitaux de campagne, qui sont convoqués pour une période d'instruction de vingt jours à partir du premier lundi de juin.

La deuxième, pour les médecins de l'armée territoriale affectés aux hôpitaux de campagne, d'évacuation, aux trains sanitaires, et à la réserve du personnel, convoqués pour une période d'instruction de dix jours, le deuxième jeudi qui suit l'ouverture de la 1re série.

Ce cours est organisé dans six centres auxquels sont rattachés plusieurs corps d'armée.

CENTRES.	CORPS D'ARMÉE ET GOUVERNEMENTS MILITAIRES RATTACHÉS.
Paris	Gouvern. milit. de Paris. 2ᵉ, 3ᵉ et 5ᵉ corps d'armée.
Rennes	4ᵉ, 10ᵉ et 11ᵉ corps d'armée.
Limoges	9ᵉ, 12ᵉ et 13ᵉ corps d'armée.
Montauban	16ᵉ, 17ᵉ et 18ᵉ corps d'armée.
Lyon	Gouvern. milit. de Lyon. 7ᵉ, 14ᵉ et 15ᵉ corps d'armée.
Châlons (Camp de).	1ᵉʳ, 6ᵉ, 8ᵉ et 20ᵉ corps d'armée.

Ce cours comprend :

1° Des conférences pratiques par les officiers du service de santé du cadre actif de la garnison et par ceux de ce même cadre convoqués pour la durée du cours ; par un officier supérieur d'état-major, pour les conférences purement militaires. Les conférenciers sont prévenus, quelque temps avant l'ouverture des cours, des sujets qu'ils seront appelés à exposer ;

2° Des exercices d'application faisant suite à ces conférences (exercices de cadres du service de santé, manœuvres de garnison).

Désignation du personnel. — A) *Personnel de direction.* — Médecin principal de 1ʳᵉ classe, directeur technique ; médecin principal de 2ᵉ classe, médecin divisionnaire, tous deux désignés par le Ministre parmi les principaux employés dans les corps d'armée formant le même groupe. La désignation paraît au *B. O.*, P. S.

B) *Personnel d'exécution.* — a) Médecins du cadre actif, désignés dans chaque groupe, après entente entre les commandants de corps d'armée, dans les proportions suivantes :

NATURE DE LA FORMATION.	MÉDECINS MAJORS de 1ʳᵉ classe.	MÉDECINS MAJORS de 2ᵉ classe.	MÉDECINS AIDES-MAJORS.
Ambulance divisionnaire	1	2	4
Ambulance de corps (sections)	1	1	2
Hôpital de campagne	1	1	1
Hôpital d'évacuation	1	1	2

Le service médical régimentaire est assuré par le personnel médical des corps prenant part aux manœuvres.

b) Médecins de complément : convoqués par les directeurs du service de santé pour une période d'instruction à accomplir pendant la durée du cours.

Les médecins de complément non convoqués sont informés annuellement, par la voie de la presse régionale, de l'existence de ce cours, qui fonctionne également comme école d'instruction pour les officiers de complément affectés à des formations sanitaires de campagne. Ceux de ces officiers désirant suivre le cours à titre bénévole en font la demande, au moins un mois à l'avance, au directeur du service de santé de la région à laquelle ils sont affectés. Toutefois, ils ne peuvent être autorisés à suivre que le cours d'instruction le plus rapproché de leur résidence.

c) Officiers et troupes : désignés par le général commandant le corps d'armée, siège du cours.

Programme des conférences et démonstrations.

PREMIÈRE SÉRIE

1° *Conférences et démonstrations communes aux différents personnels.*

Notions générales sur la mobilisation. — Ordres de mobilisation. — Lieu de mobilisation. — Mesures à prendre par les officiers du service de santé, dès l'annonce de la mobilisation. — Arrivée à destination.

Lecture des cartes. — Etude de la carte au 1/80.000ᵉ d'après le terrain.

Constitution générale d'une armée. — Notions sur le combat.

Le fonctionnement général du service de santé en campagne.

Alimentation en campagne. — Réquisitions (application à un cas concret).

Décès (constatations et formalités administratives). — Inhumations. — Assainissement du champ de bataille.

En outre, les officiers d'administration suivent des conférences pratiques, avec applications sur la comptabilité, l'établissement des actes de l'état civil, des actes conservatoires, des testaments, etc...

2° *Conférences et démonstrations spéciales au personnel affecté aux ambulances.*

Composition d'une ambulance type A, en personnel et en matériel (ambulance de corps et ambulance divisionnaire). — Démonstration du matériel.

Opérations de mobilisation d'une ambulance (exercice d'application).

Cantonnement et bivouac d'une ambulance (exercice d'application).

Fonctionnement d'une ambulance, en station, en marche, au combat, après le combat.

Relèvement de l'ambulance. — Mesures à prendre lorsque l'ambulance court le danger d'être prise par l'ennemi (devoirs et droits du personnel). — Réapprovisionnement.

3° *Conférences et démonstrations spéciales au personnel des hôpitaux de campagne.*

Composition d'un hôpital de campagne en personnel et en matériel (démonstration du matériel).

Opérations de mobilisation d'un hôpital de campagne (exercice d'application).

Cantonnement et bivouac d'un hôpital de campagne (exercice d'application).

Fonctionnement de l'hôpital de campagne dans la zone de l'avant, dans la zone de l'arrière (temporairement immobilisé; à destination spéciale).

Libération de l'hôpital de campagne. — L'hôpital de campagne aux mains de l'ennemi (devoirs et droits du personnel). — Ravitaillement.

DEUXIÈME SÉRIE

1° *Conférences et démonstrations communes aux différents personnels.*

Notions générales sur la mobilisation. — Ordres de mobilisation. — Lieu de mobilisation. — Mesures à prendre par les officiers du service de santé dès l'annonce de la mobilisation. — Arrivée à destination.

Lecture des cartes. — Etude de la carte au 1/80.000e d'après le terrain.

Fonctionnement général du service de santé en campagne.

Alimentation en campagne. — Réquisitions (application à un cas concret).

En outre, les officiers d'administration suivent des conférences pratiques et prennent part à des exercices d'application sur la comptabilité, l'établissement des actes de l'état civil, des actes conservatoires, des testaments, etc.

2° *Conférences et démonstrations spéciales au personnel affecté aux hôpitaux de campagne.*

Composition d'un hôpital de campagne en personnel et matériel (démonstration du matériel).

Opérations de mobilisation d'un hôpital de campagne et fonctionnement de cette formation (exercice d'application).

3° *Conférences spéciales au personnel affecté aux hôpitaux d'évacuation, aux trains sanitaires et à la réserve du personnel.*

Composition d'un hôpital d'évacuation en personnel et matériel (démonstration du matériel).

Opérations de mobilisation d'un hôpital d'évacuation et fonctionnement de cette formation sanitaire (exercice d'application). .

Etude des évacuations : convois sur route (infirmerie de gîte d'étape), convois sur eau (infirmerie de port), trains sanitaires (infirmerie de gare).

Le programme des exercices d'application est réglé de concert par l'officier général directeur et le médecin principal directeur technique.

Pour l'exécution, une large initiative est laissée aux chefs de service. Toutes les écritures sont tenues conformément au règlement sur le service de santé en campagne (vol. 82) et le matériel employé dans les conditions fixées pour le temps de guerre.

Allocations. — Les médecins du cadre actif ont droit aux allocations fixées par le règlement sur le service des frais de déplacement (déplacement temporaire). Consulter le titre *Déplacements (Frais de)*.

Les médecins de complément, convoqués normalement pour une période d'instruction sont traités comme il est dit au titre *Périodes d'instruction.*

Pour ceux qui assistent bénévolement, consulter le titre *Ecoles d'instruction.*

Les médecins du cadre actif emmènent leurs chevaux et ordonnances ; ceux non montés en temps de paix, et qui le seraient en campagne dans l'emploi qui leur est assigné pendant ce cours, reçoivent, pour la durée des exercices d'application, un cheval de troupe sellé et harnaché ; un soldat ordonnance est mis à leur disposition.

Il en est de même pour les médecins de complément se trouvant dans la même situation que ces derniers. Ces médecins, ainsi remontés temporairement et qui le seraient effectivement à la mobilisation, ont droit à l'indemnité de monture en vertu de la dépêche du 21 janvier 1891 (vol. 88).

Les autres sont transportés, autant que possible, à l'aide des moyens dont disposent les garnisons.

Rapports. — A la fin du cours, chaque chef de service établit un compte rendu qui est remis au directeur technique.

Il est procédé, dans le plus bref délai, au remplacement du matériel mis hors d'usage, comme il est dit au titre *Matériel de mobilisation*, mais d'urgence et sans attendre la visite semestrielle.

COURS DE PERFECTIONNEMENT

(Circ. 2 juillet 1909, vol. 83.)

Institué pour donner aux médecins-majors appelés à subir l'examen pour l'avancement au choix un enseignement pratique, d'une durée d'un mois. A cet effet, ces médecins sont convoqués à l'Ecole d'application du Val-de-Grâce, où cet enseignement est donné ; il est aussitôt suivi des épreuves de l'examen d'aptitude.

Cet enseignement est essentiellement pratique et constitue une mise au point des progrès réalisés dans les sciences médicales.

Les médecins convoqués ont toute latitude, pendant cette période, pour se rendre, le matin, dans les hôpitaux ou laboratoires civils, ou dans les services du Val-de-Grâce.

Les intéressés rejoignent leur garnison pour le 25 décembre.

Les médecins autres que ceux de la garnison de Paris ont droit aux frais de déplacement temporaire. Ils se trouvent, au point de vue de ceux-ci (indemnité de séjour), dans les conditions du paragraphe 8 de l'article 15 du décret du 13 juin 1908 (vol. 100[5]) (déplacements dont la durée est d'avance connue comme égale ou supérieure à trente jours), allouant pour trois jours l'indemnité journalière normale, l'indemnité réduite étant accordée à partir du quatrième.

Des permissions de quinze jours à titre de sursis d'arrivée peuvent être accordées par le général gouverneur de Paris aux intéressés, comme à tous les officiers venant suivre des cours et subir des examens dans l'étendue de son territoire (Décret 1er mars 1890, art. 23, vol. 86), à moins que l'ordre de convocation ne mentionne l'interdiction de faire usage de ces sursis.

Cours de perfectionnement à l'Institut Pasteur. — Des médecins militaires sont désignés chaque année pour suivre, à l'Institut Pasteur de Paris, des conférences et travaux pratiques de bactériologie.

Leur nombre est subordonné à celui des places mises à la disposition du service de santé.

Ces médecins accomplissent ensuite un stage au laboratoire de bactériologie du Val-de-Grâce, afin de se perfectionner plus particulièrement en vue des recherches d'exécution courante dans l'armée.

Les médecins sollicitant la faveur d'être autorisés à suivre ces travaux sont astreints à subir, au laboratoire de bactériologie du Val-de-Grâce, sous la direction du professeur chef de ce laboratoire, un examen comportant diverses épreuves destinées à montrer qu'ils ont déjà des notions générales suffisantes sur l'anatomie et l'histologie normale et pathologique, sur la techni que bactériologique et les caractères des principaux microbes pathogènes.

Les questions arrêtées d'avance par le professeur sont tirées au sort par les candidats.

L'examen a lieu dans le courant du 3e trimestre, à une époque dont la date peut varier quelque peu d'une année à l'autre, suivant les nécessités du service.

Les demandes revêtues des avis des supérieurs hiérarchiques doivent parvenir au Sous-Secrétaire d'Etat (7e Direction, 1er Bureau) avant le 30 juin, dernier délai.

Les candidats sont convoqués par lettre individuelle. Ils ont droit aux frais de déplacement.

Les candidats classés par ordre de mérite et la liste de classement avec le nombre des points obtenus est transmise au Sous-Secrétaire d'Etat ; la désignation est faite d'après ce classement. (Circ. 14 mars 1910, vol. 83.)

CRACHOIRS

Les crachoirs du casernement sont garnis de poussière de charbon ou, mieux, de fragments de coke de la grosseur d'une noisette, tenus humides. Ils sont vidés, aussi souvent que possible, dans un foyer autre que celui des cuisines, ou bien leur contenant est enfoui à distance du casernement ; il ne doit jamais être vidé dans les latrines. (Circ. 2 septembre 1901, vol. 78 *bis*, et 5 septembre 1901, vol. 83.)

Les mêmes prescriptions sont applicables aux crachoirs de l'infirmerie.

Ces derniers crachoirs ne sont plus fournis gratuitement par le service de santé. (Notific. 6 janvier 1906, vol. 83.) Ils sont délivrés aux infirmeries par les soins de la masse de couchage et ameublement. (Tableau A annexé à l'instr. 25 mars, vol. 9.)

CUIR (Objets en)

Les objets en cuir (courroies de bidon, sacs d'ambulance, havresacs d'infirmiers) conservés en magasin doivent être tenus à l'abri de la chaleur et de l'humidité.

Ils sont brossés une fois par an, pour enlever les moisissures, et graissés avec la composition suivante :

Suif fondu à feu très doux, filtré ou décanté : 1 partie ;

Huile de pied de bœuf : 2 parties, ajoutée en agitant le mélange, chauffée légèrement ; on laisse refroidir sans cesser d'agiter.

Ces ingrédients sont fournis par le magasin d'habillement et remboursés ultérieurement par le service de santé. (Art. 554 R. S. S. et notice n° 34 même règl.)

DÉCADAIRE (Etat)

Le médecin chef de service adresse, les 11 et 21 de chaque mois, au directeur du service de santé, un état (mod. n° 11, vol. 81) présentant le mouvement des malades pendant les dix jours précédents. (Art. 39 R. S. S.)

Cet état doit lui parvenir par l'intermédiaire du médecin chef du service de santé de la place.

L'état décadaire du 1er du mois, qui était prévu également par cet article, a été supprimé par la circulaire du 19 décembre 1906 (*B. O.*, P. S., 2ᵉ sem. 1906), relative à la simplification des écritures, comme faisant double emploi avec le compte rendu mensuel produit à la même époque.

Les indications portées sur cet état concernent les dix jours qui précèdent la date à laquelle il est produit et sont les suivantes :

Effectif moyen : renseignement fourni par le bureau du chef de corps ou le trésorier.

Malades à la chambre : simple indication numérique, sans distinction de catégories, relevée sur le registre n° 21 de ces malades.

Malades à l'infirmerie : tableau.

Les chiffres des restants au premier jour de la décade sont donnés par ceux des restants au dernier jour de la décade précédente.

Les entrées pendant les dix jours sont inscrites au moyen des renseignements fournis très facilement par le registre n° 22 de la statistique médicale.

Les sorties, notées dans des colonnes séparées, suivant qu'elles ont lieu par guérison, entrée à l'hôpital ou décès, pouvant porter sur des malades entrés à diverses époques, donnent lieu à des recherches assez longues sur ce même registre. On peut remédier à cet inconvénient en inscrivant, au jour le jour, sur un carnet, les noms des sortants, avec la date et le mode de sortie ; le relevé en sera ainsi très facile.

Les chiffres des restants sont fournis par la différence entre le total des restants au premier jour et des entrées, et ceux des sorties.

Ces indications sont données séparément par catégories de fiévreux, blessés et vénériens.

Le tableau des malades à l'hôpital est établi dans les mêmes conditions.

Le médecin chef de service porte, au verso de l'état, les observations que lui a suggérées l'état sanitaire du corps pendant ces dix jours.

L'envoi de cet état est mentionné sur le registre de correspondance. Il est utile, quoique non réglementaire, de conserver une copie de ces états sur un cahier spécial.

L'article 39, précité, dispose qu'en temps d'épidémie, sur l'ordre du commandant de corps d'armée, cet état peut être fourni tous les cinq jours et même plus souvent. Cet ordre est très rarement donné ; l'état spécial des cinq jours en cas d'épidémie, dont il est parlé au titre *Épidémies*, est en général seul établi.

DÉCÈS

Le décès de tout militaire appartenant au corps est porté sur le registre de la statistique médicale.

Pour les hommes décédés étant à l'infirmerie ou à l'hôpital, la date de sortie par décès est inscrite dans la colonne correspondante du registre de la statistique médicale, le médecin étant avisé, par le talon du billet d'hôpital, du diagnostic de la maladie ou affection ayant entraîné la mort.

La date du décès d'un homme mort en dehors de l'infirmerie ou de l'hôpital est portée dans la colonne spécialement réservée, dans le même registre, à ces décédés et à la place qui lui est assignée par l'ordre chronologique, en inscrivant, en outre, les renseignements le concernant des colonnes 1 à 8 (unité, bâtiment, chambre, nom et prénoms, diagnostic, situation militaire).

Le diagnostic de la maladie cause du décès survenu dans ces conditions est transmis au corps par les soins de la gendarmerie.

Décès au corps. — Quand un militaire présent au corps vient à décéder, à la caserne ou au dehors, le médecin chef constate le décès et rend compte au chef de corps et au directeur du service de santé, dans un rapport circonstancié, des causes du décès.

La déclaration du décès à l'officier de l'état civil est faite par le commandant de l'unité à laquelle appartenait l'homme. C'est le conseil d'administration qui avise télégraphiquement la famille du décédé. S'il s'agit d'un officier, le Ministre est également avisé par télégramme. (Note du 6 mai 1886, vol. 30, et R. S. I., art. 18, vol. 78.)

Le médecin chef de service établit un certificat (mod. n° 16 *bis*, vol. 81), sur le vu duquel le corps est reçu à titre de dépôt à l'hôpital militaire ou civil du lieu, à moins de dispositions contraires de la famille.

En cas de mort violente (meurtre, duel, suicide, accident), le corps ne peut être enlevé et transporté que lorsqu'un officier de police judiciaire a rempli les formalités légales.

Les frais d'inhumation sont acquittés et la succession liquidée par l'hôpital si le corps y a été transporté, par le conseil d'administration si le transport n'a pas été effectué par suite de l'opposition de la famille ou l'absence de tout établissement hospitalier. (Art. 66 R. S. S.)

Les dispositions ci-dessus s'appliquent aux hommes décédés dans les dépôts de convalescents. (Art. 115 R. S. S.)

Pour les décès dans les infirmeries-hôpitaux, consulter le titre *Infirmeries-hôpitaux.*

Le transport à l'hôpital du corps des décédés hors et à proximité des hôpitaux est assuré, à la charge des familles, par le service des pompes funèbres ; si la famille est indigente, le service de santé fait effectuer ce transport, à prix d'argent, par le même service. (Circ. 25 mars 1906, vol. 83.)

Décès des officiers. — Perception de la solde des officiers décédés. (Tableau 1, position 7, vol. 88 ; règl. 20 mars 1906, modif. 15 octobre 1906 et 26 avril 1910, vol. 1.)

DÉCORATIONS

Inscription sur les registres du corps ou service. (Arrêté 23 décembre 1903, modif. 19 février 1907, vol. 10.)

Discipline. (Arrêté 10 mars 1887, vol. 10 ; décrets 14 avril 1874 et 9 mai 1874, vol. 30.)

Port. (Décret 10 mars 1891, vol. 30.)

Remise. (R. S. I., art. 167, vol. 78.)

Décorations coloniales. — Propositions, promotions. (Décret 15 juin 1907, vol. 30.)

Décorations étrangères. (Circ. et dispositions diverses, vol. 30.)

DÉFENSE (Commission et conseil de)

(Règl. service de place, 7 octobre 1909, vol. 75.)

Le chef de service de santé régional pour la place principale et, pour les autres places, le médecin militaire de l'armée active appelé à diriger le service de santé de la place en temps de guerre, ou, à défaut, un médecin militaire désigné par le commandant de territoire, sur la demande du commandant supérieur de la défense, font partie des commissions de défense prévues dans chaque place. (Art. 95.)

Ces commissions sont convoquées par le commandant supérieur, chaque année, pour établir ou reviser le plan de mobilisation et, éventuellement, en dehors des réunions annuelles, pour l'étude de questions spéciales prescrites par le Ministre. (Art. 96.)

Pour les places en état de siège, le chef du service de santé de la place assiste, avec voix consultative, aux séances du conseil de défense. Il est remplacé, en cas d'empêchement, par le médecin qui marche immédiatement après lui et le supplée dans ses fonctions. (Art. 166.)

Il peut faire consigner ses observations au procès-verbal et doit garder le secret sur les délibérations du conseil. (Art. 167.)

Dans les mêmes circonstances, il est membre du comité de surveillance des approvisionnements de siège ; il ne peut, quoique du grade le plus élevé ou le plus ancien dans le grade le plus élevé, prendre la présidence, en l'absence du gouverneur. (Art. 168.)

Il peut être chargé, de même que les autres membres du comité, de visiter les magasins de la place. Chacune des visites donne lieu à un rapport écrit, présenté au comité et où sont formulées toutes les propositions que peut suggérer l'état des approvisionnements. (Art. 169.)

DÉLAIS DE TOLÉRANCE

(Instr. service courant, art. 219, vol. 74.)

DÉLÉGATIONS DE SOLDE

(Règl. 29 mai 1890, modif. 25 janvier 1906, et décis. présid. 4 juin 1898, vol. 88.)

DEMANDES

Les diverses demandes adressées à l'autorité supérieure se font sous forme de lettre, d'après les dispositions qui ont été exposées au titre *Correspondance officielle*.

Les exceptions à cette règle sont mentionnées aux titres se rapportant à l'objet des diverses demandes : *Mutations, Matériel, Médicaments, Renseignements*, etc.

Transmission. — Les demandes faites par les médecins des corps sont transmises par la voie hiérarchique ; par le médecin chef de service d'abord, s'il s'agit d'un médecin en sous-ordre, le colonel, etc.

Le texte des lettres de demandes doit laisser, après lui, assez de place pour l'inscription des avis successifs des divers chefs hiérarchiques appelés à les donner.

Les demandes sont adressées à l'autorité qui a qualité, d'après les règlements, pour statuer : elles lui parviennent revêtues de l'avis motivé de chacun des supérieurs hiérarchiques, par l'intermédiaire desquels elle est transmise. (Circ. 15 mars 1897, vol. 31.)

Ces autorités intermédiaires ne peuvent, en aucun cas, retenir une demande : si le fait venait à se produire, l'intéressé pourrait s'adresser directement à l'autorité appelée à statuer. (Circ. 10 juin 1901, vol. 31.)

Toutefois, lorsqu'une autorité juge non conforme au bien du service une demande émise par l'un de ses inférieurs et qu'elle revêt cette demande d'un avis défavorable, elle en fait le renvoi à l'auteur. Cet envoi met fin à la requête, à moins que le postulant n'y persiste. Il en fait, dans ce cas, la déclaration écrite, et cette déclaration, jointe à la demande, est transmise à l'autorité supérieure. Elle constitue dès lors une réclamation qui est examinée comme telle et en a éventuellement toutes les conséquences. (Circ. 21 décembre 1906, vol. 31.)

Les demandes des médecins de la réserve et de l'armée territoriale pour sursis, devancement d'appel, etc., sont adressées au directeur du service de santé du corps d'armée auquel ils sont affectés. (Instr. 2 février 1909, dispositions spéciales, art. 17, vol. 72.)

DÉMISSION

Refus de démission. (Arrêt du Conseil d'Etat 21 février 1891.)
Solde. (Circ. 17 juin 1899, vol. 88.)
Frais de déplacement. (Instr. 13 juin 1908, art. 9, vol. 100⁵.)
Perte du grade. (Circ. 15 novembre 1904, vol. 31.)
Démission des officiers de complément. (Instr. 2 février 1909, art. 79, vol. 72.)

DÉPENSES DES INFIRMERIES

Les dépenses des infirmeries sont ainsi réparties entre les divers services :

1° *Au compte du service de santé.* — Fourniture, remplacement, réparation et entretien du matériel de mobilisation et du service courant, dont l'énumération est donnée dans la nomenclature générale G du service de santé et l'instruction du 13 août 1899 (vol. 83); — entretien et réparation du matériel de propreté; — fourniture et remplacement des médicaments et objets de pansement de la réserve et du service courant; — vin destiné aux malades et convalescents, lorsque la fourniture ne peut en être faite au compte de la masse d'infirmerie; — achats de plans et cartes destinés au dossier des eaux; — appareils prothétiques, bandages et lunettes; — blanchissage du linge à pansement; — avis de décès des hommes décédés au corps; — frais de sépulture des décédés dont le corps n'a pu être reçu dans un hôpital; — carbonylisation des planchers et coaltarisation des soubassements; — désinfection du casernement, des effets, ameublement et literie; — registre n° 20 *bis* du casernement.

Outre les dépenses précédentes, les infirmeries, hôpitaux ont à prévoir les suivantes, engagées au même titre :

Alimentation spéciale des malades qui devraient être traités à l'hôpital; — avis télégraphique de maladie grave; — chaussettes et tricots de laine pour les convalescents dénués de ressources.

2° *Au compte du génie.* — Ameublement fixe de l'infirmerie et de la salle de douches.

3° *Au compte de la masse de couchage et ameublement.* — Literie des malades; — ameublement mobile de l'infirmerie, de la salle des convalescents et des bains par aspersion; — crachoirs; — tapis brosse et gratte-pieds.

4° *Au compte de la masse de casernement.* — Entretien et réparations aux locaux et à l'ameublement fixe de l'infirmerie et de la salle de douches.

5° *Masse de chauffage et éclairage.* — Combustibles et matériel d'éclairage et de chauffage; — carnet à souche des bons de combustibles.

6° *Fonds commun de la masse d'habillement.* — Effets d'habillement des malades; — matériel des bains-douches; — cahiers de visite médicale des unités; — fiches sanitaires et dentaires, et, éventuellement : bascule pour le pesage des hommes.

7° *Fonds particuliers des unités.* — Pertes et dégradations des locaux ou du matériel, imputables aux malades.

8° *Masse de l'infirmerie.* — Dépenses énumérées à la notice n° 33 R. S. S. et au titre : *Masse d'infirmerie.*

9° *Frais de bureau du trésorier.* — Registres n°ˢ 20 (registre médical d'incorporation), 21 (registre des malades à la chambre), 22 (registre de la statistique médicale), 24 (registre des vaccinations), 25 (journal de l'infirmerie) et imprimés mod. n°ˢ 8 (certificat de visite et de contre-visite), 9 (certificat d'origine de blessures), 10 (rapport journalier du médecin chef de service au chef de corps), 11 (mouvement décadaire des malades), 12 (bulletin faisant connaître les mutations survenues parmi les médecins du corps), 16 (bon de bandage herniaire, de lunettes, etc.), 16 *bis* (certificat de dépôt d'un cadavre à l'hôpital), 17 (certificat individuel pour l'envoi dans les établissements d'eaux minérales ou aux bains de mer), 18 (demande de médicaments ou de matériel), 19 (état des matières, effets et objets proposés pour la réforme), 44 (billet d'entrée à l'hôpital), 64 (bulletin indicatif des militaires qui ont été rayés de l'effectif soldé, étant à l'hôpital), 71 (bordereau nominatif des militaires reconnus dans le cas de faire usage des eaux minérales ou des bains de mer) et 101 *bis* (inventaire des effets laissés par les décédés au corps), ainsi que ceux de la statistique médicale.

Outre les imprimés précédents, le trésorier doit fournir, en exécution de l'instruction du 1ᵉʳ juillet 1907, les imprimés et registres suivants, autrefois fournis par l'administration centrale :

Registres n°ˢ 28 (registre des médicaments et objets de pansement) et 28 *bis* (carnet-inventaire du matériel de l'infirmerie régimentaire), ceux de la bibliothèque (catalogue méthodique, livre-journal et carnet des ouvrages en lecture), les imprimés mod. n°ˢ 14 (cahier de visite), 15 (relevé des prescriptions alimentaires) et 45 (billet d'hôpital d'urgence), ceux de la vaccination (demande, situation, rapport), les feuilles de renseignements pour les analyses bactériologiques et chimiques d'eau.

10° *Frais de bureau du médecin chef de service.* — Carnet à souche d'enregistrement des bons et registre de correspondance.

Les dépenses incombant au service de santé sont acquittées trimestriellement par le trésorier, sur le vu des pièces justificatives, mémoires ou quittances, établies par le médecin chef de service comme il est dit au titre *Mémoires.*

Pour les détails relatifs aux autres dépenses, voir les titres se rapportant aux divers services intéressés : *Casernement, Habillement,* etc.

DÉPLACEMENTS (Frais de)

Règles d'allocation et tarifs. (Instr. 13 juin 1908, complétée 19 juin 1909; 4 avril 1910 et 22 septembre 1910, vol. 100⁵, et circ. 2 novembre 1910, vol. 88.) Cette dernière vise les déplacements temporaires avec troupe.

DÉSINFECTION

Outre les circonstances prévues par les règlements militaires dans lesquelles la désinfection est prescrite, elle est, de par l'article 7 de la loi du 15 février 1902, obligatoire pour toutes les maladies prévues à l'article 4 de cette loi et dont la liste est donnée au titre *Epidémies*.

Ces mesures de désinfection sont exécutées, à l'intérieur des établissements militaires, sous la responsabilité et le contrôle exclusifs de l'autorité militaire. (Circ. 6 avril 1904, vol. 83.)

La désinfection est également obligatoire pour les maladies contagieuses constatées, en dehors des établissements militaires, par les médecins militaires (officiers, sous-officiers ou soldats et leurs familles soignés au dehors) en vertu de la même loi. Mais, dans ce cas, la responsabilité des mesures de désinfection s'établit vis-à-vis de l'autorité civile et cette désinfection n'est obligatoire que pour les maladies comprises dans la première partie de la liste donnée par l'article 4 de la loi précitée. (Notice n° 36 R. S. S.)

Les désinfections opérées à l'intérieur des corps de troupe, si elles sont de peu d'importance, sont ordonnées par le chef de corps, sur la proposition du médecin chef de service. Si, au contraire, la désinfection s'étend à un nombre considérable d'effets ou de locaux, elle donne lieu à des allocations exceptionnelles et l'autorisation d'y procéder est accordée par le Ministre. La demande, établie par le médecin chef de service, est transmise au Ministre par le directeur du service de santé; il y est joint un état détaillé de la dépense, fourni par le corps. (Note 20 avril 1886.)

Il est rendu compte de l'exécution au Ministre.

Pour ces désinfections exceptionnelles, il y a lieu d'établir des demandes supplémentaires de désinfectants adressées au directeur du service de santé, avec la copie de l'autorisation ministérielle.

Pour les désinfections courantes, les désinfectants sont portés sur les demandes trimestrielles.

Dans tous les cas, le médecin chef de service est chargé d'assurer et de surveiller l'exécution des opérations.

Toutes les dépenses occasionnées par les désinfections sont au compte du service de santé.

La notice n° 7 du R. S. S. énumère les divers moyens de désinfection, le mode d'emploi des divers agents et la conduite des opérations.

Effets. — Les effets d'habillement laissés par un homme quelconque ne doivent être distribués à un autre homme, qu'ils aient été ou non réintégrés au préalable en magasin, qu'après un nettoyage et un dégraissage, suivis de la désinfection par les vapeurs de formol. Cette désinfection s'opère dans un local clos, où les effets sont disposés sur des cordes ou des liteaux, à raison de deux collections d'effets par mètre cube. Les vapeurs de formol sont dégagées en allumant autant de cartouches du fumigator n° 4 qu'il y a de fois 20 mètres cubes.

Les crédits nécessaires pour l'achat de ces cartouches sont délégués par le Ministre à chaque corps d'armée, qui les répartit entre les divers corps. (Circ. 30 avril 1906 et 11 décembre 1907, vol. 83.)

Les griffes-supports des cartouches pouvant servir un grand nombre de fois, ces griffes sont conservées pour servir de supports aux cartouches commandées ultérieurement sans ces griffes. (Circ. 10 septembre 1907, vol. 83.)

Les opérations de désinfection d'effets sont toujours précédées de l'établissement d'un procès-verbal, rapporté par les représentants des services intéressés, à l'effet de constater l'état et le classement des effets avant la désinfection. Ce procès-verbal constatera également l'état des effets après la désinfection et, le cas échéant, donnera une évaluation des dégradations survenues. (Notice n° 7.)

Les effets à passer à l'étuve doivent être renfermés dans un sac à désinfection.

En cas d'urgence et si les moyens de désinfection semblent devoir être insuffisants dans un cas déterminé, il peut être demandé télégraphiquement au directeur du service de santé l'incinération de certains effets contaminés. Le directeur en réfère au Ministre, qui statue.

Cette opération est constatée par un procès-verbal. (Art. 235, R. S. S.)

L'incinération des effets des hommes décédés, dans leurs foyers, de maladies contagieuses est également prévue par l'article 62 du règlement du 22 janvier 1907 (vol. 3).

Literie. — Les fournitures de literie de la troupe et de l'infirmerie sont désinfectées toutes les fois que le médecin chef de service le juge utile. (Art. 30, instr. 25 mars 1907, vol. 9.)

Celles des infirmeries de camp devant être réintégrées en magasin sont désinfectées avant leur réintégration.

Linge à pansement. — Ce linge et celui provenant de malades contagieux doit, avant le blanchissage, être plongé dans une solution désinfectante. (Circ. 3 décembre 1907, modifiant notice n° 9, vol. 80.)

Locaux. — Le service du génie doit être informé toutes les fois que des opérations importantes de désinfection des locaux doivent être exécutées dans les casernements.

Les locaux occupés par le service des places (bureaux, corps de garde, etc.) sont désinfectés sur l'ordre du commandant d'armes et la proposition du médecin chargé du service médical de la place. Les désinfectants sont fournis par l'hôpital militaire le plus voisin, sur demande établie par le médecin (mod. n° 18) indiquant les locaux à désinfecter. (Notice n° 7.)

Cantonnements. — (Voir ce titre.)

Le médecin chef de service doit également assurer à l'infirmerie la désinfection des instruments de musique, des outils de perruquier et des masques d'escrime. (Annexe n° 1, instr. 30 janvier 1892, vol. 4; circ. 23 juillet 1890, vol. 83, et notice n° 7 R. S. S., vol. 80.)

DÉTACHEMENTS

En cas de fractionnement du régiment, le médecin chef de service reste avec l'état-major; le médecin le plus élevé en grade après lui est affecté à la portion centrale ou à un détachement d'un groupe (1) au moins; le troisième médecin reste avec le chef de service.

Dans le cas où la portion principale doit fournir un autre détachement comportant un médecin, le médecin le moins élevé en grade est désigné pour faire partie de ce détachement si le service médical ne peut y être assuré autrement (2).

Le médecin affecté à un détachement dirige l'infirmerie de ce détachement et a, vis-à-vis du chef de détachement, les mêmes attributions et devoirs que le médecin chef de service envers le chef de corps. Il rend compte au médecin chef de service, par l'intermédiaire du commandant du détachement, de tout ce qui concerne son service spécial. (Art. 40, R. S. S.)

Il tient les mêmes registres que le médecin de service à la portion principale du corps (voir le titre *Registres*), à l'exception du registre d'incorporation; mais il adresse au médecin chef de service tous les renseignements qui doivent être portés sur ce

---

(1) D'après le décret sur le service intérieur du 25 mai 1910, art. 1er, le *groupe* correspond au bataillon, au demi-régiment de cavalerie, au groupe de batteries; l'*unité* à la compagnie, l'escadron ou la batterie.

(2) La portion centrale d'un corps est celle où fonctionne le conseil d'administration.

La portion principale est la portion que commande le chef de corps quand il ne réside pas à la portion centrale.

Les autres fractions ne sont que des détachements.

Le détachement stationné dans une garnison où se trouvent les approvisionnements de réserve du corps est appelé dépôt. (Règl. 20 mars 1906, art. 2, vol. 1.)

dernier registre : entrées et sorties de l'infirmerie et de l'hôpital, avec dates et diagnostic; congés de convalescence; réformes; décès; changement de corps; bandages et lunettes; certificat d'origine de blessure; résultats de la visite d'incorporation des appelés et engagés; extraits du registre médical d'incorporation accompagnant les hommes venant d'autres corps.

DÉTENTION

Solde dans le cas de détention par mesure judiciaire (Règl. 29 mai 1890, tableau 1, position 25, vol. 88) ; par mesure de discipline. (Même règl., position 26, vol. 88.)

DETTES

(R. S. I., art. 66 et 210, vol. 78.)

DEUIL

(Règl. service de place, art. 144, vol. 75.)

DIFFAMATION

(Circ. 21 décembre 1906, vol. 31.)

L'autorisation prévue dans cette circulaire semble devenue un droit absolu, par suite des dispositions de l'article 76 du R. S. I., accordant aux officiers le droit de publier des écrits sous leur signature.

DOSSIERS DES OFFICIERS

(Instr. service courant, titre III, chapitre IX, vol. 74.)

DUEL

(Circ. 30 mai 1907, vol. 31.)

EAU DE BOISSON

Un conseil de surveillance des eaux d'alimentation de l'armée a été institué au ministère de la guerre par la circulaire du 24 décembre 1907 (vol. 83).

Il a pour fonctions de rédiger le programme de recherches pour l'étude et la surveillance des eaux, étudier les projets de captage et d'adduction, prévoir la nécessité des appareils d'épuration, émettre son avis sur les conventions à passer avec les municipalités, examiner les rapports et se prononcer sur les propositions, concernant les eaux, émanant des bureaux d'hygiène militaire.

Lorsque, en vue de projets de conventions à passer pour la fourniture de l'eau potable, d'adduction d'eau dans une caserne, ou d'installation d'appareils d'épuration, des dossiers sont adressés au conseil supérieur de surveillance des eaux au ministère de la guerre, ils doivent comprendre :

1° Des données géologiques sur les terrains traversés par l'eau en question ;

2° Les comptes rendus de plusieurs analyses bactériologiques et chimiques pratiquées sur des échantillons prélevés à intervalles éloignés et, autant que possible, à des saisons différentes.

Communication de ces renseignements est demandée par les corps intéressés aux bureaux d'hygiène militaire institués dans chaque garnison. (Circ. 17 juillet 1909, vol. 83.)

Les quantités ci-après, considérées comme des maxima, peuvent être allouées, dans la limite des ressources, aux établissements militaires :

30 litres par homme non monté et par jour ;

35 litres par homme monté et par jour ;

50 litres par cheval et par jour ;

100 litres par ménage ou cantine et par jour ;

400 litres par voiture à deux roues et par mois ;

600 litres par voiture à quatre roues et par mois.

Les quantités nécessaires pour les égouts, latrines et urinoirs sont déterminées, le cas échéant, par le Ministre, à la suite d'études spéciales et conférences. (Instr. 18 juin 1909, art. 179, vol. 91.)

Lorsque des eaux de provenance et de qualité différentes existent dans un casernement, des écriteaux doivent être placés sur chaque prise, portant en gros caractères : « Eau bonne à boire » ou « Eau dangereuse, défense de boire de cette eau ».

Épuration de l'eau. — Lorsqu'il y a lieu d'épurer l'eau, par suite de la substitution d'une eau douteuse à l'eau de bonne qualité, ou l'apparition de maladies épidémiques pouvant être attribuées à la pollution de l'eau, le médecin chef de service provoque, auprès du chef de corps, des mesures pour faire bouillir l'eau de boisson.

Lorsqu'il y a lieu de faire bouillir cette eau, il est alloué une ration de 2 grammes de thé par homme et par jour pour aromatiser l'eau. Le thé fourni par le service de santé est remboursé par les ordinaires au moyen des ressources normales ou, si la situation se prolonge, au moyen de l'allocation de la prime n° 1.

Le combustible est prélevé sur la ration fixe annuelle du corps. Quant aux appareils destinés à faire bouillir l'eau, ils sont demandés d'urgence, par les chefs de corps, au service de santé, qui possède un dépôt de ces appareils (bassines, réservoirs, cuillers, etc.), au chef-lieu de corps d'armée et dans les hôpitaux régionaux. (Instr. 30 mars 1895, vol. 78.)

Les pots de laitier, mis ainsi à la disposition des corps pour servir au refroidissement et à la distribution de l'eau bouillie, doivent être rendus après un nettoyage avec une solution de cristaux de soude. (Instr. 16 mars 1906, vol. 83.)

Transport de l'eau. — Lorsqu'il est nécessaire de transporter l'eau potable, ce transport est effectué au moyen de tonneaux fournis par le génie et nettoyés comme le prescrit la circulaire précitée du 30 mars 1895.

Dossier des eaux. — Il est constitué dans chaque établissement militaire un dossier des eaux potables utilisées.

Chaque dossier comprend :

1° Une étude de cette eau d'après le programme de recherches du chapitre II de la notice n° 35 du R. S. S. et du chapitre I de la circulaire du 22 juin 1909 (vol. 83), en y joignant le plan de la canalisation, au moyen de plans et cartes achetés aux frais du service de santé ;

2° Une copie de chacune des analyses effectuées, avec le motif de l'analyse ;

3° Une note sur les épidémies dont elles auront été la cause ;

4° L'indication, s'il y a lieu, des appareils d'épuration employés ;

5° L'indication des corps et établissements militaires qui font usage de cette eau.

Le dossier est établi en un nombre suffisant d'exemplaires pour qu'il en soit attribué un à chacun des corps ou établissements intéressés, un à la chefferie du génie correspondante, un à la direction du service de santé, un au Ministre (7ᵉ Direction).

Ce dossier doit être tenu à jour soigneusement.

Feuillets annexes. — Les dossiers des eaux qui se trouvent dans les archives des diverses autorités militaires énumérées ci-dessus, sont tenus à jour au moyen de feuillets annexes fournis par le médecin chef de service du corps intéressé, tous les ans à la date fixée par le directeur du service de santé, de manière qu'ils parviennent au Ministre pour le 1ᵉʳ juillet.

Ces feuillets annexes sont le relevé très exact des renseignements portés à chacune des parties du dossier. Ils sont établis dans les mêmes formes que ceux du registre de casernement. Ils doivent porter en tête la désignation du corps d'armée, de la ville, du corps de troupe ou établissement militaire et, au-dessous, l'indication : « Dossier des eaux ». Ils sont fournis à un nombre suffisant d'exemplaires pour qu'il en soit attribué aux autorités militaires possédant des copies du dossier. (Notice n° 35, chapitre I, R. S. S., vol. 80.)

EAUX THERMALES
(R. S. S. et notice n° 18, annexée vol. 80.)

Les militaires ayant besoin de faire usage des eaux sont traités dans un certain nombre d'établissements d'eaux minérales, dont la liste est donnée par le tableau suivant indiquant en outre les dates et la durée de chaque saison.

INDICATION		DURÉE DE CHAQUE SAISON						SAISONS D'HIVER A AMÉLIE LES-BAINS.		OBSERVATIONS.
des ÉTABLISSEMENTS.	des circonscriptions qui envoient des militaires aux eaux.	1er	2e	3e	4e	5e	6e	1er	2e	
Amélie-les-Bains.	Toutes.	15 avril au 31 mai.	15 juin au 31 juill.	15 août au 30 sept.	»	»	»	1er nov. au 1er janv.	15 janv. au 15 mars	(1) Modification du 21 février 1910. (2) Les malades ne seront dirigés sur la station thermale d'Hammam-Lif que d'après les ordres du général commandant la division d'occupation de Tunisie et qu'autant que l'état de santé de cos malades permettra leur mise en subsistance au détachement stationné dans la place. (Art. 353 et 354 du règlement.)
Barògos.........	Id.	12 juin au 11 juill.	14 juillet au 12 août.	15 août au 15 sept.	»	»	»	»	»	
Bourbonne......	Id.	15 mai au 23 juin.	26 juin au 3 août.	6 août au 15 sept.	»	»	»	»	»	
Bourbonne-l'Archambault......	Id.	15 mai au 23 juin.	26 juin au 3 août.	6 août au 15 sept.	»	»	»	»	»	
Plombières......	Id.	15 mai au 14 juin.	15 juin au 14 juill.	15 juillet au 14 août	15 août au 15 sept.	»	»	»	»	
Vichy (1).......	Id.	1er mai au 21 mai.	24 mai au 13 juin.	16 juin au 6 juill.	9 juillet au 29 juill.	1er août au 21 août.	24 août au 13 sept.	»	»	
Hammam-Rira...	Algérie.	15 avril au 15 mai.	15 mai au 15 juin	15 sept. au 15 oct.	»	»	»	»	»	
Bains-de-la-Reine	Id.	15 avril au 21 mai.	26 mai au 30 juin.	15 sept. au 31 oct.	»	»	»	»	»	
Hammam-Lif (2).	Tunisie.	1er août au 15 sep.	16 sept. au 31 oct.	»	»	»	»	»	»	

L'hôpital militaire de Bourbonne étant pourvu d'un outillage pour l'emploi de la mécanothérapie, de l'ionothérapie, de la photothérapie et de l'électrothérapie, il est recommandé de diriger de préférence sur cet hôpital les malades dont l'affection justifie l'un de ces traitements. (Circ. 19 juin 1909, vol. 83.)

La notice n° 18, du R. S. S. (vol. 80), énumère les caractéristiques de ces diverses eaux minérales, ainsi que leurs indications et contre-indications.

Personnels admis dans les hôpitaux thermaux. — Toutes les personnes dont l'admission dans les hôpitaux militaires est prévue par les articles 196 et 197 du R. S. S. (vol. 80) peuvent être reçus dans les hôpitaux thermaux.

Les anciens militaires et marins, dont les blessures ou infirmités contractées au service nécessitent l'emploi des eaux, peuvent également y être admis. (Loi 12 juillet 1873 ; notice n° 20 R. S. S., vol. 80.)

Propositions. — Elles sont établies :

1° Au 1er mars pour les 1re et 2e saisons d'été de tous les établissements et la 3e de Vichy ;

2° Au 1er mai pour les 3e, moins celle de Vichy, 4e, 5e et 6e saisons d'été ;

3° Au 15 septembre pour la 1re saison d'hiver d'Amélie-les-Bains ;

4° Au 1er décembre pour la 2e saison d'hiver de cette station.

Propositions des militaires en activité autres que les officiers supérieurs et officiers non hospitalisés. — Aux époques fixées ci-dessus, les médecins militaires des corps, des établissements militaires et des personnels sans troupe visitent les militaires auxquels ils jugent que les eaux minérales seraient utiles.

Le résultat de cette visite est consigné sur un certificat individuel (mod. n° 17).

Dans la partie réservée à la description de l'affection nécessitant l'emploi des eaux, il y a lieu d'énumérer avec des détails suffisants la nature, l'origine et l'ancienneté de l'affection ou de l'infirmité, de mentionner les traitements antérieurs et leurs résultats, l'emploi des eaux minérales artificielles et les séjours précédents aux eaux.

Les conclusions sont ainsi libellées ; « Nécessitent l'envoi aux eaux thermales de... pendant la... » (indiquer la saison). (Art. 337.)

La contre-visite est faite par les médecins désignés par le directeur du service de santé, ou par celui-ci et sur pièces s'il n'existe qu'un seul médecin militaire dans la localité.

Les médecins chargés de cette contre-visite doivent vérifier

avec soin les indications portées sur les certificats et les faire
compléter au besoin avant de donner leur avis.

Les militaires proposés qui ne seraient pas jugés aptes à recourir à ce moyen de traitement à la contre-visite, sont écartés
par un refus motivé inscrit sur le certificat, au bas de la première partie, où est également porté le résultat positif de la contre-visite.

Les certificats individuels ainsi complétés sont transmis au
général commandant la subdivision, groupés par corps, service
ou établissement militaire, dans un bordereau nominatif (mod.
n° 71) reproduisant dans ses colonnes les renseignements portés
sur les certificats individuels. (Art. 338.)

Les certificats individuels des militaires de la gendarmerie
sont transmis par le chef de légion. (Art. 340.)

*Propositions des officiers supérieurs et des officiers subalter-
nes demandant à ne pas être hospitalisés.* — Ces propositions
sont faites aux mêmes époques et dans les mêmes formes que
ci-dessus. Mais ces certificats sont transmis avec leurs demandes, et à l'appui de celles-ci, au général commandant le corps
d'armée, qui statue et donne le congé nécessaire pour faire usage
des eaux dans les conditions précisées plus loin. (Art. 343.)

Anciens militaires et marins. — Sur leur demande, adressée
aux époques fixées ci-dessus au général commandant la subdivision accompagnée des pièces nécessaires, leur certificat individuel est établi à la suite d'une visite et contre-visite passée devant une commission de réforme ; si l'intéressé est dans l'impossibilité de se déplacer, la commission décide, sur le vu des pièces
du dossier. Le transport de ces militaires sur les stations est
assuré au moyen de bons de chemin de fer. (Art. 347.)

Les circulaires ministérielles du 20 décembre 1901 (vol. 83) et
22 février 1904, recommandent aux médecins de procéder aux
visites précédant l'envoi aux eaux avec le plus grand soin et la
plus grande sévérité, leur responsabilité personnelle pouvant
être engagée si des abus étaient constatés.

Pour l'envoi aux eaux des ouvriers civils des établissements
militaires, voir le titre *Ouvriers civils.*

Mise en route. — Le départ des militaires pour les eaux est
réglé de manière qu'ils arrivent à destination le jour même de
l'ouverture de chaque saison. (Circ. 1er février 1904, vol. 83.)

Immédiatement avant leur départ, tous les militaires envoyés
aux eaux sont visités par un médecin militaire qui constate, au
bas de la première page du certificat individuel, que l'intéressé
« est toujours en état de faire usage des eaux de... et peut être
mis en route.», ou « n'est pas en état en raison de (indication du

motif) de faire usage des eaux de... et ne peut être mis en route ».

La délivrance de la feuille de déplacement est subordonnée à l'accomplissement de cette formalité. (Art. 344.)

La circulaire du 22 février 1904 (vol. 83) prescrit de procéder *très attentivement* à cette visite.

La feuille de déplacement spécifie si le titulaire doit ou ne doit pas être hospitalisé.

Il est en outre établi un billet d'hôpital pour tout militaire envoyé aux eaux, par les soins du médecin chef de service du corps ou service. (Art. 203 et 204 R. S. S. et circ. 11 octobre 1895, vol. 83.)

A leur arrivée à la station, tous les militaires sont visités à nouveau par les médecins chefs des établissements, qui jugent, en dernier ressort, si l'usage des eaux peut être favorable. Dans le cas contraire, l'intéressé est évacué sur son corps ou, si son état de santé ne le permet pas, sur l'hôpital le plus voisin. (Art. 348.)

Les officiers supérieurs et autres militaires non hospitalisés et titulaires d'un congé avec solde entière pour faire usage des eaux sont tenus au remboursement des bains ou douches suivant le tarif de la notice n° 26 du R. S. S.

Les officiers de cette catégorie ayant à faire usage des eaux thermales d'Hammam-Rira sont autorisés à occuper, sans être hospitalisés, celles des chambres du pavillon des officiers qui restent disponibles au taux journalier de 2 francs pour les officiers généraux et 1 fr. 50 pour les officiers supérieurs. (Circ. 12 juillet 1907, vol. 83.)

Inscriptions sur les registres de l'infirmerie. — L'envoi aux eaux minérales doit être mentionné : 1° pour les sous-officiers et hommes de troupe, sur le registre d'incorporation, dans la case réservée à l'intéressé, dates d'entrée et de sortie et diagnostic sommaire de l'affection ; 2° pour les mêmes militaires, sur le registre de la statistique médicale avec les mêmes indications ; 3° sur le journal de l'infirmerie pour tous les militaires, y compris les officiers, avec tous les renseignements portés sur le certificat individuel et ceux relatifs au résultat du traitement, mentionnés au talon du billet d'hôpital à la sortie de l'établissement.

Etablissements thermaux ne dépendant pas de la guerre. — Les officiers subalternes sont admis à bénéficier du traitement hydrominéral à demi-tarif dans les établissements thermaux de Châtel-Guyon, pendant toute la durée de la saison, du 1er mars au 31 octobre. (Circ. 19 août 1905, *B. O.*, p. s., 2e 1905, p. 780.)

La gratuité du traitement thermal peut être accordée dans les établissements thermaux de Châtel-Guyon, d'Aix-les-Bains, Néris, Luxeuil, dépendant du ministère de l'intérieur, aux officiers que la modicité de leur traitement, leurs charges de famille ou leur situation de fortune mettent dans l'impossibilité de supporter les dépenses qu'entraîne le séjour dans une ville d'eaux.

Cette faveur est surtout accordée pour la période de début de la saison (15 avril ou 1er mai au 15 juin) et la dernière période (15 août ou 1er septembre au 15 octobre) et, exceptionnellement, dans la période intermédiaire.

Les demandes des officiers, contenant des indications précises sur le chiffre de la solde, la situation de famille et de fortune, doivent être transmises par la voie hiérarchique, avec l'avis motivé des diverses autorités. (Circ. man. du 24 mars 1908.)

EAUX (Congé pour faire usage des)

Ces congés sont accordés par les généraux commandant les subdivisions, sur demande de l'intéressé, accompagnée du certificat individuel.

Ils ne peuvent dépasser une durée de deux mois.

La solde de présence est accordée pour les journées passées aux eaux et pour les délais de route et de tolérance, à l'aller ou au retour, que lesdits délais ajoutés à ces journées représentent, ou non, l'intégralité du congé obtenu.

La durée du séjour aux eaux est justifiée par un certificat du médecin-chef de l'établissement.

La solde d'absence est allouée pour les journées non passées aux eaux, en dehors des délais de route et de tolérance.

Les officiers peuvent reporter au retour les délais dont ils n'auraient pas profité pour l'arrivée à l'établissement. (Décret 1er mars 1890, modif. 13 août 1910 ; art, 42 et 43, vol. 86, et Règl. 29 mai 1890, tableau 1, vol. 88.)

ÉCLAIRAGE DE L'INFIRMERIE

(Règl. 8 février 1907, vol. n° 5.)

L'éclairage de l'infirmerie est assuré par les soins de la masse de chauffage et d'éclairage du corps.

Les allocations sont déterminées au moyen d'un procès-verbal rapporté par le sous-intendant militaire et l'officier de casernement, après examen sur place de la nature, des dimensions et des dispositions des locaux à éclairer et d'après la nature du combustible et des appareils employés. (Art. 8.)

Les données servant à l'établissement de ce procès-verbal sont les suivantes :

§ 2. — Nombre d'heures d'éclairage attribuées annuellement pour l'éclairage des locaux de l'infirmerie.

DÉSIGNATION DES LOCAUX.	INTÉRIEUR.					ALGÉRIE ET TUNISIE.				
	INDICATION DES TRIMESTRES.				TOTAL pour l'année.	INDICATION DES TRIMESTRES.				TOTAL pour l'année.
	1er.	2e.	3e.	4e.		1er.	2e.	3e.	4e.	
Chambres de sous-officiers et de troupe. (Lampes et becs	293	45	115	368	821	259	98	153	311	821
Chambres de sous-officiers et de troupe. (Veilleuses à huile végétale	832	591	666	920	3.009	798	645	705	861	3.009
Réfectoire	39	»	»	69	108	16	»	»	38	54
Tisanerie	90	46	46	92	274	90	46	46	92	274
Couloirs et vestibules situés à l'intérieur des infirmeries. (Lampes et becs	293	45	115	368	821	259	98	153	311	821
Couloirs et vestibules situés à l'intérieur des infirmeries. (Veilleuses à huile végétale	832	591	666	920	3.009	798	645	705	861	3.009
Salle de visite, salle d'attente et cabinet du médecin	45	46	46	46	183	45	46	46	46	183
Salle de récréation	247	45	115	276	683	243	98	153	273	767
Chambres des infirmiers. Troupes à pied. Lampes et becs	414	136	207	522	1.279	353	189	245	415	1.202
Chambres des infirmiers. Troupes à pied. Veilleuses à pétrole	720	637	659	767	2.783	720	637	659	767	2.783
Chambres des infirmiers. Troupes à cheval. Lampes et becs	451	136	215	568	1.370	383	193	253	453	1.282
Chambres des infirmiers. Troupes à cheval. Veilleuses à pétrole	675	592	613	721	2.601	675	592	613	721	2.601
Salles des malades à la chambre et des convalescents	»	»	»	»	»	»	»	»	»	»

OBSERVATIONS. — Aucune allocation n'est due pour l'éclairage des locaux accessoires des infirmeries : lavabos, salles de bains, de douches, salle mortuaire des infirmeries-hôpitaux qui ne doit avoir lieu qu'exceptionnellement et pour un temps très court ; dans ces cas, l'éclairage est assuré au moyen des allocations attribuées pour l'éclairage des autres locaux.

Il en est de même pour la salle des malades à la chambre et des convalescents qui n'est occupée que pendant le jour.

Le nombre d'heures d'éclairage indiqué dans ce tarif a été calculé sur les bases suivantes :

Chambres d'infirmerie (sous-officiers et troupe). Couloirs et vestibules. — Allumage des lampes et becs le soir seulement à partir de l'heure indiquée au tableau n° 7, § 1 ci-après, jusqu'à 9 heures ; allumage des veilleuses à l'huile végétale le soir à 9 heures ; extinction le matin à l'heure indiquée au tableau ci-après :

§ 1er *Détermination des heures d'allumage normal le soir et d'extinction le matin.*

INDICATION des trimestres.	TEMPS PENDANT LEQUEL L'ÉCLAIRAGE doit avoir lieu.	NOMBRE DE JOURS composant chaque période.	INDICATION DES HEURES			
			D'ALLUMAGE le soir.		D'EXTINCTION le matin.	
			Intérieur	Algérie et Tunisie.	Intérieur	Algérie et Tunisie.
			heures	heures	heures	heures
1er	Du 1er au 15 janvier inclus......	15	4 1/2	5 1/4	7 1/2	6 3/4
	Du 16 au 31 janvier inclus......	16	5	5 3/4	7	6 1/4
	Du 1er au 15 février inclus.......	15	5 1/2	6	6 1/2	6
	Du 16 au dernier jour de février inclus.....................	13	6	6 1/4	6	5 3/4
	Du 1er au 15 mars inclus........	15	6 1/2	6 1/2	5 1/2	5 1/2
	Du 16 au 31 mars inclus........	16	7	7	5	5
2e	Du 1er au 15 avril inclus........	15	7 1/2	7 1/4	4 1/2	4 3/4
	Du 16 au 30 avril inclus.........	15	8	7 1/2	4	4 1/2
	Du 1er au 15 mai inclus.........	15	8 1/2	8	3 1/2	4
	Du 16 mai au 30 juin inclus.....	46	9	8 1/4	3	3 3/4
3e	Du 1er au 15 juillet inclus........	15	9	8 1/4	3	3 3/4
	Du 16 au 31 juillet inclus........	16	8 1/2	7 3/4	3 1/2	4 1/4
	Du 1er au 15 août inclus.........	15	8	7 1/2	4	4 1/2
	Du 16 au 31 août inclus.........	16	7 1/2	7	4 1/2	5
	Du 1er au 15 septembre inclus...	15	7	7	5	5
	Du 16 au 30 septembre inclus...	15	6 1/2	6 1/2	5 1/2	5 1/2
4e	Du 1er au 15 octobre inclus......	15	6	6 1/4	6	5 3 4
	Du 16 au 31 octobre inclus.......	16	5 1/2	6	6 1/2	6
	Du 1er au 15 novembre inclus....	15	5	5 3/4	7	6 1/4
	Du 16 novembre au 31 décembre inclus.....................	46	4 1/2	5 1/4	7 1/2	6 3/4

Réfectoires. — Pas d'éclairage le matin ; éclairage le soir de 5 à 6 heures, du 16 octobre au 15 février.

Tisaneries. — Eclairage une heure par jour en moyenne, du 1er octobre au 31 mars, et une demi-heure par jour, du 1er avril au 30 septembre.

Salle d'attente, salle de visite et cabinet du médecin. — Eclairage une demi-heure par jour en moyenne.

Salles de récréation pour les malades de l'infirmerie. — Eclairage de 6 à 9 heures du soir.

Chambre des infirmiers. — Allumage des becs le matin au réveil ; extinction à l'heure fixée par le tableau n° 7, § 1er ci-dessus. Allumage le soir à l'heure du même tableau ; extinction à 10 heures du soir. Allumage des veilleuses à pétrole le soir à 10 heures ; extinction au réveil.

L'heure du réveil pour les infirmiers est fixée, comme celui de la troupe, ainsi qu'il suit :

DÉSIGNATION DES MOIS.	TROUPES à PIED.	TROUPES à CHEVAL.	OBSERVATIONS.
	h. min.	h. min.	
Janvier.	6 30	6 »	
Février.	6 »	5 30	
Mars.	5 30	5 »	
Avril			
Mai			
Juin.	5 »	4 30	
Juillet			
Août.			
Septembre	5 30	5 »	
Octobre.	6 »	5 30	
Novembre	6 30	6 »	
Décembre			

L'intensité des diverses sources lumineuses, le nombre et la consommation horaire des appareils devant servir de base aux allocations, sont définis dans le tarif suivant n° 8.

Infirmeries régimentaires, infirmeries de garnison, infirmeries-hôpitaux.

Indication des locaux à éclairer avec des lampes ou becs dont la puissance en bougies décimales et la consommation horaire sont de :

A. — *Eclairage électrique.*

5 BOUGIES, 17 WATTS 5.	8 BOUGIES, 28 WATTS.	16 BOUGIES, 26 WATTS.
Corridors (1). Escaliers (1). Latrines (1). Urinoirs (1). Vestibules (1).	Cabinet du médecin (lampe mobile) (2). Chambres de sous-officiers (2). Chambres de troupe (2). Chambres des infirmiers (2). Salle d'attente (2). Salle des malades à la chambre et des convalescents (2). Tisanerie (2).	Réfectoire (3). Salles de {bains (2). douches (2). visite (2).

B. — *Eclairage au gaz, becs papillons.*

5 BOUGIES, 80 LITRES.	7 BOUGIES, 100 LITRES.	11 BOUGIES, 140 LITRES.
Corridors (1). Escaliers (1). Latrines (1). Urinoirs (1). Vestibules (1).	Chambres de sous-officiers (2). Chambres de troupe (2). Chambres des infirmiers (2). Salle d'attente (2). Salle des malades à la chambre et des convalescents (2). Tisanerie (2).	Cabinet du médecin (2). Réfectoire (3). Salles de {bains (2). douches (2). visite (2).

C. — *Eclairage au gaz, becs à incandescence.*

20 BOUGIES, 30 LITRES.	40 BOUGIES, 50 LITRES.	60 BOUGIES, 70 LITRES.
Corridors (1). Escaliers (1). Latrines, urinoirs (1). Salle d'attente (2). Chambres de malades (sous-offic. et hommes) (2). Vestibules (1) .	Cabinet du médecin (2) (lampe mobile). Chambres des infirmiers (2). Salles {de bains (2). de douches (2). de visite (2). des malades à la chambre et des convalescents (2). Tisanerie (2).	Réfectoires (3).

D. — *Eclairage au pétrole.*

6 BOUGIES, 20 GR., 8 LIGNES	10 BOUGIES, 30 GR., 12 LIGNES.	
Corridors, escaliers (1). Latrines, urinoirs (1). Salle d'attente (2). Chambres de malades (sous-offic. et hommes) (2). Vestibules (1).	Cabinet du médecin (2). Chambre des infirmiers (2). Réfectoire (3). Salles {de bains (2). de douches (2). de visites (2). des malades à la chambre et des convalescents (2). Tisanerie.	

E. — *Eclairage à l'huile végétale.*

Consommation horaire, 2 gr. 5.	{ Une veilleuse dans chaque chambre de malades. Pour les couloirs et vestibules, il est accordé autant de veilleuses que de lampes ou becs employés.

(1) Nombre de lampes ou de becs à fixer suivant les besoins stricts. — (2) Une seule lampe ou un seul bec. — (3) 30 à 40 bougies pour 100 mètres carrés.

Les prescriptions réglementaires relatives à la réforme, aux pertes et dégradations du matériel, aux distributions de combustibles et au fonctionnement du service sont les mêmes que pour le chauffage. Consulter le titre *Chauffage*.

Les prescriptions relatives aux économies de combustibles du chauffage d'hiver ne sont pas applicables aux économies réalisées sur les combustibles d'éclairage.

L'usage des lampes à essence (art. 76), ainsi que des allumettes autres que celles au phosphore amorphe, est interdit dans tous les locaux des casernements. (Circ. 16 mars 1876, vol. 85.)

ÉCOLES D'INSTRUCTION

Des écoles d'instruction pour les médecins de complément ont été organisées et fonctionnent d'après les principes établis par l'article 34 de l'instruction du 2 février 1909 (vol. 72).

Les cours d'instruction du service de santé organisés par la circulaire du 10 février 1908 (voir *Cours d'instruction*) fonctionnent comme école d'instruction pour les médecins de réserve et de l'armée territoriale qui ne sont pas normalement convoqués pour suivre ces cours.

A cet effet, tous ces médecins sont informés annuellement, par les soins du directeur du service de santé, au moyen d'avis publiés dans la presse régionale, de l'existence de ce cours.

Les médecins de complément inscrits aux écoles d'instruction reçoivent, quand ils sont obligés de voyager pour se rendre aux séances, des feuilles de réduction donnant droit au tarif militaire en chemin de fer.

En outre, certaines séances des écoles d'instruction peuvent, dans la limite des crédits disponibles, donner droit à la solde de présence.

Les demandes concernant ces écoles peuvent être adressées directement aux directeurs de ces écoles. (Art. 103. Instr. 2 février 1909, vol. 72.)

ÉCRITURES
(Circ. 20 janvier 1909, vol. 74.)

Les situations, états, comptes rendus et pièces périodiques non prévus par les règlements sont supprimés.

Les pièces réglementaires ne doivent être fournies qu'en un nombre d'expéditions déterminé par les dispositions qui en prescrivent l'établissement. C'est à l'autorité qui juge utile pour elle d'en posséder un double que revient la charge d'en assurer la reproduction.

Il y a lieu de supprimer les pièces ou renseignements faisant double emploi et réclamés par des notifications simultanées ou successives de plusieurs autorités différentes.

Il n'est plus fourni d'états « Néant ». Cette mention est simplement portée sur le bordereau de transmission.

Les circulaires manuscrites, ordres, instructions, notifications, doivent, de la part de l'autorité de qui émanent ces documents, être établis en un nombre suffisant d'exemplaires pour en doter tous ceux qu'ils concernent.

Les rectifications aux écritures, surtout celles ressortissant à la comptabilité, doivent être inscrites à l'encre rouge. Elles sont faites dans l'interligne, après avoir passé un trait sur l'inscription primitive, qui doit rester lisible. Au besoin, pour des pièces importantes, il y aurait lieu d'approuver les ratures au moyen des mots : « Approuvé la rature ci-dessus » inscrits en marge et suivis de la signature du chef de service.

ÉDUCATION PHYSIQUE DU SOLDAT

Le médecin est le collaborateur des officiers d'unité en ce qui concerne l'éducation physique du soldat ; il les aide en leur prêtant le concours de ses connaissances professionnelles toutes les fois qu'il y est fait appel.

Il est le conseiller journalier des cadres chargés de l'instruction des malingres et des hommes du service auxiliaire.

A défaut de spiromètre et de compas thoracique, les pesées et mensurations constituent les procédés les plus simples pour se rendre compte des progrès accomplis par l'éducation physique.

La différence entre les périmètres thoraciques pris après une inspiration et après une expiration profondes donne la mesure de l'amplitude du thorax. La mesure du périmètre se prend au moyen du ruban métrique dans un plan horizontal au-dessous des tétons, les bras pendants.

L'état physique des hommes est constaté, lors de l'incorporation et avant les manœuvres d'automne, par un médecin militaire.

Le résultat de cette visite est mentionné sur le registre médical d'incorporation et sur la fiche médicale insérée dans le livret matricule de chaque soldat.

Les officiers des unités assistent à la visite médicale d'incorporation et à la visite annuelle précédant les manœuvres d'automne. (Règl. d'éducation physique.)

ENFANTS DE TROUPE (Ecoles d')
(Instr. sur le service intérieur des écoles d'enfants de troupe, vol. 32².)

L'admission aux places d'enfant de troupe peut avoir lieu à partir de l'âge de 2 ans.

La demande d'admission doit contenir un certificat d'un médecin militaire, du modèle n° 3 de l'instruction du 10 octobre 1901 (vol. 32²).

CERTIFICAT D'APTITUDE PHYSIQUE DÉLIVRÉ PAR UN MÉDECIN AUXILIAIRE.

Après avoir visité minutieusement le jeune (nom et prénoms de l'enfant), né le   et, en tenant compte des dispositions de l'instruction ministérielle du 5 mars 1899 (page 14 de l'instruction du 10 octobre 1901), le soussigné (nom du médecin), (grade et affectation du médecin), déclare que cet enfant (a eu la petite vérole ou a été vacciné) et qu'il n'est atteint d'aucune maladie ou infirmité pouvant l'empêcher de contracter plus tard un engagement.

A   , le   19 .

(Signature du médecin).

Le même certificat est exigé au moment de l'admission dans une des écoles militaires préparatoires d'enfants de troupe et à l'orphelinat Hériot.

L'instruction du 5 mars 1899 (vol. 32²) insiste sur les soins à apporter par les médecins militaires dans l'examen des enfants de troupe candidats à ces écoles.

Le médecin-major de 2ᵉ classe qui fait partie du cadre de chacune de ces écoles, outre ses fonctions médicales proprement dites, professe un cours de physiologie et d'hygiène.

Il doit ses soins, non seulement au personnel militaire, mais encore aux professeurs civils et à leurs familles.

Dans chaque école est installée une infirmerie-hôpital, où sont traités les élèves et où peuvent être admis également les sous-officiers et soldats du cadre de l'école.

Les élèves peuvent, exceptionnellement, par décision du commandant de l'école, et sur la proposition du médecin, être envoyés sur un hôpital militaire, ou être remis à leurs parents, sur leur demande.

Le matériel et les médicaments sont fournis à titre de cessions remboursables par les hôpitaux militaires, sur demandes établies par le conseil d'administration de l'école.

Le tarif alimentaire des hôpitaux militaires (Notice nᵒ 17, R. S. S., vol. 80) est appliqué aux élèves en traitement à l'infirmerie.

Les relevés journaliers des prescriptions alimentaires faites aux élèves en traitement à l'infirmerie à la visite journalière sont remis par le médecin au trésorier.

Pour les certificats à établir en faveur des enfants de troupe blessés en service commandé, voir le titre *Secours*.

ENGAGEMENTS

Pour l'aptitude physique des engagés volontaires et le certificat d'aptitude à leur délivrer, consulter le titre *Aptitude physique*.

ENQUÊTE (Conseils d')

(Loi 19 mai 1834, décret et instr. 8 novembre 1903, vol. 22.)

Les conseils d'enquête sont appelés à donner leur avis sur la mise en réforme des officiers en activité ou en non-activité : pour inconduite habituelle ; fautes graves dans le service, contre la discipline ou contre l'honneur ; pour cause de prolongation, pendant plus de trois ans, de la non-activité par retrait et suspension d'emploi, ou pour infirmités ; pour condamnation à un emprisonnement de plus de six mois ; ou encore sur la mise à la retraite, par application de la loi du 25 juin 1861, de ceux en non-activité pour infirmités et ayant vingt-cinq ans de services.

La composition des conseils d'enquête pour les médecins militaires est la suivante :

GRADE DE L'OFFICIER soumis a l'enquête.	PRÉSIDENT.	MEMBRES.
Médecin aide-major de 2e classe	Un colonel	Un médecin-major de 1re cl. ; Un capitaine ; Deux médecins aides-majors de 2e classe.
Médecin aide-major de 1re classe	Un colonel	Un médecin-major de 1re cl. ; Un capitaine ; Deux médecins aides-majors de 1re classe.
Médecin-major de 2e classe	Un général de brigade.	Un médecin principal de 1re classe ; Un chef de bataillon ou d'escadron ; Deux médecins-majors de 2e classe.
Médecin-major de 1re classe	Un général de division.	Un médecin inspecteur ; Un colonel ; Deux médecins-majors de 1re classe.
Médecin principal de 2e classe	Un général de division.	Un médecin inspecteur ; Un colonel ; Deux médecins principaux de 2e classe.
Médecin principal de 1re classe	Un général de division.	Un général de brigade ; Un médecin inspecteur ; Deux médecins principaux de 1re classe.
Médecin inspecteur.	Un maréchal de France.	Un général de division ; Un général de brigade ; Deux médecins inspecteurs.

Les conseils d'enquête pour les officiers d'administration du service de santé de 3e et de 2e classe comprennent, parmi leurs membres, un médecin-major de 1re classe et, pour ceux de 1re classe et les principaux, un médecin principal de 1re classe.

Lorsque l'officier enquêté est envoyé devant un conseil d'enquête à raison de la prolongation de la non-activité pour infirmités pendant plus de trois ans, ou par application de l'article 2 de la loi du 25 juin 1861, il est visité par des médecins militaires que désigne le président du conseil, cette visite pouvant avoir lieu en dehors de la présence du conseil. (Art. 19, instr.)

Ces médecins doivent ensuite, à moins d'empêchement, être entendus par le conseil, et le procès-verbal contenant leur avis fait mention de leur déclaration verbale si l'intéressé est dans le cas d'être mis en réforme dans le premier cas, à la retraite dans le second, comme n'étant pas susceptible d'être rappelé à l'activité. (Art. 19, instr.)

ENTRÉES AUX HOPITAUX

Les différentes catégories de personnel pouvant être admis dans les hôpitaux militaires et les salles militaires des hospices mixtes sont énumérées aux articles 196 à 199 du R. S. S.

L'admission a lieu sur le vu d'un billet d'hôpital (mod. 44), dont la partie médicale est remplie et signée, pour les militaires des corps de troupe, par le médecin chef de service du corps, et, en cas d'absence ou par une délégation spéciale, par un des médecins du corps, qui en rend compte à son chef de service. (R. S. I., art. 110, vol. 78.)

La partie administrative est remplie et signée par le commandant de l'unité à laquelle appartient le militaire et visée par le major.

Pour les officiers sans troupe et les militaires isolés, il est signé par le médecin désigné par le commandant d'armes dans l'ordre de visite.

S'il s'agit de militaires sans troupe en position de présence, l'ordre de visite est provoqué par le chef de service.

Le billet d'hôpital est rempli avec soin, conformément au modèle n° 44, sans rature ni surcharge : les dates y sont portées en toutes lettres.

Pour les affections comprises sous les nos 1 à 78 de la nomenclature, il sera bon d'indiquer le lieu où elles ont été contractées ou bien se sont déclarées, afin de permettre aux hôpitaux de porter ces indications sur leur statistique annuelle.

Les entrées ont lieu, autant que possible, dans la matinée, les billets étant établis la veille.

Cas urgents. — En cas d'extrême urgence, un malade peut être admis sans billet, sur l'invitation du médecin qui l'a visité ou, s'il y a lieu, d'après le certificat du médecin de garde. Le billet d'hôpital régulier est envoyé le lendemain.

Si, sans que le cas présente le même caractère d'urgence, le malade doit entrer le jour même à l'hôpital, il peut y être reçu avec un certificat de visite spécial (mod. n° 45), dit pour l'admission d'urgence, établi et signé seulement par le médecin. Le billet régulier est envoyé le lendemain matin au plus tard. (Art. 203 à 205, R. S. S.)

Le médecin-chef de l'hôpital doit être avisé le plus rapidement possible, par téléphone ou par un bicycliste, de toute entrée d'urgence. En outre, les malades ou blessés gravement atteints doivent être accompagnés par un médecin du corps, de façon à leur assurer des soins immédiats. (Circ. 4 septembre 1907, vol. 83.)

Mesures administratives. — En dehors de l'établissement du billet d'hôpital (mod. n° 44) et, éventuellement, du certificat de visite spécial pour l'admission d'urgence (mod. n° 45), toute entrée à l'hôpital nécessite les inscriptions ci-après :

1° Sur le registre de la statistique médicale, le numéro de l'unité, la désignation du bâtiment, de la chambre; les nom et prénoms de l'intéressé ; le diagnostic de la maladie ayant motivé l'entrée, inscrit seulement au crayon, ce diagnostic pouvant être modifié avant la sortie; la situation militaire de l'entrant, la date de l'entrée; enfin, s'il s'agit d'un traumatisme dû à un cheval, le nom de celui-ci dans la colonne « Observations » ;

2° Date d'entrée sur le registre d'incorporation dans la case affectée à l'intéressé ;

3° Date d'entrée sur la fiche sanitaire (recto, colonne 3).

Si l'entrée est motivée par un accident ou un cas très grave, il y a lieu, en outre, de fournir un rapport au chef de corps.

ENTRÉES A L'INFIRMERIE

Les sous-officiers, caporaux ou brigadiers et soldats sont seuls admis à l'infirmerie régimentaire.

Ceux de ces militaires renvoyés dans leurs foyers et reconnus malades à la visite précédant leur départ, ne doivent jamais être admis à l'infirmerie, mais envoyés à l'hôpital.

Les militaires susceptibles d'être traités à l'infirmerie sont désignés à la visite du matin par le médecin chef de service, qui inscrit sa décision sur le cahier de visite médicale (mod. n° 13), en indiquant si l'homme doit suivre le régime ordinaire ou être soumis au régime spécial. En cas d'urgence, le médecin appelé auprès d'un malade peut prescrire, en dehors de cette visite, l'admission immédiate à l'infirmerie.

Les entrants à l'infirmerie sont conduits par le caporal ou brigadier de semaine.

Le gradé d'infirmerie reçoit ces malades, leur fait prendre, sauf ordre contraire du médecin chef de service, un bain de pieds, leur remet une paire de pantoufles et les conduit aux lits qui leur sont destinés. (Art. 43 à 46, R. S. S., vol. 80.)

Mesures administratives. — L'entrée d'un malade à l'infirmerie donne lieu aux inscriptions suivantes :

1° Sur le cahier de visite médicale de l'unité (mod. n° 13), comme il l\a été dit plus haut ;

2° Sur le cahier de visite des malades à l'infirmerie (mod. n° 14), à la page correspondant au lit occupé par le malade ;

3° Sur le registre de la statistique médicale, les mêmes renseignements que pour l'entrée d'un malade à l'hôpital avec la même réserve pour l'inscription du diagnostic au crayon, l'époque de l'admission étant, bien entendu, portée dans la colonne des dates d'entrées à l'infirmerie ;

4° Au registre d'incorporation, dans la case affectée à l'intéressé, en inscrivant seulement la date d'entrée pour le motif indiqué au paragraphe précédent ;

5° Sur le cahier d'alimentation, à la partie « Mutations », mais seulement dans le cas où le malade est soumis au régime spécial.

6° Sur la fiche sanitaire, date d'entrée au recto, colonne 2.

ENTRETIEN

Les dépenses d'entretien du matériel d'infirmerie incombent, en principe, au service qui a la charge de la fourniture ; il est fait exception pour l'ameublement fixe et celui des locaux, dont le génie a la fourniture, la masse de casernement du corps étant chargée des réparations et de l'entretien.

ÉPIDÉMIES

Afin d'assurer l'exécution des mesures prophylactiques suggérées par la commission supérieure d'hygiène et d'épidémiologie militaires, instituée au ministère de la guerre par décret du 31 mai 1904, il est constitué, à l'Ecole d'application du service de santé, une commission technique permanente pour la préparation et l'exécution des mesures prophylactiques destinées à prévenir et combattre l'extension des maladies infectieuses dans l'armée.

En font partie : le professeur et le professeur agrégé d'épidémiologie de l'Ecole d'application du service de santé, un médecin-major de la direction du service de santé au ministère et six autres médecins-majors désignés par le Sous-Secrétaire d'Etat.

Dès les premières manifestations épidémiques qui se produisent dans un corps de troupe, le médecin chef de service adresse un rapport au directeur du service de santé, avec tous les détails propres à l'éclairer, sur l'étiologie et l'allure épidémiologique des cas constatés.

Le même compte rendu est adressé au chef de corps, contenant l'énumération des mesures prophylactiques destinées à enrayer l'épidémie. (Art. 12, 38 et 39, R. S. S. et R. S. I., art. 13 et 26, vol. 78.)

Enfin, une expédition de ce compte rendu est fourni au chef du service de santé de la place. (Art. 68 *ter*, modif. 7 avril 1909, vol. 80.)

Lorsque l'épidémie prend quelque extension, il est fourni, tous les cinq jours, un état du modèle ci-après :

...ᵉ RÉGIMENT D'..............

———

ÉPIDÉMIE DE..........

Etat des malades en traitement du....... au........ inclus.

DÉSIGNATION des casernes	DÉSIGNATION des corps.	EFFECTIF de chaque corps dans chaque caserne.	Restant le....à minuit.	Entrées.	Sortis par		Restant le....à minuit.	Total depuis le 1ʳᵉ cas du........		OBSERVATIONS.
					Guérison.	Décès.		des malades.	des décès.	

Au verso de cet état, il doit être indiqué dans quelle mesure la population civile est atteinte par l'épidémie régnante. S'il existe plusieurs épidémies sévissant à la fois sur le corps, il est fourni pour chacune d'elles un état distinct. (Circ. 12 février 1896, vol. 83, modif. par circ. man. 23 mars 1897.)

En outre, au cours de l'épidémie, il sera rendu compte au directeur du service de santé de tout fait important ou toute modification qui pourrait se produire. (Circ. 5 mars 1903, vol. 83.)

Une expédition de ces comptes rendus et de ces états est adressée au médecin chef du service de santé de la place.

A la fin de chaque épidémie importante, un rapport terminal est fourni au directeur, résumant son histoire : causes, évolution, morbidité, mortalité, prophylaxie. (Circ. 12 février 1896.)

Les médecins chefs de service des corps de troupe sont avisés, par le médecin chef du service de santé de la place, des dangers de contagion qui menacent les troupes, en raison des épidémies sévissant sur la population civile et dont l'apparition ainsi que la terminaison lui sont notifiées par le commandant de corps d'armée, en vertu de la circulaire du 4 décembre 1903. (Vol. 83 et art. 68 *ter*, R. S. S., modif. 7 avril 1909, vol. 80.)

Pour les épidémies sévissant dans les camps d'instruction, voir le titre *Camps*.

Lorsque des hommes des réserves accomplissent une période au moment de l'apparition d'une épidémie, leur renvoi anticipé peut être autorisé par le Ministre, sur l'initiative du corps intéressé.

Avant leur départ, ces hommes sont soumis à un examen médical attentif. Ceux qui présenteraient des symptômes suspects sont maintenus en observation au corps jusqu'à la fin de leur période ; quant aux malades, ils sont hospitalisés et traités jusqu'à guérison.

S'il s'agit de méningite cérébro-spinale, voir ce titre. (Circ. 31 janvier 1910.)

ÉPIDÉMIQUES (Maladies)

(Notice n° 36, R. S. S., vol. 80, et circ. 6 avril 1904, vol. 83.)

La loi du 30 novembre 1892 prescrit aux médecins militaires la déclaration des maladies transmissibles à l'autorité militaire (chef de corps ou de service) et à l'autorité civile (maire et préfet ou sous-préfet).

La désignation des maladies dont la déclaration est obligatoire a été faite par le décret du Ministre de l'intérieur du 10 février 1903. Ces maladies sont les suivantes :

1° Fièvre typhoïde ;
2° Typhus exanthématique ;
3° Variole et varioloïde ;
4° Scarlatine ;
5° Rougeole ;
6° Diphtérie ;
7° Suette miliaire ;
8° Choléra et maladies cholériformes ;
9° Peste ;

10° Fièvre jaune ;

11° Dysenterie ;

12° Infections puerpérales et ophtalmie des nouveau-nés, si le secret de l'accouchement n'est pas réclamé ;

13° Méningite cérébro-spinale épidémique.

La désinfection est également obligatoire pour toutes ces maladies.

Pour celles énumérées ci-après, comprises dans la deuxième partie de la liste du décret, la déclaration est facultative ;

14° Tuberculose pulmonaire ;

15° Coqueluche ;

16° Grippe ;

17° Pneumonie et broncho-pneumonie ;

18° Erysipèle ;

19° Oreillons ;

20° Lèpre ;

21° Teigne ;

22° Conjonctivite purulente et ophtalmie granuleuse.

La désinfection est, d'après le décret, facultative pour ces maladies au point de vue de la loi civile.

La déclaration est faite à l'autorité civile au moyen de cartes-lettres, détachées d'un carnet délivré à tout médecin par cette autorité et renouvelé par ses soins.

Pour les maladies épidémiques apparaissant dans les corps de troupe et entraînant l'hospitalisation, la déclaration incombe au médecin-chef de l'hôpital.

Lorsqu'il s'agit de malades soignés hors de la caserne (officiers et leurs familles, militaires soignés dans leurs familles), le médecin traitant est astreint à la déclaration à l'autorité civile, sans préjudice de la déclaration, le cas échéant, à l'autorité militaire dont relève le malade.

Dans ce dernier cas, si, postérieurement à cette déclaration, le militaire était hospitalisé, le billet d'hôpital doit, après le diagnostic, faire mention de cette déclaration. (Circ. man. 27 février 1908.)

Pour les épidémies, en particulier, voir les titres *Choléra, Fièvre typhoïde, Grippe, Méningite cérébro-spinale*, etc...

ÉQUIPEMENT MÉDICAL

Infirmiers régimentaires. — Infanterie. — Deux cartouchières et un havresac d'infirmier constituent l'équipement spécial de l'infirmier. Dans les troupes d'Afrique, l'équipement spécial de l'infirmier régimentaire comprend : 1° une poche à pansement ; 2° un étui à attelles. (Notice 8 octobre 1902, vol. 83.)

En outre, il existe, par bataillon :

Un sac d'ambulance surmonté d'un rouleau de secours, porté
par un des infirmiers du bataillon, qui prend le nom de porte-
sac et dépose son havresac d'infirmier dans la voiture médicale
du bataillon.

Chaque infirmier est, en outre, muni d'une musette à pansement contenant une trousse d'infirmier et d'un bidon de 1 litre, le
tout porté en bandoulière.

Bataillons de chasseurs à pied. — Même équipement.

Bataillons de chasseurs alpins. — L'infirmier de chaque compagnie porte un sac d'ambulance avec rouleau de secours. Il
n'existe pas d'équipement spécial d'infirmier. Le reste, comme
dans les régiments d'infanterie.

Cavalerie. — Chaque infirmier est porteur d'une musette à pansement avec trousse et d'un bidon.

Il est attribué, par deux escadrons, une sacoche d'ambulance
avec rouleau.

Artillerie. — Une musette avec trousse et un bidon par infirmier ; en outre, il existe un sac d'ambulance avec rouleau par
groupe de trois batteries.

Génie. — Chaque infirmier de compagnie est porteur d'un équipement spécial d'infirmier, d'une musette à pansement avec
trousse et d'un bidon.

Brancardiers régimentaires. — Chaque brancardier reçoit un
bidon d'un litre ; il est, en outre, attribué une musette à pansement par équipe de quatre brancardiers.

Pour les médecins, voir le titre *Sacoche médicale*.

ÉQUIPEMENT (Première mise d')

Médecins de l'active. — Règles d'allocation et tarifs. (Règl.
29 mai 1890, position 13, tableau 2, vol. 88, et tarif n° 22 révisé
7 juin 1904, vol. 90.)

Remboursement éventuel. (Décret 29 octobre 1898, modif., art.
27, vol. 32^1.)

Médecins de réserve et territoriale. — Règles d'allocation et
remboursement éventuel. (Instr. 2 février 1909, art. 106, vol. 72.)

Effets d'habillement en nature. (Instr. 22 janvier 1907, art. 66,
vol. 3.)

ÉTAMAGE

Les médecins chefs de service des corps et établissements militaires doivent vérifier au moins tous les trois mois l'étamage des
ustensiles, surtout de ceux en cuivre et signaler au chef de corps

ou de service la nécessité de son renouvellement. (Circ. 21 août 1890, vol. 83.)

ÉTAT DES OFFICIERS

Active. (Loi 19 mai 1834, vol. 22.)
Réserve et territoriale. (Décret 31 août 1878 et 16 janvier 1903, vol. 72.)
Pour chacune des positions définies dans les textes ci-dessus, les détails sont donnés aux titres se rapportant à chacune d'elles : *Retraite, Réforme, Suspension,* etc.

ÉTAT CIVIL

Inscription sur les registres du corps; modifications à l'état civil; délivrance gratuite des extraits des registres de l'état civil. (Arrêté 23 décembre 1903, vol. 10.)
Désignation par le nom exact et complet résultant des actes de l'état civil. (Circ. 10 mars 1904, vol. 31.)
État civil aux armées. (Loi 8 juin 1893 et instr. 23 juillet 1894, vol. 28.)
En ce qui concerne spécialement les testaments aux armées, les postes de secours de régiment et de bataillon étant compris, par l'annexe C de l'instruction ci-dessus, dans la dénomination générique de formation sanitaire employée dans l'article 982 du Code civil, les dispositions de cet article sont applicables aux médecins des corps de troupe, médecins-chefs de ces postes de secours.
En conséquence, ils peuvent, étant assistés de deux témoins, recevoir les testaments des malades ou blessés de ces postes de secours, mais de ces malades ou blessés seulement, à l'exclusion de toute autre personne et notamment de celles employées dans ces formations.
Les dispositions qui précèdent ne s'appliquent ni aux groupes d'éclopés marchant à la suite des corps, ni aux infirmeries régimentaires, ni aux dépôts d'éclopés ou de convalescents.

ÉTUDIANTS EN MÉDECINE

Tous les ans, après l'incorporation, il est établi par chaque corps de troupe un état nominatif des étudiants en médecine accomplissant, à un titre quelconque, leur service militaire dans le corps.

Cet état est du modèle suivant :

LIEU où le militaire tient garnison.	NOMS et PRÉNOMS.	DATE de l'entrée au service.	SITUATION PARTICULIÈRE du militaire. (Appelé, engagé, élève de l'école du service de santé militaire, ajournés, sursis obtenus).	TEMPS de service restant à accomplir.	NOMBRE d'inscriptions (non comprises celles du certificat P.C.N. d'examens passés avec succès.	RENSEIGNEMENTS sur l'aptitude physique.	OBSERVATIONS.

Les défectuosités pouvant rendre ces militaires inaptes à l'accomplissement de certains services doivent être signalées d'une manière exacte dans la colonne 8. (Circ. 16 octobre 1906, vol. 83.)

Après avoir reçu une instruction militaire pendant une durée de six semaines, les étudiants en médecine sont mis à la disposition du service de santé et les médecins chefs de service sont chargés de leur donner une instruction conforme au programme ci-après. Ceux d'entre eux qui possèdent des connaissances médicales suffisantes peuvent ultérieurement être employés dans les forts ou les détachements privés de médecins, ou dans les groupes alpins. (Circ. 9 novembre 1900, vol. 83.)

PROGRAMME

1re PARTIE.

A. — *Petite chirurgie.*

Des pansements en général. — Asepsie et antisepsie. Technique des pansements. Matières et objets de pansement du matériel régimentaire.

Bandages. — Les principaux bandages, circulaires, obliques, spiraux, croisés. Bandages pleins. Echarpes.

Soins à donner aux blessés. — Premiers soins à donner dans les cas de fractures. Immobilisation. Appareils réguliers. Appareils à attelles. Gouttières. Appareils improvisés.

Premiers soins à donner dans les cas de contusion. Contusion de l'abdomen. Entorse et luxation.

Premiers soins à donner dans les cas de plaies. Pansement des plaies diverses. Hémorragies. Hémostase provisoire. Accidents du tir à la cible. Accidents dus à la marche. Soins à donner aux pieds du fantassin.

Premiers soins à donner dans les cas de brûlure, de congélation.

Opérations de petite chirurgie. — Révulsion cutanée. Ventouses.

Sangsues. Injections. Irrigation. Pulvérisation. Réfrigération. Fo-
mentations. Cataplasme. Massage.

B. — *Principales maladies et accidents.*

Conduite générale à tenir vis-à-vis des malades. Fièvre et mala-
dies fébriles en général.
Indigestion. Coliques. Diarrhée.
Epistaxis. Hémoptysie.
Convulsions. Epilepsie.
Syncope. Asphyxie par submersion, par le gaz. Procédés divers
pour combattre l'asphyxie. Respiration artificielle. Insolation.
Ivresse. Empoisonnement.

C. — *Pharmacologie.*

Etude spéciale des médicaments qui composent l'approvisionnement régimentaire. Doses et mode d'emploi.

2e PARTIE.

a) Cours de brancardiers (les étudiants en médecine seront astreints à suivre intégralement ce cours).
b) Matières du programme de l'examen pour l'obtention du grade
de médecin auxiliaire.

Les étudiants en médecine employés comme médecins auxiliaires dans les troupes alpines, pendant leurs manœuvres, jouissent d'une situation toute spéciale. Ils ne peuvent être punis que
par les officiers et sont autorisés à vivre avec les sous-officiers.
Il leur est alloué une indemnité journalière de 0 fr. 67. (Décis.
27 juin 1899, vol. 90.)
Il en est de même pour ceux employés en permanence dans les
ouvrages, forts et infirmeries-hôpitaux de la région alpine. (Décis. 16 mars 1901, vol. 90.)
Les étudiants en médecine pourvus de douze inscriptions et les
docteurs en médecine appelés pour leur service militaire qui ont
subi avec succès, à la fin de leur première année de service,
l'examen de médecin auxiliaire sont nommés à cet emploi et
accomplissent en cette qualité leur deuxième année de service.
Ceux qui, docteurs en médecine, auront pris l'engagement d'accomplir trois périodes supplémentaires d'instruction pendant leur
séjour dans la réserve et qui auront subi, à la fin du troisième semestre, les épreuves d'un concours pour le grade d'aide-major
de réserve, sont nommés à ce grade dans la limite des besoins
et accomplissent en cette qualité leur quatrième semestre de service dans l'armée active. (Loi du 21 mars 1905, art. 25, vol. 68.)

Pièces à produire. — Demande accompagnée :
1° Acte de naissance ;
2° Extrait du casier judiciaire ;

3° Engagement d'accomplir, s'il y est invité, trois périodes supplémentaires d'instruction pendant son séjour dans la réserve ;

4° Copie certifiée conforme de son diplôme de docteur en médecine ou du certificat provisoire en tenant lieu ;

5° Relevé des punitions et de l'état signalétique et des services ;

6° Avis motivé :

a) Du médecin-major chef de service au point de vue technique ;

b) Du chef de corps au point de vue militaire complété par une note numérique comprise dans l'échelle de 0 à 20.

Les dossiers sont adressés, le 15 décembre, au directeur du service de santé du corps d'armée, qui, après annotation et appréciation, les transmet au général commandant le corps d'armée ou gouverneur militaire qui statue.

Nature et forme des épreuves. — Les épreuves du concours consistent en :

1° Question écrite : un sujet de chirurgie d'armée ou d'hygiène militaire. Trois heures sont accordées pour la rédaction.

2° Composition écrite sur un sujet se rapportant au fonctionnement du service de santé en campagne. Deux heures sont accordées pour sa rédaction.

Les sujets de composition sont envoyés par le Ministre et sont les mêmes pour tous les candidats.

Ces compositions sont faites au chef-lieu de corps d'armée le premier lundi de février, sous la surveillance d'un médecin militaire du grade de major au moins.

Après la clôture des épreuves, le médecin surveillant adresse directement au Ministre (7e Direction, 1er Bureau) les compositions.

L'enveloppe porte en suscription l'indication de son contenu et le centre du concours. Elle est scellée par le médecin surveillant et contresignée de son nom.

Les compositions sont soumises à l'examen d'une commission désignée par le Ministre. La note attribuée à chaque épreuve est comprise dans l'échelle de 0 à 20.

Le classement des candidats est arrêté par la commission en tenant compte des coefficients suivants :

	Coefficients.
Epreuve d'hygiène ou chirurgie d'armée.........	6
Epreuve de service de santé en campagne........	4
Note militaire du chef de corps..................	5
Note technique du directeur du service de santé..	5

Sont éliminés les candidats ne réunissant pas les deux tiers des points pouvant au maximum leur être attribués pour l'ensemble des épreuves et des notes militaires et techniques. (Programme du 25 décembre 1909, vol. 72 *bis*.)

ÉVACUATIONS DE MALADES

Sur les hôpitaux de Paris. — Les évacuations de malades se faisant directement du corps sur les hôpitaux de Paris sont interdites, en particulier et d'une façon absolue pour les aliénés. Pour les malades autres que ceux de cette dernière catégorie, les demandes d'évacuations sur les hôpitaux de Paris sont adressées par les hôpitaux militaires ou mixtes de la garnison où ils doivent d'abord être admis.

Si un militaire présent dans un corps de troupe, pour une maladie autre que l'aliénation mentale, avait besoin d'être évacué directement sur l'un des hôpitaux de Paris pour y subir une opération difficile ou pour toute autre cause, la demande doit être accompagnée d'un certificat de visite et contre-visite établi par les médecins du corps et revêtu du visa du médecin-chef de l'hôpital militaire de la place s'il en existe un. (Circ. 7 avril 1870 et 20 septembre 1877, vol. 83.)

Il est interdit aux officiers d'éluder les prescriptions qui précèdent, au moyen de permissions obtenues pour se rendre à Paris et pendant lesquelles ils obtiendraient leur admission directe dans un hôpital de Paris. (Circ. 28 novembre 1892, vol. 83, et 17 juillet 1909, *B. O.*, P. s., p. 949.)

EXAMEN (Certificat d')

Le certificat d'examen est rédigé par deux médecins désignés par le général commandant le corps d'armée, ou son délégué, et choisis parmi ceux qui sont attachés, soit au corps, soit à d'autres régiments, soit aux établissements publics. (Art. 9, ordonn. 2 juillet 1831.)

Après avoir pris connaissance des certificats précédemment établis et s'être entourés de tous les renseignements susceptibles d'éclairer leur jugement, ces médecins procèdent à un examen détaillé de l'état actuel de l'intéressé, en présence du conseil d'administration et du sous-intendant militaire qui donne, en séance, lecture du titre II de la loi du 11 avril 1831. (Art. 10, ordonn. du 2 juillet 1831.)

Sans se préoccuper des traitements qui ont été successivement institués, les médecins examinent la blessure ou l'infirmité au triple point de vue des conclusions qu'ils sont appelés à formuler.

1° Au point de vue de la gravité :

Ils s'attachent à décrire d'une manière détaillée le siège et la nature de l'affection, en insistant avec le plus grand soin sur les altérations organiques, de façon à permettre aux personnes appelées à émettre leur opinion, sur le vu des pièces, d'avoir sous les yeux un tableau aussi exact que possible. Si un certificat d'incurabilité a été établi, ils évitent d'en reproduire les termes.

2° Au point de vue de l'impotence fonctionnelle ;

Ils donnent des mensurations précises, des indications nettes sur la forme, le volume, la force, la situation du membre ou de la partie du corps soumis à leur examen. Toutes les fois que les circonstances le permettent, ils procèdent à une nouvelle exploration des organes des sens directement intéressés, et en consignent le résultat dans cette partie du certificat. Enfin, dans les cas des infirmités ouvrant des droits à la pension, ils se conforment rigoureusement à la classification du 23 juillet 1887.

3° Dans le cas de retraite, réforme ou gratification renouvelable, au point de vue de la relation qui existe entre la lésion et la cause invoquée pour la justifier :

Ils s'attachent à établir, en s'appuyant sur les données anatomiques, que le fait rapporté par le certificat d'origine est bien, médicalement parlant, la cause de l'état d'invalidité qu'ils ont mission d'apprécier.

La rédaction des certificats doit toujours être claire, logique et contenir tous les renseignements énumérés ci-dessus, afin de mettre le comité technique de santé à même de donner son avis en toute connaissance de cause.

Les conclusions doivent être textuellement libellées ainsi qu'il est indiqué aux titres se rapportant à chaque cas particulier : *Gratifications renouvelables, Réforme des officiers, réforme n° 1, Retraite*, etc.

EXAMENS

Les médecins militaires peuvent être appelés à faire partie des commissions ou jurys d'examen suivants, outre ceux concernant des examens ou concours médicaux proprement dits.

Examen pour l'obtention du titre d'élève officier d'administration de réserve du service de santé. — En font partie :

Un médecin principal ou major de 1re classe comme président. (Instr. 8 janvier 1909, vol, 72 *bis*.)

Examen de fin de cours des élèves officiers d'administration de réserve du service de santé de l'Ecole de Vincennes. — Un médecin-major de 1re classe du gouvernement militaire de Paris fait partie de la commission d'examen. (Instr. 14 septembre 1908, modif. 31 octobre 1908, vol. 72.)

Examen d'aptitude pour le grade d'officier d'administration de 3ᵉ classe de réserve du service de santé. — La commission d'examen est présidée par un médecin principal ou major de 1ʳᵉ classe. (Instr. 2 février 1909, dispositions spéciales au service de santé, vol. 72.)

Examen de sortie des élèves de l'Ecole d'administration de Vincennes (section du service de santé). — La commission comprend un médecin principal de 1ʳᵉ ou 2ᵉ classe président ; un médecin-major de 1ʳᵉ classe, membre. (Instr. 29 août 1908, art. 4, vol. 32.)

Concours pour l'emploi de professeur à l'Ecole d'administration de Vincennes (section du service de santé). — Le jury est présidé par un médecin inspecteur et comprend parmi ses membres un médecin-major de 1ʳᵉ classe.

Examen d'aptitude au grade de médecin auxiliaire. — La commission d'examen se compose d'un médecin-major de 1ʳᵉ classe, président, et de deux médecins-majors de 2ᵉ classe, membres, choisis parmi les médecins militaires tenant garnison dans la ville où se passe l'examen. (Instr. 3 mars 1902, art. 14, vol. 83.)

EXPERTISES

Les médecins militaires ne sont appelés à donner leur avis sur la valeur d'appareils ou de produits nouveaux et à intervenir dans l'expérimentation des diverses inventions, que sur invitation du Ministre de la guerre.

Ils ne doivent rendre compte de leurs constatations qu'au Ministre seul, par l'intermédiaire de la voie hiérarchique.

Les appréciations verbales des rapporteurs ne doivent pas plus être exprimées devant les inventeurs que le texte des rapports ne doit leur être communiqué. (Circ. 19 octobre 1893, vol. 83.)

FERRAGE

(Règl. 9 janvier 1896, vol. 6 et 6 *bis*, et instr. 24 juin 1910, art. 59 et 61, vol. 69 *ter*.)

FEUILLÉES

Modes d'établissement des feuillées pendant les grand'haltes et bivouacs. (Circ. 22 août 1889, vol. 83.)

FICHE DENTAIRE

(Circ. 10 octobre 1907, vol. 83.)

Au moment de l'incorporation, il est procédé à l'examen de la bouche et des dents de chaque soldat, et les constatations faites sont inscrites au recto de la fiche dentaire dont le modèle est donné par la circulaire.

Le résultat des examens ultérieurs pratiqués tous les trois mois est consigné dans les colonnes de cette fiche, au recto.

Le verso est réservé aux observations des médecins stomatologistes (1).

Ces fiches sont réunies dans un carton, par ordre alphabétique, et conservées par le médecin chef de service.

La dépense résultant de l'achat des fiches et des cartons est imputée à la masse d'habillement du corps.

FICHE MÉDICALE

Les mensurations et observations relevées à la visite d'incorporation des jeunes soldats sont mentionnées par les commandants d'unités, sur la fiche médicale réservée dans le livret matricule de chaque homme, page 9. (Circ. 16 août 1907, vol. 55[1].)

Il en est de même des constatations faites à la visite mensuelle passée avant les manœuvres d'automne. (Règl. d'éducation physique, 21 janvier 1910.)

FICHE SANITAIRE

Consulter le titre *Pesée des hommes.*

FIÈVRE TYPHOÏDE

(Circ. 13 janvier 1908, vol. 83.)

Cette circulaire énumère un certain nombre de mesures prophylactiques dont quelques-unes entraînent des obligations administratives.

En particulier, tout militaire qui, ayant été atteint de fièvre typhoïde, rentre à son corps après un congé de convalescence, doit être renvoyé en congé s'il est encore porteur, dans ses

---

(1) Les services de stomatologie ont été organisés par la circulaire du 2 décembre 1910 (vol. 83).

excréta, de bacille typhique, jusqu'à ce qu'il cesse d'être un danger pour la collectivité. Au besoin, la persistance du bacille justifie la présentation devant une commission de réforme.

Les militaires ayant été atteints de cette maladie ne doivent jamais être employés dans les cuisines, mess ou cantines.

La fièvre typhoïde existant à l'arrivée du contingent peut motiver, suivant l'importance des cas, l'ajournement de la convocation, ou l'isolement des appelés dans une autre garnison ou dans la caserne même.

A la visite d'incorporation, les médecins doivent s'enquérir de ceux des jeunes soldats précédemment atteints de cette affection et faire procéder à l'examen bactériologique de leurs excréta en vue de dépister le bacille d'Eberth.

Dans les documents officiels, rapports, comptes rendus, etc., relatifs aux manifestations de la fièvre typhoïde, on doit exclusivement employer les expressions *typhoïque* ou *typhoïdique*, celle de *typhique* étant réservée aux manifestations du typhus exanthématique. (Circ. 28 avril 1893, vol. 83.)

FILTRES

Les annexes 1 et 2 du règlement du 3 mars 1899 sur le casernement (vol. 51) traitent de l'installation des filtres ou stérilisateurs par le service du génie, de leur entretien et leur remplacement par le servic du casernement.

Le service médical des corps et établissements est responsable du fonctionnement des filtres, de la stérilisation des bougies et des réservoirs.

L'instruction du 12 janvier 1901 (vol. 83) donne la description des divers modèles de filtres employés, les dispositions relatives à leur installation, leur entretien, etc.

La circulaire du 28 janvier 1909 (vol. 83) prescrit que l'épuration de l'eau sera assurée, dans les établissements militaires, au moyen de filtres à sable non submergé, à l'exclusion des autres modes d'épuration. Toutefois les filtres et stérilisateurs en usage ne seront remplacés qu'une fois reconnus hors d'usage et seront jusque-là maintenus et entretenus réglementairement.

L'instruction annexée à cette circulaire donne la description, règle l'installation et le fonctionnement de ces filtres.

Surveillance. — S'assurer, tous les jours, que les divers organes sont en place, qu'ils fonctionnent normalement et mesurer quotidiennement le débit de l'eau, en recueillant la quantité d'eau fournie en une minute. Ce débit doit être de 2 à 3 mètres cubes d'eau par mètre carré et par vingt-quatre heures.

Qualité de l'eau. — Le contrôle de la qualité de l'eau fournie par le filtre est exercé au moyen de l'analyse bactériologique pratiquée tous les quinze jours, sur deux échantillons prélevés l'un à la sortie du filtre, l'autre à la sortie du réservoir. Le prélèvement et l'envoi des échantillons sont assurés comme il est dit au titre *Analyses*.

En cas de contamination révélée par cette analyse, le réservoir doit être vidé, nettoyé et lavé avec une solution d'un litre d'eau de Javel pour dix-neuf litres d'eau.

Distribution de l'eau. — Les récipients destinés à recueillir l'eau filtrée sont désinfectés, chaque fois qu'il est nécessaire, par les soins de l'unité à laquelle ils appartiennent.

Le transport de cette eau de caserne à caserne est à éviter ; quand il est nécessaire, il y a lieu d'utiliser de préférence des tonneaux métalliques faciles à nettoyer.

L'initiative des demandes d'installation de filtres à sable appartient aux bureaux d'hygiène ; ces demandes sont soumises, dans le compte rendu annuel, à l'examen du conseil supérieur de surveillance des eaux, qui décide.

L'installation reconnue nécessaire, l'avant-projet est étudié en conférence par un officier du génie, un représentant du corps ou de l'établissement, un intendant et le médecin chef de service.

La fourniture et la mise en place des appareils sont confiées aux soins du génie, auquel incombent ultérieurement les réparations de maçonnerie. Les autres réparations, les remplacements, améliorations et échanges sont assurés par l'officier de casernement, sur demande et indications du médecin chef de service. Sous l'autorité du chef de corps, ce dernier est chargé de la direction du service de l'eau filtrée.

L'entretien des locaux et de l'installation ainsi que la comptabilité des dépenses incombent à l'officier de casernement.

FONCTIONS CIVILES

(Décret du 15 avril 1910, vol. 83.)

Les officiers du service de santé ayant servi pendant six ans au moins, à dater de leur nomination au grade de médecin aide-major de 2ᵉ classe, peuvent être autorisés à accepter les fonctions civiles suivantes :

Professeur titulaire, agrégé, dans les facultés de médecine, facultés mixtes de médecine et pharmacie ;

Professeur titulaire, suppléant au Collège de France, au Muséum, à l'Ecole d'anthropologie ;

Directeur, sous-directeur, dans les instituts Pasteur et établissements analogues fondés sous le patronage de l'Etat (art. 1).

Les officiers qui désirent poser leur candidature à un de ces emplois adressent au Ministre de la guerre une demande officielle, transmise par la voie hiérarchique, y compris le directeur du service de santé du corps d'armée, à l'effet d'obtenir l'autorisation d'accomplir les démarches nécessaires.

Le Ministre peut donner ou refuser son autorisation. En cas de refus, les intéressés doivent s'interdire l'accomplissement de tout acte tendant à l'obtention de l'emploi civil. (Art. 2.)

Les officiers du service de santé ayant obtenu au concours l'un des emplois spécifiés ci-dessus sont affectés au service hospitalier et astreints à toutes les obligations militaires de ce service. La mise hors cadres serait prononcée, soit sur la demande des intéressés, soit si leurs occupations universitaires ne leur permettaient plus de remplir leurs obligations militaires. (Art. 3.)

Les officiers du corps de santé ainsi placés hors cadres conservent le droit à l'avancement au tour de l'ancienneté, mais le temps passé hors cadres est déduit de leur ancienneté. (Loi 14 avril 1832, art. 16.)

Ils peuvent, pendant leur maintien dans la position hors cadres, être proposés pour l'admission ou l'avancement dans la Légion d'honneur au titre militaire, sans que le temps passé dans cette position soit déduit de leur ancienneté.

Ce temps compte également pour la retraite militaire. (Art. 5.)

Ils sont tous remis, en cas de guerre, à la disposition du Ministre de la guerre, dès le 1er jour de la mobilisation. (Art. 6.)

En temps de paix, ils ont droit, pour leur réintégration, au quart des emplois devenus vacants dans le cadre des officiers du corps de santé de leur grade. (Art. 4.)

Les officiers du corps de santé réintégrés, soit en temps de paix, soit par suite de l'état de guerre, peuvent être replacés dans la position hors cadres pour occuper de nouveau des fonctions civiles. (Art. 7.)

FORMULAIRE PHARMACEUTIQUE

Le *Formulaire pharmaceutique* des hôpitaux militaires entre dans la composition de la bibliothèque médicale de l'infirmerie.

Une commission a été instituée, par décision ministérielle du 17 novembre 1906, pour établir une nouvelle édition de ce *Formulaire*.

Cette nouvelle édition doit comporter deux volumes.

Le tome Ier est applicable depuis le 1er juillet 1909.

Il comprend trois parties :

La première partie contient la description des médicaments usités dans le service de santé de l'armée de terre. Pour cette description, l'ordre alphabétique absolu, sans distinction en matière médicale, compositions officinales ou préparations extemporanées, a été adopté.

Dans la deuxième partie se trouvent des conseils et prescriptions relatifs aux poisons et contre-poisons.

Une instruction détaillée pour les cas d'empoisonnement forme la troisième partie.

Des documents d'ordre chimique (acidimétrie, alcalimétrie, etc.), une notice sur les méthodes de stérilisation, enfin un tableau de l'approvisionnement en médicaments et réactifs des hôpitaux et infirmeries, terminent le volume.

Le tome II, à paraître, doit être consacré au contrôle des denrées alimentaires et à l'analyse des produits physiologiques et pathologiques.

FOURRAGES

Droits aux fourrages pour les officiers de l'active (Règl. 18 octobre 1909, vol. 91); pour les officiers de complément. (Circ. 31 janvier 1907, vol. 88.)

Tarifs. (Annexe n° 1, complétée 29 juillet 1910, vol. 91.) Perceptions à titre gratuit pour officiers isolés. (Art. 253 et 313 règl. ci-dessus, vol. 91.)

Perceptions à titre remboursable. (Art. 346, même règl. ci-dessus, vol. 91.)

FRACTURES (Appareils à)

Des appareils à fracture doivent toujours être tenus prêts dans toutes les infirmeries. (Notice 4, art. 24, R. S. S.)

Il en est de même dans les annexes de remonte. A cet effet, ces établissements reçoivent, sur demande établie comme pour les infirmeries (art. 76 R. S. S.), les appareils compris dans le tableau annexé à la circulaire du 21 mars 1907 (vol. 83).

FRANCHISE POSTALE

Tableau des franchises postales. (Tableau n° 3 et annexes, vol. 36.)

Franchises pour officiers de réserve et de l'armée territoriale. (Instr. 2 février 1909, vol. 72, et ordonn. 17 novembre 1844, vol. 38.)

Franchise télégraphique éventuelle. (Instr. 25 août 1909, vol. 38.)

FRAUDES ALIMENTAIRES
(Décret 5 juin et instr. 12 juin 1908, vol. 25.)

Droit des médecins. — Les médecins militaires sont compris dans la liste des autorités qualifiées pour constater les infractions à la loi du 1ᵉʳ août 1905 sur les fraudes et faire les prélèvements nécessaires. (Art. 2 et R. S. I., art. 138, vol. 78.)

Ce droit de constatation et de prélèvement s'exerce sur les denrées livrées aux malades dans les infirmeries ; sur celles qui sont soumises à leur examen, par application de l'article 35 du décret du 22 avril 1905, par la commission des ordinaires quand elle a des doutes sur leur qualité ; sur celles, y compris la viande, que le même article leur prescrit de visiter dans les locaux de distribution et les cuisines, et, en général, toutes les fois qu'ils se trouvent en présence d'une denrée livrée directement au corps par un fournisseur quelconque.

Si la denrée provient d'un magasin de l'État, le médecin devra se borner à rendre compte au chef de corps. (Instr., chap. III.)

Prélèvements. — Les prélèvements ne peuvent être faits que lorsque la fraude porte :

1° Sur la nature, les qualités substantielles, la composition et la teneur en principes utiles ;

2° Sur l'espèce et l'origine de la denrée, si l'espèce ou l'origine est considérée comme la cause principale de la fourniture ;

3° Sur l'identité de la chose livrée, par la livraison d'une denrée autre que la chose déterminée qui a fait l'objet du contrat ;

4° Sur la falsification des denrées, leur corruption ou leur caractère toxique. (Loi du 1ᵉʳ août 1905, art. 1 et 3.)

Les prélèvements doivent être effectués en présence du fournisseur, ou de son représentant dûment avisé, s'il est absent, du jour et de l'heure des prélèvements ; il est passé outre s'il ne répond pas à la convocation (chap. IV, paragraphe 1ᵉʳ).

Les prélèvements ne peuvent avoir lieu que dans les établissements militaires, sauf dans le cas d'achats effectués directement chez le fournisseur.

Toutefois, sont assimilés aux établissements militaires les locaux où se fabriquent les produits destinés à l'armée et ceux où sont emmagasinées les matières premières servant à cette fabrication (chap. IV, paragraphe 3).

Les opérations du prélèvement comportent la prise, sur chaque denrée, de quatre échantillons, autant que possible identiques (décret 31 juillet 1906, art. 7) : un pour le laboratoire, les trois autres destinés éventuellement aux experts. Un cinquième échantillon, mais sans cachets, devra être laissé à l'intéressé, s'il le demande.

Les échantillons doivent remplir les conditions fixées par l'arrêté du Ministre de l'agriculture du 1er août 1906. (Instr., chap. IV, paragraphe 2.)

Tout échantillon est mis sous scellés appliqués sur une étiquette, composée de deux parties pouvant se séparer et être ultérieurement rapprochées, conforme au modèle n° 3. (Instr., chap. IV, paragraphe 4.)

•CORPS D'ARMÉE		MODÈLE N° 3.
ou		
GOUVERNEMENT MILITAIRE	MINISTÈRE DE LA GUERRE	FORMAT DU PAPIER :
de Paris *ou* de Lyon (1)		Hauteur........ 0m,095
—		Largeur........ 0m,17
		(Papier fort ou parcheminé).
PLACE DE		

Dénomination :
Date du prélèvement :
Numéro d'enregistrement de la préfecture :

•CORPS D'ARMÉE   RÉPRESSION DES FRAUDES.

—

PLACE DE   MINISTÈRE DE LA GUERRE.

Numéro d'inscription du service administratif :

Echantillon prélevé le   , sous le numéro

Nature du produit :

Dénomination sous laquelle il est livré :

Nom du fournisseur :

Domicile :

Lieu où le prélèvement a été opéré :

L'Officier,
[ou *Le fonctionnaire militaire verbalisateur* (1)].

Séance tenante il est procédé à la rédaction du procès-verbal, suivant le modèle ci-après. (Instr., chap. IV, paragraphe 6.)

---

(1) Biffer les mots inutiles, suivant le cas.

<table>
<tr><td>

• CORPS D'ARMÉE
ou
GOUVERNEMENT MILITAIRE
de Paris *ou* de Lyon (1)

—

PLACE DE

</td><td>

MINISTÈRE DE LA GUERRE

RÉPRESSION DES FRAUDES

(Loi du 1ᵉʳ août 1905, décrets du
31 juillet 1906 et 5 juin 1908).

</td><td>

MODÈLE Nᵒ 1.

FORMAT DU PAPIER :

Hauteur......... 0ᵐ,315
Largeur......... 0ᵐ,205

</td></tr>
</table>

PROCÈS-VERBAL DE PRÉLÈVEMENT D'ÉCHANTILLONS

Nᵒ d'enregistrement :

Nᵒ du prélèvement :

Nous soussigné : (2)
agissant en vertu des pouvoirs à nous conférés par le décret du 5 juin 1908, avons, en procédant à la réception (ou à la vérification) des marchandises livrées (ou approvisionnées) à (3)   par (4)
, prélevé quatre échantillons identiques de (5)

Pour prélever ces quatre échantillons identiques, nous avons procédé ainsi qu'il suit en présence de M.
, fournisseur (ou de M.   préposé, représentant le fournisseur) (7).

Ces échantillons ont été ensuite renfermés dans (8)
, et scellés immédiatement avec des étiquettes indicatives portant toutes le nᵒ (9)   , que
a   signé avec nous.

M.   nous a formulé les observations qui suivent :

Nous avons délivré au fournisseur, M.
un bon de remboursement de
montant de la valeur déclarée (10) par lui des quatre échantillons susvisés et portant le nᵒ   .

En foi de quoi nous avons dressé le présent procès-verbal que M.   a signé avec nous, après que lecture lui en a été faite, pour être transmis à M. le préfet de
A   , le (date et heure en toutes lettres).

Le Fournisseur
ou *Le Préposé* (11).

L'Officier verbalisateur (12);

---

(1) Biffer les mots inutiles, suivant le cas.
(2) Nom, prénoms, qualité de l'officier ou du fonctionnaire militaire verbalisateur.
(3) Indiquer exactement le lieu et le corps ou établissement destinataire.
(4) Nom, prénoms, profession, domicile du fournisseur.
(5) Il est indispensable de mentionner au procès-verbal les circonstances du prélèvement, notamment en ce qui concerne l'importance du lot de marchandises échantillonné, la nature des récipients ou des emballages, les marques dont ils sont revêtus, les conditions dans lesquelles les marchandises sont livrées ou approvisionnées.
(6) A remplir par la préfecture.
(7) Si le fournisseur ou le préposé ne sont pas présents, indiquer comment ils ont été convoqués.
(8) Nature de l'emballage.
(9) Numéro du prélèvement relaté en tête du procès-verbal.
(10) Dans le cas où cette déclaration comporterait une majoration évidente de la valeur réelle, il y aurait lieu de mentionner au procès-verbal, ainsi que sur le récépissé, cette dernière estimation.
(11) Dans le cas où le fournisseur ou le préposé refuserait de signer, constater le refus au procès-verbal.
(12) Ou le fonctionnaire militaire verbalisateur.

Il est remis au fournisseur un récépissé détaché d'un livret à souche faisant mention de la valeur des échantillons prélevés. d'après la déclaration du fournisseur ou de son représentant. S'il y a majoration évidente de la valeur réelle, il en est fait mention sur le récépissé et au procès-verbal. (Chap. IV, paragraphe 5, instr.)

CORPS D'ARMÉE

ou

GOUVERNEMENT MILITAIRE

de Paris *ou* de Lyon (1)

PLACE DE

Prélèvement d'échantillons

(Loi du 1er août 1905, décrets
du 31 juillet 1906 et du 5 juin
1908.)

N°   (2)

Objet du prélèvement :
Nom du fournisseur :
Valeur déclarée :
Date du prélèvement :

MODÈLE N° 2.

FORMAT DU PAPIER :

Hauteur............ 0ᵐ,16
Largeur............ 0ᵐ,24

CORPS D'ARMÉE

ou

GOUVERNEMENT MILITAIRE DE PARIS OU DE LYON (1)

RÉCÉPISSÉ

N°   (2)

PRÉLÈVEMENT D'ÉCHANTILLONS

(Loi du 1er août 1905, décrets du 31 juillet 1906
et du 5 juin 1908.)

Je soussigné, ai prélevé le

quatre échantillons de

d'une valeur déclarée de

Nom du fournisseur

A   , le   19

L'Officier verbalisateur (3).

---

(1) Biffer les mots inutiles,
suivant le cas.
(2) Numéro du prélèvement.

(1) Biffer les mots inutiles, suivant le cas.
(2) Numéro de prélèvement.
(3) Ou le fonctionnaire militaire verbalisateur

Le procès-verbal et les échantillons, parfaitement emballés, sont envoyés dans les vingt-quatre heures à la préfecture, par le corps ou service pour le compte duquel a eu lieu le prélèvement. Celui-ci avise de cet envoi le commandant de corps d'armée. (Chap. IV, paragraphe 7, instr.)

Lorsqu'il s'agit de denrées corrompues ou en état de putréfaction, ou que, pour toute autre raison, le prélèvement ne peut se faire ainsi qu'il est dit ci-dessus, le délit peut être constaté par un procès-verbal de flagrant délit établi dans les conditions prescrites pour les viandes corrompues. Voir le titre *Viandes*. (Circ. 5 mars 1909, vol. 25.)

Les agents civils de la répression des fraudes ont tous pouvoirs pour exercer leur action dans les magasins militaires et les cantines des corps, services et établissements militaires. (Circ. 21 octobre 1909, vol. 25.)

FUMIERS
(Règl. 24 juin 1910, art. 60 et 61, vol. 69 *ter*.)

FURTADO-HEINE (Villa)
(Instr. 7 avril 1902, vol. 85.)

La villa Furtado-Heine, située à Nice, est destinée à recevoir les officiers auxquels un repos d'une certaine durée est nécessaire.

Ne peuvent y être reçus que les officiers de terre et de mer en activité ou en non-activité pour infirmités.

Exceptionnellement peuvent y être admis : les officiers de réserve et de l'armée territoriale, dans la convalescence de maladies contractées en activité et seulement dans un délai de cinq ans après leur radiation de l'activité. (Art. 2.)

Conditions d'admission. — Le séjour est indiqué pour ceux dont la santé est ébranlée par les fatigues du service résultant de campagnes, de voyages d'exploration ou d'efforts intellectuels soutenus ; ceux atteints d'anémie, non attribuable à la tuberculose au début ; d'anémie palustre, même avec engorgements viscéraux ; convalescents de maladies autres que la tuberculose ; ceux atteints d'affections bacillaires localisées non suppurantes, de rhumatismes apyrétiques ou de goutte chronique, de neurasthénie suite d'excès de travail.

Ne doivent pas y être admis ceux dont l'état de santé présente des chances de contagion, exige un traitement hospitalier, des soins, une surveillance ou des régimes spéciaux et, en particulier, ceux atteints ou en imminence de tuberculose, les apoplectiques, pléthoriques, cardiopathiques, et ceux en imminence d'affections cérébro-spinales. (Art. 3.)

Les demandes sont accompagnées de certificats de visite et contre-visite, établis sur l'ordre de l'autorité militaire du lieu de résidence et comme il est dit au titre *Certificats*.

Ces certificats doivent, dans le corps du certificat, indiquer de façon précise les motifs qui nécessitent l'admission et spécifier que « l'intéressé ne se trouve dans aucun des cas d'exclusion prévus à l'article 3 de l'instruction du 7 août 1902 et qu'il est en état de supporter la fatigue du déplacement pour se rendre à Nice ».

La conclusion est : « la nécessité de l'envoi à la villa Furtado-Heine ».

Pour les officiers de réserve et de l'armée territoriale et les officiers retraités, il doit y être joint une copie (mod. n° 9, vol. 81) du certificat d'origine.

Les officiers résidant aux colonies sont l'objet, à leur débarquement, d'une nouvelle contre-visite, après laquelle le bulletin d'admission leur est remis, s'il y a lieu, par le commandant d'armes. (Art. 5.)

Le séjour est d'un mois ; il peut être prolongé par périodes de trente jours, mais exceptionnellement au delà de deux mois au maximum, par le gouverneur de Nice, à qui la demande de prolongation est transmise par l'administrateur de la villa, avec un certificat de visite motivée, dressé par le médecin-chef de l'hôpital de Nice. (Art. 7.)

GENDARMERIE

Admission. — Les certificats pour l'admission dans la gendarmerie sont établis comme il est dit au titre *Aptitude physique*.

Service médical. — Le service médical de la gendarmerie de la Seine est assuré par un médecin-major de 1re classe, spécialement chargé de ce service, qui fonctionne **conformément** aux articles 34 à 45 du règlement du 14 octobre 1905 (vol. 40).

Dans les autres places de garnison, ce service est confié à un médecin militaire désigné par le commandant d'armes ou le général commandant le corps d'armée, sur la proposition du médecin chef du service de santé de la place ou du directeur du service de santé. (Art. 14 et 69 *bis* modif. 7 avril 1909, R. S. S.)

Les prescriptions relatives à ce service sont contenues dans les articles 116 à 127 du règlement du 14 octobre 1905 (vol. 40). Elles sont à peu près conformes à celles qui règlent le service médical des corps de troupe. Il y a lieu de signaler toutefois les points suivants :

Nécessité d'hospitaliser les gendarmes, même mariés et pouvant être soignés chez eux, dont l'affection nécessite des soins spéciaux ou présente des dangers de contagion pour la caserne (Art. 117) ;

Visite annuelle des titulaires de certificats d'origine de blessures ou maladies (Art. 119) ;

Application de la loi du 15 février 1902 sur la vaccination obligatoire aux membres de la famille des gendarmes ;

Application de la circulaire du 30 mai 1904 (vol. 83) sur la prophylaxie de la tuberculose ;

Hospitalisation et élimination des gendarmes tuberculeux ; obligation stricte, pour les membres de sa famille atteints de tuberculose, de se soumettre aux mesures prophylactiques au dedans et au dehors du logement sous peine d'exclusion ;

Désinfection après l'évacuation du logement ;

Rédaction par le médecin d'une notice au sujet de l'utilisation judicieuse du paquet de pansement. (Art. 123.)

Les médicaments prescrits pour le gendarme ou sa famille sont portés sur des bons spéciaux, dont les imprimés sont fournis par la gendarmerie. La délivrance des médicaments est faite par les hôpitaux militaires, s'ils sont compris dans la nomenclature et le tarif contenus dans le volume 42.

Dans le cas contraire, ou s'il n'existe pas d'hôpital militaire, ils sont achetés sur place.

Dans les deux cas, ils sont payés par la masse de secours de la gendarmerie.

Le sérum antidiphtérique est délivré gratuitement, au dépôt établi dans chaque garnison, sur bon nominatif établi et signé par le médecin militaire. (Art. 122.)

Pour les détachements dans des localités non pourvues d'un approvisionnement, il est établi par le médecin une demande télégraphique adressée à l'établissement désigné pour l'envoi de sérum ; une seringue spéciale peut aussi être fournie.

L'indication de ces centres d'approvisionnement doit se trouver dans chaque brigade.

Ce n'est qu'en cas d'insuffisance d'approvisionnements, ou d'urgence absolue, que le sérum pourra être acheté dans les pharmacies locales : il y aura lieu, dans ce cas, de n'utiliser que du sérum provenant de l'Institut Pasteur ou d'une faculté de médecine. (Circ. 7 octobre 1895, vol. 83.)

GÉNÉRALE

Au signal de l'alarme, annoncée par la générale, tous les militaires sont tenus de se réunir, sur-le-champ, au corps dont ils font partie. (Règl. 7 octobre 1909, art. 42, vol. 75.)

GESTION

(Règl. 20 mars 1906, art. 74, vol. 1 et R. S. S., art. 74.)

La gestion des infirmeries appartient au conseil d'administration du corps, dont le médecin chef de service est l'agent.

Il est chargé de tenir, sous l'autorité du conseil, la surveillance et la vérification du major, les registres et toutes les écritures de détail déterminés par les règlements et instructions concernant la gestion des fonds et du matériel qui lui sont confiés.

Dans les portions de corps sans conseil, c'est le commandant de détachement qui exerce cette surveillance et qui est chargé de cette vérification.

Quand les fonctions de major sont remplies par un capitaine fonctionnaire-major, celui-ci n'a aucune surveillance à exercer. Il constate simplement la concordance des écritures de l'infirmerie avec les écritures générales du corps. Les rectifications sont prescrites, le cas échéant, par le chef de corps. (Règl. 20 mars 1906, art. 43, vol. 1.)

Le médecin chef de service est pécuniairement responsable de l'existence des fonds qui lui sont confiés ainsi que de l'existence et du bon entretien du matériel dont il est comptable.

GRATIFICATION RENOUVELABLE

(Instr. 31 mars 1906, vol. 66².)

Objet. — Les gratifications renouvelables sont des allocations que le Ministre peut accorder dans le cas de *blessures* reçues ou d'*infirmités* contractées en *service commandé*, qui, sans ouvrir des droits à une pension de retraite, c'est-à-dire ne mettant pas l'intéressé *hors d'état de pourvoir* à sa subsistance, occasionnent une *diminution* de la *faculté de travail* d'au moins 10 p. 100 et devant persister pendant deux ans au moins. (Art. 1.)

Catégories. — Les gratifications renouvelables se divisent en trois catégories :-

1ʳᵉ catégorie : Réduction d'au moins 30 p. 100 de la faculté de travail (moitié du minimum de la pension d'ancienneté du grade) ;

2ᵉ catégorie : Réduction d'au moins 20 p. 100 (tiers de ce minimum) ;

3ᵉ catégorie : Réduction d'au moins 10 p. 100 (sixième de ce minimum).

Le dossier de l'intéressé comprend le certificat d'origine de blessure ou de maladie.

Formalités. — L'examen des hommes proposés pour une gratification a lieu devant une commission de réforme.

Les médecins désignés pour procéder à cet examen sont choisis par le général commandant la subdivision (tableau n° 2 des délégations du 19 décembre 1906, *B. O.*, p. s., 2° sem. 1906) suivant les principes énoncés au titre *Certificats.*

Les résultats de cet examen sont consignés dans des certificats d'examen et de vérification, chacun d'eux étant signé par deux médecins.

La gratification pouvant être proposée par la commission *avec* ou *sans réforme*, ces certificats peuvent ou non viser l'impossibilité de servir.

Si la commission conclut à la réforme, celle-ci est toujours acquise, le Ministre statuant seulement, après avis du comité technique de santé, sur le point de savoir s'il doit être délivré un congé de réforme n° 1 et sur l'attribution de la gratification.

Rédaction des certificats. — Ils sont établis sur les mêmes imprimés (modèles des pensions, vol. 66), et d'après les règles énoncées aux titres *Examen* et *Vérification*, en ce qui concerne la description des lésions.

Quant aux conclusions, elles sont ainsi libellées, suivant le cas :

A. — Gratification renouvelable avec réforme.

« En conséquence estimons :

» 1° Que les blessures (ou infirmités ou accidents) ci-dessus relatées sont graves ;

» 2° Qu'elles paraissent résulter, médicalement parlant, des causes spécifiées au certificat d'origine » (en ajoutant, s'il peut y avoir doute à cet égard) : « indépendamment de toute prédisposition constitutionnelle appréciable » ;

» 3° Qu'elles le mettent hors d'état de servir et de rentrer ultérieurement au service ;

» 4° Qu'elles occasionnent une diminution de la capacité de travail de (10, 20 ou 30) p. 100 et pendant une durée d'au moins deux ans ;

» 5° Qu'elles nécessitent la réforme n° 1 avec gratification renouvelable. »

La première conclusion ne doit jamais viser l'incurabilité à ce moment, la gratification étant d'abord et toujours accordée pour deux ans.

B. — Gratification renouvelable sans réforme.

« En conséquence estimons :

» 1° Que les blessures (ou infirmités ou accidents) ci-dessus relatées sont peu graves ;

» 2° Qu'elles paraissent résulter, médicalement parlant, des causes spécifiées au certificat d'origine » (et, s'il y a lieu) : « indépendamment de toute prédisposition constitutionnelle appréciable ;

» 3° Qu'elles ne mettent pas l'intéressé hors d'état de servir ;

» 4° Qu'elles occasionnent une diminution de la capacité de travail de (10, 20 ou 30) p. 100 ;

» 5° Qu'elles n'entraînent pas la réforme, mais nécessitent la gratification renouvelable. »

Visites bisannuelles. — La gratification renouvelable étant d'abord et toujours accordée pour deux ans, les titulaires doivent subir des visites bisannuelles.

Ces visites ont lieu, pour les titulaires domiciliés dans la Seine ou les chefs-lieux de subdivision, devant les commissions de réforme. Pour les autres, elles sont passées, au moment des tournées de revision, par les médecins militaires ou civils assistant le conseil de revision, les autorités militaires de ce conseil se constituant en commission extraordinaire de réforme.

Il en est de même en Algérie, en territoire civil.

En territoire militaire, les titulaires sont visités, en mai ou en novembre, par le médecin militaire de l'hôpital militaire ou de la garnison, les plus voisins de leur domicile.

Ils sont convoqués par les soins des sous-intendants militaires, qui envoient en même temps, aux médecins militaires, la liste des hommes qu'ils auront à examiner.

Les certificats établis sont envoyés, en même temps que la liste, par les médecins, au général commandant la subdivision, qui en saisit la commission de réforme du chef-lieu ; celle-ci statue d'après les certificats. (Art. 28.)

La visite des titulaires internés dans un asile d'aliénés est passée comme il est dit au titre *Aliénés*.

Le résultat de ces visites est consigné sur un certificat de visite extrait du registre à souche (mod. n° 35).

Ces certificats doivent exposer, dans le corps du certificat, d'une façon aussi détaillée que possible et après examen des certificats antérieurs, la situation physique des intéressés au point de vue de la blessure ou de l'infirmité qui a nécessité la gratification ; indiquer, d'une façon nette et précise, si l'invalidité subsiste toujours et quel est le degré de diminution de l'aptitude au travail ; si l'infirmité a disparu ou, enfin, si elle paraît incurable.

Les conclusions sont les suivantes selon le cas :

« 1° Estimons que l'invalidité subsiste diminuant au même degré la capacité de travail et nécessite le maintien de la gratification renouvelable pour une nouvelle période de deux ans dans la même catégorie ;

» 2° Que l'invalidité subsiste, mais en ne diminuant que de (chiffre inférieur au précédent) la capacité de travail et nécessite le passage dans une catégorie inférieure de la gratification ;

» 3° Que la capacité de travail est suffisamment recouvrée et qu'il y a lieu de supprimer la gratification ;

» 4° Que l'invalidité subsiste, mais en diminuant de (chiffre supérieur au précédent) la capacité de travail et nécessite le passage dans une catégorie supérieure de la gratification ;

» 5° Que l'invalidité subsiste et paraît incurable, et qu'elle nécessite le maintien de la gratification à titre permanent. »

Il faut, dans le 2° cas (passage dans une catégorie inférieure), que la catégorie primitive n'ait pas été la plus faible et, dans le 4° cas (passage à une catégorie supérieure), que la catégorie primitivement accordée n'ait pas été la plus élevée.

Dans les 4° et 5° cas, la commission extraordinaire de réforme constituée au moment des conseils de revision ne peut statuer, et l'intéressé est convoqué devant une commission de réforme de subdivision.

Il subit devant cette commission un nouvel examen et c'est le certificat qui est établi à la suite qui est transmis avec le dossier au Ministre.

Si, au moment de cet examen, la gêne fonctionnelle alléguée ne paraît pas suffisamment justifiée par l'examen des lésions anatomiques, il est procédé par la gendarmerie à une enquête sur les occupations, le genre de vie des intéressés, les conditions de l'exercice de leur métier et les suspensions relatives ou complètes de leurs travaux. Ce procès-verbal est communiqué aux médecins experts. (Art. 38.)

Enfin, dans le cas où les infirmités auraient acquis un caractère de gravité suffisant pour ouvrir des droits à une pension de retraite, en mettant l'intéressé hors d'état de pourvoir à sa subsistance, il est procédé comme il est dit au titre *Retraite pour infirmités*.

Réadmissions. — Les anciens militaires rayés de la gratification renouvelable peuvent, si leur état d'invalidité première venait à se reproduire, adresser une demande de réadmission. Dans ce cas, il y a lieu d'établir de nouveaux certificats d'examen et de vérification comme pour l'admission. (Art. 39.)

La réadmission ne peut avoir pour base que la même blessure ou la même infirmité ayant déjà motivé l'admission à la gratification.

GRÈVES

Allocations aux officiers détachés en cas de troubles. (Circ. 31 décembre 1902, *B. O.*, p. s., 2ᵉ sem. 1902, et 14 octobre 1910, vol. 88.)

GRIPPE

Mesures prophylactiques en cas d'épidémie de grippe. — Prémunir les hommes contre le refroidissement : dans les exercices (écourter leur durée en plein air le matin, éviter les stationnements) ; pendant les gardes (relèvement des sentinelles chaque heure) ; dans les chambres (chauffage) ; pendant les évacuations sur les hôpitaux ; surveiller l'habillement et notamment le port de la ceinture de flanelle ; allocation de boissons toniques (thé sucré) ; isolement dans des locaux spéciaux, afin de ne pas encombrer les infirmeries, des hommes légèrement atteints et des convalescents. (Instr. 30 mars 1895, vol. 78 et 83.)

GYMNASTIQUE (Ecole de)
(Instr. 11 avril 1908, vol. 321.)

Un médecin-major de 2e classe est compris dans les cadres de l'Ecole de gymnastique et d'escrime de Joinville-le-Pont.

Il est chef du service de santé de l'Ecole.

Il dirige l'éducation physique du groupe des hommes du service auxiliaire appartenant au petit état-major de l'Ecole. (Art. 7.)

En tant que directeur des exercices de ces hommes, il a sur eux les mêmes droits que sur les hommes à l'infirmerie. (Art. 9.)

Il est membre de la commission chargée de faire passer, aux élèves instituteurs et de l'Ecole normale supérieure sous les drapeaux (modif. 8 décembre 1909), l'examen d'aptitude à l'enseignement des exercices physiques.

Il professe un cours d'anatomie et de physiologie appliquées. (Art. 54.)

Il est directeur du laboratoire de physiologie. (Art. 55.)

Aptitude physique des officiers, sous-officiers et soldats proposés pour faire un stage. — Etre robuste et bien constitué, exempt de toute affection aiguë ou chronique pouvant causer une gêne ou un danger. Il y a lieu d'éliminer en particulier les sujets ayant des palpitations de cœur, ceux qui ont dans leurs antécédents des maladies de poitrine sérieuses, ceux qui présentent de la laxité des anneaux inguinaux, des varices des membres ou du varicocèle ; enfin ceux antérieurement atteints de fractures et surtout d'entorses.

Les soldats instituteurs et élèves de l'Ecole normale supérieure envoyés à cette Ecole pour y suivre le cours spécial d'enseignement physique doivent avoir les mêmes conditions d'aptitude.

Toutefois, si le nombre de ces militaires fixé pour chaque corps d'armée ne pouvait être atteint, les corps peuvent désigner dès militaires de cette catégorie présentant une aptitude physique atténuée, mais compatible avec la pratique modérée des exercices physiques.

Les certificats à délivrer aux militaires compris dans les deux premiers paragraphes ci-dessus sont établis sur un certificat de visite (mod. n° 8) certifiant que l'intéressé « est sain, robuste et bien constitué, qu'il n'a aucune des infirmités, apparentes ou cachées, énumérées au paragraphe III : Conditions physiques de l'instruction du 11 avril 1908 ».

La conclusion est : « que l'intéressé réunit (ou ne réunit pas) les conditions d'aptitude physique pour être envoyé à l'Ecole de gymnastique ».

Pour les militaires instituteurs et les élèves de l'Ecole normale supérieure se trouvant dans les conditions du 3e paragraphe ci-dessus, le certificat est établi comme le précédent, mais en ajoutant à la fin de la description : « sauf..... » (indication de l'imperfection physique).

La conclusion est la suivante : « que l'intéressé présente une aptitude physique atténuée, mais compatible avec une pratique modérée des exercices physiques ».

HABILLEMENT

Les hommes admis à l'infirmerie apportent avec eux leurs effets d'habillement et de petit équipement, à l'exclusion des autres effets, armes et munitions, qui restent à leur unité. (Art. 44 R. S. S.)

Pendant leur séjour, ils font usage, suivant la saison, soit du bourgeron et du pantalon de coutil, soit de leurs effets personnels d'instruction.

Toutefois, afin de permettre la désinfection de ces effets, il est constitué un petit approvisionnement de pantalons et de capotes d'instruction en drap, propres et en bon état. (Art. 77 R. S. S.)

Ces effets sont délivrés par les unités désignées par le major, sur bon de distribution (mod. n° 61, vol. 1 *bis*) établi par le médecin chef de service et visé par le major. Ils sont pris en charge sur le carnet-inventaire (mod. n° 15, vol. 1 *bis*) à la section II.

Leur réintégration est faite sur bulletin de réintégration (mod. n° 62, vol. 1 *bis*) établi comme le bon de distribution, et après désinfection préalable.

Dans les régiments de cavalerie et les escadrons du train, où les pantalons de cheval et les manteaux ne peuvent être utilisés par les malades, il est cédé à ces corps, par ceux d'infanterie où d'artillerie le plus à proximité, des capotes et pantalons d'instruction en bon état. Le bon de distribution est établi comme ci-dessus et envoyé au major. (Notific. 9 septembre 1903, vol. 83.)

Une circulaire du 25 février 1908 (vol. 83) prescrit que, dorénavant, ces effets seront confectionnés, dans les unités visées ci-dessus, avec les manteaux hors de service. Ce ne serait que dans le cas où ceux-ci feraient défaut que la fourniture de ces effets serait assurée conformément à la notification du 9 septembre 1903.

Les manteaux à utiliser doivent être, avant transformation, nettoyés et désinfectés. Les frais d'entretien de ces effets sont au compte de la masse d'habillement du corps.

Outre les effets ci-dessus, il est remis à chaque malade une paire de pantoufles fournies et remplacées par le service de santé comme il est dit au titre *Matériel du service courant*.

HARNACHEMENT

Harnachement des chevaux des officiers montés. (Décis. minist. 13 novembre 1906, vol. 54 *ter*, et circ. 3 novembre 1910, vol. 98.)

Conditions à remplir par les caisses de harnachement d'officiers déposées dans les casernes. (Circ. 23 mars 1909, vol. 54 *ter*.)

Indemnité de première mise de harnachement aux officiers montés. (Décret 7 juin 1904, revisant le tarif n° 22 annexé au décret 27 décembre 1890, vol. 90.)

HIÉRARCHIE

(Loi du 16 mars 1882, art. 37, vol. 64.)

Les officiers du corps de santé ont une hiérarchie propre dont les grades correspondent à ceux de la hiérarchie militaire principale, savoir :

Elève de l'Ecole de santé militaire.   Aspirant (1).
Médecin auxiliaire...............   Adjudant.

Officiers subalternes.

Aide-major de 2e classe..........   Sous-lieutenant.
Aide-major de 1re classe.........   Lieutenant.
Major de 2e classe...............   Capitaine.

---

(1) Les élèves de l'Ecole de santé militaire ayant accompli une année de service sont dénommés aspirants.

Le grade d'aspirant se place entre celui de sergent-major au-dessous et d'adjudant au-dessus. (Décret 16 mai 1910, vol. 22.)

Officiers supérieurs.

Major de 1re classe.................. Chef de bataillon.
Principal de 2e classe.............. Lieutenant-colonel.
Principal de 1re classe............... Colonel.

Officiers généraux.

Inspecteur....................... Général de brigade.
Inspecteur général................. Général de division.

HONNEURS FUNÈBRES

(Règl. service de place, 7 octobre 1909, art. 135 à 141, vol. 75.)

HONNEURS MILITAIRES

(Règl. service de place, 7 octobre 1909, art. 34 et 118, vol. 75.)

HOPITAL (Billet d')

Consulter le titre *Entrée à l'hôpital.*

HOPITAL (Registre d')

(Supprimé par circulaire du 28 octobre 1910.)

HOPITAUX AUXILIAIRES

Voir le titre *Hôpitaux temporaires.*

HOPITAUX MILITAIRES

Solde des officiers en traitement dans les hôpitaux militaires. (Décret 22 mars 1910, modifiant les positions 1, 19, 24, 25, 54 du tableau 1 du règl. 29 mai 1890, vol. 88, et art. 197 modif. 22 mai 1910, R. S. S., vol. 80.)

Mode de remboursement et tarif des frais d'hospitalisation. (Instr. 22 mars 1910 avec addition du 4 juillet 1910, R. S. S., vol. 80.)

Visites. — Le médecin chef de service visite, au moins une fois par semaine, les malades du régiment en traitement aux hôpitaux et rend compte, sur son rapport du lendemain, du résultat de cette visite.

Il accompagne le colonel dans les visites que celui-ci fait aux malades en traitement à l'hôpital. (R. S. I., art. 117, vol. 78.)

Pendant ces visites, il doit se conformer aux mesures prophylactiques prescrites par le médecin-chef de l'hôpital, pour l'entrée dans les salles de contagieux. (Circ. 28 juin 1907, vol. 83.)

Service dans les hôpitaux. — Les médecins des corps de troupe peuvent être désignés pour faire le service dans les hôpitaux militaires ou hospices militarisés de leur garnison.

Cette désignation est faite par le général commandant le corps d'armée, sur la proposition du directeur du service de santé ou, à défaut, par le commandant d'armes, sur la proposition du médecin-chef du service de santé de la place.

Ce service ne les dispense pas de leurs obligations envers leur corps.

Les médecins aides-majors ne sont qu'exceptionnellement désignés. (Vol. 78 et R. S. S., art. 14 et 69 *bis*, modif. 7 avril 1909, vol. 80.)

Service de garde. — Quand le médecin chef du service de santé de la place le juge utile et que l'hôpital ou l'hospice ne dispose pas d'au moins trois aides-majors, ceux des corps de troupe et ceux de réserve ou de l'armée territoriale en cours de période d'instruction, ainsi que les médecins auxiliaires, sont désignés, à tour de rôle, pour un service de garde permanent à l'hôpital.

Le médecin de garde est désigné chaque jour au rapport de la place.

Ce tour de garde ne peut être imposé au même médecin que tous les trois jours. (Art. 69 *bis* R. S. S., modif: 7 avril 1909, vol. 80.)

HOPITAUX TEMPORAIRES

(Instr. 5 mai 1899, vol. 83 *bis*.)

But. — Les hôpitaux temporaires du territoire sont destinés à suppléer, lors de la mobilisation, à l'insuffisance des hôpitaux militaires ou mixtes du territoire national, pour le traitement des malades ou blessés évacués de l'armée. (Art. 5.)

Choix des locaux. — Ils peuvent être installés dans les établissements d'enseignement, les asiles, les grands hôtels et tous autres locaux qui, par leurs dispositions, leur situation, leur étendue ou leur ameublement, semblent pouvoir être utilisés. (Art. 6.)

Ils doivent être situés dans une localité desservie par le chemin de fer, pouvoir contenir 20 lits au moins, en réservant un volume de 40 mètres cubes à chaque malade ou blessé. (Art. 10.)

Destination. — Ils peuvent être destinés à toutes les catégories, ou bien à une ou plusieurs catégories déterminées de malades, fiévreux, blessés, contagieux ou convalescents. (Art. 11.)

Division. — Ces hôpitaux peuvent être gérés : soit par le service de santé de l'armée, ce sont les hôpitaux temporaires du territoire proprement dits ; soit par une des sociétés d'assistance aux blessés. Ceux-ci prennent le nom d'hôpitaux auxiliaires du territoire. (Art. 15.)

Hôpitaux temporaires du territoire proprement dits. Préparation. — Un médecin militaire du grade de principal ou major, du service hospitalier ou des corps de troupe, est chargé par le directeur du service de santé, dans chaque ville de garnison, de préparer, dès le temps de paix, l'organisation de ces hôpitaux. (Art. 12.)

A cet effet, le médecin désigné, après entente, soit directe, soit par l'intermédiaire du commandant d'armes s'il s'agit d'établissements appartenant à l'Etat, ou du maire pour ceux des communes ou des particuliers, visite les locaux remplissant les conditions des articles 6 et 10, susceptibles de se prêter à l'installation de ces hôpitaux. (Art. 19.)

Cette première visite est destinée à se renseigner sur les conditions générales d'hygiène de ces établissements. Elle est suivie de l'établissement d'un rapport succinct en simple expédition, faisant connaître au directeur du service de santé son opinion à ce sujet.

Si le directeur reconnaît que l'établissement est susceptible d'être utilisé, il en informe le médecin militaire, qui doit procéder aux opérations suivantes. (Art. 20.)

Ce médecin fait une étude complète de l'établissement, dont les résultats sont consignés dans un rapport établi suivant le programme ci-après :

1° Désignation du propriétaire, destination normale de l'établissement ; situation par rapport à la gare, orientation, voies d'accès, description des chambres et des divers locaux ; eau, qualité, distribution, moyens d'épuration ; latrines et égouts ; causes d'insalubrité aux environs; moyens d'éclairage ;

2° Capacité de contenance maximum en malades ;

3° Estimation, avec le concours si besoin d'un officier du génie, des travaux d'aménagements par modifications peu importantes aux locaux existants ; construction de locaux accessoires ; changements dans les distributions de l'eau, de l'éclairage et des égouts ;

4° Analyse de l'eau potable ;

5° Description de l'établissement en le supposant aménagé en hôpital ;

6° Décompte du matériel existant susceptible d'être utilisé, en se basant sur les indications de la notice n° 5 de l'instruction.

Ce rapport est établi en deux expéditions et adressé au directeur du service de santé. (Art. 21.)

En cas d'acceptation par le Ministre, le médecin militaire fait les recherches nécessaires pour assurer l'organisation du ou des hôpitaux, suivant les prescriptions du règlement et les instructions particulières du directeur du service de santé, d'après le programme suivant :

1° Matériel d'hôpital pouvant être acheté ou requis sur place ; quantités et prix ;

2° Fourniture de médicaments par les pharmacies civiles ; conditions de prix ;

3° Ressources de la localité pour le blanchissage et la désinfection ; conditions des marchés ;

4° Denrées d'alimentation et combustibles de chauffage, nature, quantités et prix ;

5° Moyens de transports de la gare à l'hôpital. (Art. 24.)

Au moyen des renseignements recueillis, le médecin établit, suivant le modèle n° 6 annexé à l'instruction, le journal de mobilisation des hôpitaux en trois expéditions et les adresse au directeur du service de santé. Après avoir été arrêtés par lui, le directeur retourne une expédition de chaque journal au médecin chargé de la préparation. (Art. 25.)

Celui-ci les conserve et les tient rigoureusement à jour, en communiquant au directeur toutes les modifications apportées aux diverses parties de ce journal. (Art. 26.)

Il les remet, en cas de départ, contre reçu, à son successeur ; en cas de mobilisation, cette remise est faite au commandant d'armes ou au maire, également contre un reçu qui, dans ce cas, est adressé au directeur du service de santé. (Art. 27.)

Hôpitaux auxiliaires du territoire. — Pour ces hôpitaux, dont la gestion est confiée aux sociétés d'assistance aux blessés, un médecin militaire, désigné comme il est dit à l'article 12, est chargé de visiter les établissements proposés par la société et d'établir le rapport prescrit à l'article 21 ci-dessus. Le directeur du service de santé fait ensuite vérifier le nombre et la qualité des objets acquis par la société et l'existence des fonds en vue du fonctionnement de l'hôpital, par une commission composée de deux médecins militaires et un officier d'administration, dans les villes de garnison ayant le personnel nécessaire. Dans le cas contraire, et pour les villes dépourvues de garnison, cette vérification est faite par un seul médecin.

Le rapport sur cette vérification est adressé au directeur du service de santé, avec, à l'appui, les diverses pièces établies par la société.

Les opérations ultérieures, et notamment l'établissement des journaux de mobilisation, sont confiées aux sociétés d'assistance.

Les médecins de l'armée territoriale peuvent être choisis

comme médecins-chefs et médecins traitants des hôpitaux temporaires proprement dits gérés par le service de santé.

Tout le personnel des hôpitaux auxiliaires gérés par les sociétés d'assistance doit être dégagé de toute obligation militaire.

HORS CADRES

Médecins de l'active. — Les médecins hors cadres sont ceux qui, employés temporairement à un service spécial ou à une mission, n'occupent plus de place dans le corps de santé, quoique étant toujours en position d'activité.

Pour la facilité du classement, ils sont placés pour mémoire, et en sus du complet réglementaire, sur la liste générale des officiers du corps de santé.

Ils conservent, dans cette position, leurs droits à l'avancement au tour de l'ancienneté, mais le temps passé dans la position hors cadres est déduit de leur ancienneté. (Loi 14 avril 1832, art. 16.)

Le temps passé hors cadres est également compté pour la retraite.

Les médecins militaires autorisés à occuper en temps de paix les fonctions civiles énumérées à ce titre peuvent, sur leur demande ou si leurs occupations ne leur permettent plus de remplir leurs obligations militaires, être mis en activité hors cadres. (Décret du 15 avril 1910, vol. 83.)

Officiers de réserve et de l'armée territoriale. — Dans la position hors cadres, ces officiers ne comptent dans aucun corps ou service, sont momentanément sans emploi et temporairement dispensés de tout service.

Cette situation peut être conférée :

1° En raison des emplois ou fonctions qu'ils occupent dans le civil et dont la liste est donnée par le décret du 18 novembre 1908 (vol. 72) ;

2° A ceux contre lesquels a été prononcée la peine de la suspension pour un an ;

3° A ceux reconnus, par une commission de réforme, incapables d'exercer leurs fonctions pendant six mois au moins.

Les médecins — deux au moins — désignés pour examiner ceux qui se trouvent dans ce dernier cas établissent, pour chaque cas, un certificat de visite et contre-visite (mod. n° 35) du registre à talon, contenant, après les mots « est atteint de », la description détaillée des maladies ou infirmités et leur diagnostic précis.

Les conclusions sont : « Cette maladie ou infirmité n'est pas incurable, mais elle est telle qu'un traitement de six mois serait insuffisant pour en obtenir la guérison et nécessite la mise hors cadre ».

Cette situation ne peut se prolonger au delà de trois ans. A l'expiration de la troisième année, l'intéressé est examiné devant une commission de réforme par des médecins militaires qui établissent un certificat de visite et contre-visite, comme il est dit ci-dessus, mais dont les conclusions sont ainsi libellées suivant le cas :

1° La situation de l'officier s'est améliorée et il lui est possible de remplir ses obligations militaires. — Conclusions : « Les accidents ci-dessus relatés permettent à l'officier de remplir ses obligations militaires. »

2° Les infirmités, incompatibles avec un service actif, permettent de faire un service sédentaire. — Conclusions : « Ces infirmités sont incompatibles avec un service actif, mais permettent néanmoins d'utiliser cet officier dans un emploi sédentaire ».

3° Les infirmités sont incompatibles avec le service militaire. — Conclusions : « Ces infirmités sont graves et incurables ; elles mettent l'officier hors d'état d'accomplir ses obligations militaires et d'être employé, même momentanément, dans un emploi sédentaire et elles nécessitent la radiation des cadres. »

Les certificats sont soumis au comité technique de santé, qui donne son avis sur la radiation des cadres, laquelle est prononcée par décret du Président de la République. (Décret 31 août 1878 et instr. 2 février 1909, art. 73 et 83, vol. 72.)

HOSPICES MIXTES

L'exécution du service dans les hospices mixtes est réglée par les articles 520 à 536 et 548 à 550 du R. S. S. (vol. 80) et les documents des pages 126 à 139 du vol. 83.

HYGIÈNE MILITAIRE

(Circ. 24 décembre 1907, vol. 83.)

Un bureau d'hygiène militaire est créé dans chaque garnison. Il est composé d'un officier du génie, un fonctionnaire de l'intendance, un médecin militaire et deux membres civils, nommés par le général commandant le corps d'armée pour trois ans ; mais le mandat peut toujours être renouvelé.

La présidence appartient à l'officier le plus élevé en grade ou le plus ancien dans le grade.

Les attributions de ce bureau sont les suivantes :

Prélever et expédier aux laboratoires d'expertises les échantillons d'eau à analyser ;

Procéder aux études topographiques, géologiques et climatériques pour déterminer la valeur des sources ;

Contrôler le fonctionnement des installations prévues pour l'épuration des eaux ;

Surveiller les dégradations aux conduites, réservoirs, etc., ainsi que tous changements apportés au régime des eaux.

En outre, ces bureaux doivent être consultés au cours des enquêtes ouvertes par l'autorité civile au sujet des eaux d'alimentation. (Circ. 5 janvier 1909, vol. 48.)

Le compte rendu de leurs travaux est transmis tous les ans, avec leurs propositions, au Ministre et soumis au conseil supérieur de surveillance des eaux au ministère de la guerre.

Les membres militaires des bureaux d'hygiène appelés à se déplacer pour l'exécution de leur service spécial ont droit aux frais de déplacement. (Circ. 13 mars 1908, vol. 37.)

HYGIÈNE (Conseils d')

L'article 20 de la loi du 15 février 1902 prescrit qu'un médecin de l'armée de terre ou de mer doit faire partie, comme membre titulaire, des conseils d'hygiène départementaux.

La circulaire du Ministre de l'intérieur, en date du 6 avril 1904, recommande, dans son paragraphe IV, d'appliquer la même règle aux commissions sanitaires toutes les fois que la circonscription sanitaire attribuée à la commission comprend une ou plusieurs garnisons ou établissements militaires. S'il était impossible de nommer le médecin militaire membre titulaire, il devrait pouvoir assister aux séances avec voix consultative.

HYGIÈNE INDIVIDUELLE

Les documents suivants renferment des prescriptions relatives à l'hygiène individuelle des hommes en garnison.

Règlement sur le service intérieur (articles réglant les attributions et devoirs des divers grades, vol. 78) ;

Instruction du 30 mars 1895 (vol. 78 et 83) ;

Circulaire du 5 avril 1909 (vol. 83).

Quelques-unes de ces prescriptions, applicables aux hommes en traitement à l'infirmerie, après avis du médecin, sont à mentionner.

Chaque jour, au lever, les hommes pour lesquels cette prescription ne peut être nuisible doivent se nettoyer la tête, se rincer la bouche, se laver avec soin la figure, les mains et les autres parties du corps. La serviette employée doit être propre ; il est interdit de se servir de la serviette d'un camarade.

Le linge de corps est changé une fois au moins par semaine et plus souvent si c'est nécessaire.

Il est donné un bain général tous les quinze jours au minimum et, toutes les semaines, un bain de pieds aux hommes désignés par le médecin.

L'air des chambres doit être constamment renouvelé. Après le lever des hommes autorisés et lorsqu'ils sont habillés, les fenêtres d'un même côté sont ouvertes, leurs lits sont découverts en relevant et ployant au pied du lit les diverses parties de la fourniture pendant une heure au moins.

Les chambres sont nettoyées et les objets mobiliers essuyés.

Une fois par semaine, les planchers sont nettoyés, frottés et désinfectés ; les vitres lavées ; les couvertures et matelas battus au grand air.

Il est défendu de mettre du linge entre la paillasse et le matelas, de se coucher sur les lits avec les chaussures aux pieds, de fumer dans les chambres et d'y entrer avant d'avoir décrotté ses chaussures.

Il est interdit de nettoyer et surtout de battre les effets dans les chambres.

HYPNOTISME

La pratique de l'hypnotisme est interdite d'une façon absolue dans l'armée. (Notific. 23 janvier 1890, vol. 83.)

IDENTITÉ (Cartes d')

Délivrance et retrait des cartes d'identité. (Instr. 11 décembre 1903, paragr. VIII, vol. 100^3.)

IDENTITÉ (Plaques d')

Description et fourniture aux officiers. (Décis. 2 septembre 1881, modif. 1er mai 1905, et circ. 11 juillet 1899, vol. 4.)

IMPRIMÉS ET REGISTRES

NUMÉROS des MODÈLES.	DOCUMENTS contenant LES MODÈLES.	DESIGNATION.	INFIRMERIES faisant usage DES MODÈLES.	PAR QUI FOURNIS.
8	Vol. 81.	Certificat de visite ou contre-visite...	Toutes les infirmeries	Trésorier.
9	—	Certificat d'origine de blessures (copie).	—	—
10	—	Rapport journalier......................	—	—
11	—	Mouvement décadaire des malades...	—	—
12	—	Bulletin de mutation des médecins...	—	—
14	—	Cahier de visite des malades à l'infirmerie : couverture et intercalaire...	—	—
15	—	Relevé des prescriptions alimentaires.	—	—
16	—	Bon de bandages, lunettes, etc.......	—	—
16 bis	—	Certificat de dépôt du corps d'un décédé.	—	—
17	—	Certificat indiv. (eaux et bains de mer).	—	—
18	—	Demandes de médicaments et matériel (1).............................	—	—
19	—	État de réforme du matériel..........	—	—
20	—	Registre médical d'incorporation (2)...	—	—
20 bis	—	Registre du casernement.............	—	—
21	—	Cahier des malades à la chambre	—	—
22	—	Registre de la statistique médicale...	—	—
24	—	Registre des vaccinations............	—	—
25	—	Journal de l'infirmerie...............	—	—
27	—	Registre d'alimentation	—	Masse d'infir.
28	—	Registre des médicaments et objets de consommation...................	—	Trésorier.
28 bis	—	Carnet inventaire du matériel........	—	—
29	—	Carnet à souche d'enregistr. des bons.	—	Frais de bur. du méd.
30	—	Registre de correspondance	—	—
44	—	Billet d'hôpital......................	—	Trésorier.
45	—	Certificat pour l'admission d'urgence à l'hôpital.......................	—	—
50	—	Bon d'aliments......................	Infirmeries-hôpitaux	—
55	—	Bon d'appareils	—	—
64	—	Bulletin indicatif des militaires rayés de l'effectif soldé.................	Toutes les infirmeries	—
66	—	Déclaration de décès.....	Infirmeries-hôpitaux	—
67	—	Registre des décès...................	—	—
68	—	Extrait du registre des décès.	—	—
71	—	Bordereau nominatif des militaires proposés pᵣ les eaux et bains de mer.	Toutes les infirmeries	—
75	—	Registre des malades traités par les bains de mer.....................	Infirmeries des corps recevant en subsistance les hommes envoyés aux bains de mer.	—
76	—	Registre des observations générales et résumé d'ensemble...............		—
77	—	État récapitulatif des résultats obtenus.		—

(1) Les états de prévision (mod. B) prévus par la nouvelle circulaire du 20 juin 1908, relative au réapprovisionnement en matériel des infirmeries sont établis sur les imprimés modèle nᵒ 18 modifiés à la main Ces imprimés sont aussi utilisés pour les diverses demandes prévues par cette circulaire. Les états C (relevé du matériel disponible) et E (extrait du compte d'emploi du crédit) sont établis provisoirement à la main, aucune prescription réglementaire ne réglant leur fourniture.

(2) Aucune prescription réglementaire n'existe au sujet de la fourniture des imprimés pour extraits du registre médical d'incorporation.

Guide administratif.   6

NUMÉROS des MODÈLES.	DOCUMENTS contenant LES MODÈLES.	DÉSIGNATION.	INFIRMERIES faisant usage DES MODÈLES.	PAR QUI FOURNIS.
98	Vol. 81.	Catalogue méthodique de la bibliothèque..................................	Toutes les infirmeries	Trésorier.
99	—	Carnet des ouvrages en lecture........	—	—
100	—	Carnet inventaire des effets et valeurs laissés par les décédés.............	Infirmeries hôpitaux	—
101	—	Registre des effets et objets laissés par les décédés..................	—	—
101 bis	—	Inventaire des effets, papiers et valeurs des décédés au corps. ...	Toutes les infirmeries	—
102	—	État des effets faisant partie de la succession d'un militaire décédé.......	Infirmeries-hôpitaux	—
103	—	Modèle de certificat à fournir par les héritiers (sommes de 150 francs et au-dessous)...	—	—
104	—	Note des pièces à produire par les héritiers (sommes au-dessus de 150 fr.).	—	—
104 bis	—	Récépissé des mandats et bons de poste laissés par les décédés.............	—	—
104 ter	—	Bordereau de remise des livrets de caisse d'épargne laissés par les décédés	—	—
105	—	Procès-verbaux de vente............	—	—
125	—	Compte annuel de destination des effets des décédés et évadés.............	—	—
146 bis	—	Carnet auxiliaire des visites, manutentions et remplacement du matériel de mobilisation....................	Toutes les infirmeries	Masse d'infir.
1	Instr. du 9 juill. 1910.	Compte rendu mensuel...............	—	Trésorier.
»		Etats et rapport de la statistique annuelle.........................	—	—
1	Vol. 80	Rapport sur les vaccinations........	—	—
2		Situation des résultats des vaccinations.	—	—
5	notice n° 3.	Etat de demande de pulpe vaccinale..	—	—
B	Circ. des 16 déc. 1897	Feuille de renseignements et d'analyse bactériologique...................	—	—
C	et 15 nov. 1899.	Feuille de renseignements et d'analyse chimique	—	—
»	Instr. 31 oct. 1904.	Fiche sanitaire....................	—	Masse d'habillement fonds commun.
»	Circ. 10 oct. 1907.	Fiche dentaire....................	—	
15	Vol. 1bis.	Carnet-inventaire du matériel en service	—	
61	—	Bons de distribution de matériel......	—	Offic. d'habil.
62	—	Bulletin de réintégration de matériel.	—	—
15	Instruc. du 8 fév. 1907.	Carnet de distribution de combustible.	—	Mas. de chauf.
»		Mémoires...................	—	Créanciers.
»		Quittances..................	—	—
8	Vol. 51.	État de réparations au casernement..	—	Mas. de caser.
1	Décret du 5 juin et instr. du 12 juin 1908	Procès-verbal de prélèvement d'échantillon.............	—	Masse d'habil.
2		Récépissé de prélèvem. d'échantillon.	—	—
3	volume 25.	Etiquettes.................	—	—
»	»	Carnet de déclaration des maladies épidémiques	—	Autorité civile

Le registre à talon des certificats de visite et contre-visite et autres imprimés nécessaires pour le service médical des places sont fournis par le gestionnaire de l'hôpital militaire de la place, ou par le directeur du service de santé, sur l'allocation d'abonnement prévue au titre des hôpitaux mixtes et civils. (Circ. 18 juin 1909, vol. 83.)

Les imprimés nécessaires pour le service médical des ouvriers civils des établissements militaires sont à la charge des directeurs de ces établissements.

INCORPORATION

Tout militaire arrivant dans un corps de troupe doit, avant d'être habillé, être soumis à la visite du médecin chef de service.

Cette visite est destinée à constater l'état physique de l'homme à son arrivée, sa constitution et son tempérament, les défectuosités et infirmités qu'il présente, sa taille, son poids, son périmètre thoracique, son acuité visuelle; à rechercher ses antécédents morbides personnels ou héréditaires. Tous ces renseignements sont ensuite reportés sur le registre médical d'incorporation et la fiche sanitaire.

Lorsque cette visite concerne les jeunes gens du contingent annuel appelé sous les drapeaux, les dossiers sanitaires, constitués conformément à l'article 10 de la loi de recrutement, sont présentés au médecin du corps au moment de cette visite. (Instr. 29 décembre 1905, art. 36, vol. 68.)

Les commandants d'unité et les officiers de peloton assistent à cette visite; le médecin procède devant eux aux diverses mensurations et explorations. (R. S. I., art. 55, vol. 78.)

Il leur signale les particularités que présentent certaines constitutions et leur donne toutes les indications utiles sur les précautions et les ménagements particuliers à observer, dans la pratique des divers exercices, vis-à-vis de ceux qui souffrent de certaines affections ou sont porteurs d'une défectuosité quelconque.

Ces indications et les mensurations prises au cours de la visite sont reportées par les commandants d'unité sur la fiche médicale contenue dans le livret matricule de chaque homme. (Circ. 16 août 1907, vol. 55[1].)

Les hommes porteurs de défectuosités ou infirmités incompatibles, d'une façon absolue ou relative, avec le service militaire, ou avec le service de l'arme d'affectation, sont signalés au chef de corps et proposés, suivant le cas, pour la réforme définitive ou temporaire, pour le service auxiliaire ou un changement d'arme. (Circ. 2 mars 1903, 28 novembre 1904 et 13 janvier 1908, vol. 68 *bis*.)

Pour ceux accusant dans leurs antécédents, à une date assez

rapprochée, une atteinte de dothiénentérie, il y a lieu de rechercher dans leurs excréta le bacille typhique et de leur faire, le cas échéant, application de la circulaire du 13 janvier 1908 (vol. 83) prescrivant leur envoi en congé de convalescence et ultérieurement leur proposition pour la réforme en cas de persistance du bacille.

Dans le mois qui suit la visite d'incorporation du contingent annuel appelé sous les drapeaux, le médecin-chef fournit au commandement, en vue de l'établissement par celui-ci du compte rendu conforme au modèle n° 1 du service courant (vol. 74) et prescrit par l'article 20 de ce règlement, les renseignements suivants :

Nombre et proportion pour 100 d'hommes réformés définitivement ou temporairement dans le mois qui suit l'incorporation ;

Nombre et proportion pour 100 d'hommes dont le développement physique laisse à désirer et mis provisoirement en observation dans le mois qui suit l'incorporation ;

Nombre d'hommes proposés pour être changés d'arme à l'arrivée et détail des changements d'arme prononcés ;

Nombre et proportion pour 100 d'hommes reconnus inaptes au service armé et proposés pour le service auxiliaire ;

Renseignements sur l'aptitude du contingent :

1° Au service armé en général ;

2° Au service armé de l'arme d'affectation ;

Observations relatives à l'incorporation des hommes du service auxiliaire.

Les précautions hygiéniques à observer vis-à-vis des hommes nouvellement incorporés sont détaillées dans les circulaires des 28 septembre 1905 et 10 octobre 1907 (vol. 55[1]). La première prescrit en outre aux médecins, comme aux autres officiers, de dissiper chez l'homme de recrue toute crainte et toute prévention par un bienveillant accueil, de le traiter non seulement sans brusquerie, mais avec douceur et de lui faire sentir qu'il rencontrera auprès d'eux bienveillance et protection.

Les instruments nécessaires aux mensurations et explorations des hommes nouvellement incorporés sont fournis aux infirmeries dans les conditions ci-après :

L'ophtalmoscope, le disque optométrique, les instruments pour l'examen de l'ouïe, etc., sont fournis par le service de santé et compris sur les demandes de matériel du service courant.

La fourniture du ruban métrique est également au compte du service de santé et doit être portée sur les demandes trimestrielles des médicaments et objets de consommation.

La toise pour mesurer la taille des hommes est au compte de la masse d'ameublement et couchage.

La bascule est acquise dans les conditions indiquées au titre *Pesées bimensuelles.*

INCORPORATION (Registre d')

Ce registre (mod. n° 20, vol. 81) est fourni par le trésorier ; il est coté et paraphé par le major. Il n'est pas tenu dans les détachements, dont les médecins fournissent au médecin chef de service tous les renseignements nécessaires pour sa tenue à la portion principale du corps, comme il est dit au titre *Détachements.*

Des lignes horizontales divisent chaque page en un certain nombre de cases, dont une est attribuée à chaque homme de troupe ou sous-officier arrivant au corps. L'inscription est faite dans l'ordre numérique strictement exact des matricules.

Chaque case est subdivisée, par des lignes verticales, en plusieurs colonnes servant à l'inscription des renseignements dont le détail est donné en tête des colonnes à chaque page.

La colonne 1 est destinée aux numéros matricules ; les colonnes 2 et 3 contiennent l'exposé de l'état civil et de la situation militaire ; les colonnes 4 et 5, la situation du militaire au point de vue de la variole ou de la vaccination à son arrivée au corps ; la colonne 6, les dates et résultats (avec ou sans succès) des vaccinations et revaccinations successives pratiquées au corps ; les colonnes 7 et 8, les renseignements concernant l'état physique du militaire à son arrivée recueillis au moment de la visite d'incorporation : constitution, tempérament, antécédents morbides, défectuosités, taille, périmètre thoracique, poids, vision. La colonne 9 enregistre les diverses maladies ou accidents subis par le militaire pendant son service militaire, avec les dates d'entrée et de sortie pour l'infirmerie et l'hôpital ainsi que les diagnostics. La colonne 10 mentionne les blessures de guerre ou en service commandé, les certificats d'origine délivrés et enfin la date et le mode de radiation (libération, retraite, réforme, décès). La dernière colonne, « Observations », reçoit l'inscription des congés de convalescence, envois aux eaux, des bandages délivrés pendant le séjour au corps.

Les renseignements portés sur ce registre constituent pour chaque homme un véritable résumé d'observation médicale qui permettra, le cas échéant, de sauvegarder les droits des militaires et les intérêts de l'Etat.

L'article 38 du R. S. S. prévoit, pour tout homme passant à un autre corps, l'établissement d'un extrait du registre médical d'incorporation, qui est envoyé à son nouveau corps et sert à l'inscription de ce militaire sur le registre de ce corps.

Cet extrait reproduit la contexture du registre et doit contenir, d'une façon exacte et complète, toutes les inscriptions portées sur ce registre, dans la case du militaire visé.

Il est établi un exemplaire séparé pour chaque homme.

Il n'existe aucune prescription pour la délivrance des imprimés nécessaires pour l'établissement de cette pièce. Elle est, en général, faite à la main par les soins du médecin chef de service.

INCURABILITÉ (Certificat d')

Le certificat d'incurabilité est établi sur un feuillet extrait du registre à souche (art. 143 et 275 du règl. sur le service de santé), en rayant les mots : « Certificat de visite » et en y substituant en gros caractères les suivants : « Certificat d'incurabilité ». Ce certificat est établi par le médecin-chef de l'hôpital dans lequel le militaire a été traité en dernier lieu ; il doit décrire exactement la blessure ou l'infirmité.. Lorsqu'il s'agit de mutilations ou de lésions irrémédiables, l'incurabilité peut être prononcée d'emblée ; mais, en ce qui concerne les affections chroniques, elle ne doit être déclarée qu'après que toutes les ressources thérapeutiques ont été épuisées sans résultat, y compris, s'il y a lieu, l'électricité et l'usage des eaux thermales ; mention doit être faite sur ce certificat des effets qui en auront été obtenus.

D'autre part, en ce qui concerne les organes des sens (yeux, oreilles, larynx, etc.), il est nécessaire de décrire les lésions qui ont entraîné la diminution ou la perte de la fonction ; il est également indispensable que les indications fournies par cet examen soient scrupuleusement reproduites.

Enfin, lorsqu'il y a déclaration d'incurabilité, le certificat n'a pas à déterminer le degré de gravité de la blessure ou de l'infirmité ; il doit se borner, ainsi que le veut la loi, à établir comme conclusion que « les lésions ci-dessus relatées ont pour résultat de paraître incurables ».

INFIRMERIES DE GARNISON

(R. S. S., art. 94 à 97, vol. 80.)

Les militaires appartenant à des détachements de divers corps stationnés dans la même place peuvent être reçus dans une infirmerie unique et commune, dite de garnison.

Le détachement chargé de l'organisation et de l'administration de l'infirmerie est désigné par le général commandant la subdivision.

Les dépenses incombant aux masses d'entretien, habillement, couchage et ameublement, chauffage et éclairage, casernement, sont supportées par les divers corps proportionnellement au nombre de journées de malades.

Il en est de même des dépenses pour fournitures de registres et imprimés à la charge des trésoriers, qui sont réparties, proportionnellement au nombre de journées de chaque détachement, entre les trésoriers des divers corps dont relèvent les détachements. Les avances sont faites par le trésorier du corps gestionnaire.

Le médecin chargé de la direction du service est désigné par le général commandant la subdivision.

Les médecins des autres corps peuvent visiter leurs malades et s'enquérir de leur traitement, mais sans apporter aucune modification dans les prescriptions, ni intervenir dans la direction du service.

Le fonctionnement de ces infirmeries est identique à celui des infirmeries régimentaires.

INFIRMERIES-HOPITAUX

(R. S. S. art. 98 à 105, vol. 80.)

But. — Les infirmeries régimentaires peuvent être constituées en infirmeries-hôpitaux dans les villes de garnison dépourvues de ressources hospitalières ou situées à trop grande distance des hôpitaux.

Outre les malades normalement soignés dans les infirmeries, elles peuvent recevoir ceux qui, en principe, ne peuvent être traités que dans un hôpital.

Personnel. — Outre le personnel réglementaire des infirmeries régimentaires, elles peuvent, en cas de nécessité reconnue par le directeur du service de santé, recevoir des infirmiers militaires dont le nombre est fixé par le général commandant le corps d'armée.

Locaux. — En plus des locaux prévus pour les infirmeries régimentaires, les infirmeries-hôpitaux doivent avoir un local spécial réservé aux contagieux et une salle mortuaire. En outre, l'infirmerie-hôpital doit être installée dans un pavillon complètement séparé du casernement.

Régime alimentaire. — Si le régime spécial des infirmeries régimentaires est insuffisant, il est alloué aux malades qui devraient être traités à l'hôpital des suppléments de nourriture dont le corps gestionnaire assure la fourniture, d'après les bons (mod. n° 50) fournis par le médecin chef de service.

Ces bons sont totalisés et le montant en est remboursé, sur les fonds du service de santé, au corps qui en a fait l'avance.

Médicaments. — L'approvisionnement est le même que celui des hôpitaux annexes, d'après la nomenclature générale du service de santé. Les demandes sont établies tous les trois mois, dans la même forme que pour les infirmeries régimentaires.

Matériel. — Les demandes de matériel du service de santé sont établies comme pour les infirmeries régimentaires (voir le titre *Matériel*).

Literie. — Les infirmeries reçoivent, par les soins de la masse de couchage et ameublement, les fournitures attribuées aux autres infirmeries. Elles sont dotées également, dans la proportion nécessaire, de couchettes du service de santé, manutentionnées et réparées par les soins du corps gestionnaire. Celui-ci est remboursé de ses avances sur les fonds du service de santé.

Décès. — Les avis de maladie grave sont donnés à la famille par le commandant d'armes, d'après le compte rendu qui lui en est fait par le médecin-chef de l'infirmerie.

Il en est de même de l'avis de décès. A cet effet, le médecin-chef avise le commandant d'armes de tout décès survenu à l'infirmerie-hôpital après l'avoir constaté.

Il certifie le décès, sa date en toutes lettres et la maladie qui l'a occasionné au verso du billet d'hôpital (partie administrative) et remplit en outre la partie médicale de ce billet.

Le jour du décès appartient à l'infirmerie.

Il établit ensuite et adresse à l'officier de l'état civil chargé de constater le décès une déclaration de décès (mod. n° 66) remplie conformément aux articles 284 à 288 du R. S. S.

Aussitôt après, le décès est inscrit sur le registre de décès (mod. n° 67) dont il établit deux extraits (mod. n° 68). Le premier, sur lequel il n'est pas fait mention des causes du décès, est adressé, sans aucun retard, au maire du dernier domicile du décédé. Le second, relatant les causes du décès, est transmis par le même courrier au directeur du service de santé, pour être envoyé au Ministre de la guerre.

Le corps qui administre l'infirmerie agit comme gestionnaire pour l'inhumation des décédés.

Successions. — Les successions des décédés sont liquidées, comme dans les hôpitaux, par les soins du médecin-chef de l'infirmerie. Cette liquidation donne lieu aux opérations suivantes :

Inscription des objets et valeurs laissés par le décédé et inventoriés, au moment de la mort, sur le carnet-inventaire (mod. n° 100) et le registre (mod. n° 101) des effets, objets et valeurs laissés par les décédés ;

Envoi à la famille, par l'intermédiaire du maire de la commune, d'un état (mod. n° 102) des effets faisant partie de la succession et d'un modèle de certificat d'hérédité (mod. n° 103) à fournir par les héritiers (sommes de 150 francs et au-dessous) ou d'une note (mod. n° 104) indiquant les pièces à produire par eux (sommes au-dessus de 150 francs) ;

Remise au receveur des postes des mandats ou bons de poste non touchés et des livrets de la Caisse nationale d'épargne, contre remise du récépissé (mod. n° 104 *bis*) ;

Envoi des livrets de caisse d'épargne ordinaire au directeur de cette caisse, par l'intermédiaire de la gendarmerie, avec un bordereau de remise de livret (mod. n° 104 *ter*) ;

Vente des objets non réclamés dans un délai de six mois ou signalés par les héritiers comme pouvant être réalisés, et établissement d'un procès-verbal de vente (mod. n° 105) séparément pour chacune des deux catégories ci-dessus ;

Versement au Trésor, dans le premier cas, du montant de la vente au moyen de deux expéditions du procès-verbal, dont l'une est remise à l'agent du Trésor du lieu et dont l'autre, revêtue du récépissé de cet agent, constitue décharge ;

Remise ou envoi aux héritiers dans le second cas ;

Etablissement en fin d'année, en double expédition, du compte annuel de destination des effets des décédés et évadés (mod. n° 125), conformément aux indications de la notice n° 10 (chap. III, sect. II, paragr. 2 D, R. S. S.).

Il peut être délivré gratuitement, dans certaines conditions définies au titre *Convalescence* (*Congé de*), aux militaires sortant des infirmeries-hôpitaux et partant en convalescence, des gilets de tricot de laine et des chaussettes de laine.

Ces effets sont remis à ces militaires, sur bons (mod. n° 55) établis par le médecin chef de service, par les soins du corps gestionnaire qui est remboursé de ses avances par le service de santé.

Les gilets et chaussettes délivrés sont portés par le médecin-chef sur le registre (mod. n° 28) des médicaments, pansements et objets de consommation courante.

Tous les registres et imprimés prévus pour les infirmeries régimentaires sont en usage dans les infirmeries-hôpitaux, et leur fourniture est assujettie aux mêmes règles.

Les registres et imprimés spéciaux à ces infirmeries-hôpitaux (mod. n°ˢ 50, 55, 66 à 68, 100 à 105 et 125) sont fournis par le trésorier ou officier payeur du corps gestionnaire qui reçoit à cet effet un supplément d'indemnité d'abonnement. (Instr. 8 août 1907, vol. 61.)

L'inscription des entrants au registre de la statistique médicale se fait dans les colonnes se rapportant aux malades à l'infirmerie ou bien à l'hôpital, suivant que les affections dont les malades sont atteints doivent être traitées normalement à l'infirmerie ou à l'hôpital.

Il n'existe toutefois à ce sujet aucune prescription réglementaire.

Il est attribué aux médecins-chefs de ces infirmeries un timbre humide portant en exergue : « Infirmerie-hôpital de..... Le Médecin-chef, ».

Ce timbre est fourni par le ministère de la guerre. (Circ. 11 juillet 1883, vol. 10.)

Les infirmeries de l'Ecole militaire d'infanterie, de l'Ecole polytechnique, de l'Ecole spéciale militaire et des écoles préparatoires d'enfants de troupe fonctionnent comme infirmeries-hôpitaux.

INFIRMERIES RÉGIMENTAIRES

(R. S. S., chap. II, vol. 80.)

Les infirmeries régimentaires sont destinées à traiter au corps les malades peu graves, l'appréciation du degré de gravité étant laissée à l'initiative du médecin ; elles peuvent recevoir également les militaires sortant des hôpitaux, pendant la durée de leur convalescence. (Art. 35.)

Y sont seuls admis les sous-officiers, caporaux, brigadiers et soldats. (Art. 43.)

Répartition. — Il n'est formé, dans la même place, qu'une infirmerie par corps, quel que soit le nombre des casernements occupés dans la localité.

Un détachement d'un bataillon ou de deux escadrons isolé dans une place doit avoir une infirmerie ; ceux de moindre importance envoient leurs malades à une infirmerie désignée par le général commandant la subdivision. (Art. 36.)

Le fonctionnement des infirmeries régimentaires est détaillé aux divers titres de cet ouvrage.

INFIRMERIE (Registre d')

(Supprimé par circul. 28 oct. 1910.)

INFIRMIERS RÉGIMENTAIRES

(Notice n° 6, 7 juin 1907, R. S. S., vol. 80.)

Dispositions générales. — Il y a deux catégories d'infirmiers régimentaires : les titulaires et les auxiliaires.

Les infirmiers titulaires sont chargés du service de l'infirmerie et remplissent les fonctions de porte-sac ou de porte-sacoche dans les marches militaires, les manœuvres, les exercices de service en campagne, le tir à la cible, etc...

Les infirmiers auxiliaires suppléent les titulaires dans le service de l'infirmerie. Ils sont plus spécialemnet chargés des bains, des douches, des désinfections de toute nature, de la propreté des locaux, etc.

Effectifs. — Outre le sous-officier, caporal ou brigadier chargé des détails de l'infirmerie régimentaire et de la salle des convalescents, il doit exister dans chaque corps de troupe, comptant dans le rang, le nombre d'infirmiers régimentaires déterminés ci-après, savoir :

	NOMBRE D'INFIRMIERS régimentaires	
	Titulaires	Auxiliaires
1° *Sur le pied de paix.*		
Par bataillon d'infanterie.....................	1	1
Par régiment de cavalerie.....................	2	2
Par bataillon d'artillerie.....................	1	1
Par régiment d'artillerie.....................	2	2
Par bataillon du génie.....................	1	1
Par escadron du train.....................	1 (1)	1
2° *Sur le pied de guerre.*		
Par compagnie d'infanterie.................		
Par escadron de cavalerie.................	1	1
Par batterie d'artillerie.................		
Par compagnie du génie.................		

En campagne, dans chaque bataillon d'infanterie ou groupe de batteries, un de ces infirmiers aura le grade de caporal ou de brigadier; il sera choisi parmi les caporaux d'infirmerie du temps de paix et les réservistes ayant rempli les fonctions d'infirmier titulaire et proposés pour l'avancement.

Dans la cavalerie, il n'y a en campagne qu'un brigadier infirmier par régiment ; c'est celui qui, en temps de paix, est chargé des détails de l'infirmerie. Il compte au peloton hors rang et part avec la portion mobile du régiment.

Recrutement. — Chaque année, le chef de corps, sur la proposition du médecin-major chef de service, désigne les hommes

---

(1) Par exception, l'infirmier titulaire de l'escadron du train sera choisi, comme l'infirmier auxiliaire, parmi les hommes du service auxiliaire.

appelés à remplacer, au départ de la classe, les infirmiers titulaires et auxiliaires libérables.

Les hommes proposés pour remplacer les infirmiers titulaires sont choisis parmi les hommes du service armé. Les hommes proposés pour remplacer les infirmiers auxiliaires sont choisis parmi les hommes du service auxiliaire ayant une aptitude physique leur permettant de remplir les fonctions d'infirmier.

Les infirmiers auxiliaires étant pris parmi les hommes du service auxiliaire, le choix des infirmiers titulaires devra s'exercer sur des hommes du service armé tout particulièrement robustes et vigoureux.

Ils doivent savoir lire et écrire et avoir une bonne conduite..

Les infirmiers titulaires du temps de paix et ceux qui sont passés dans la réserve sont affectés chacun à une compagnie, à un escadron ou à une batterie, de telle sorte que chacune de ces unités arrive successivement à posséder l'infirmier titulaire qui lui est attribué sur le pied de guerre. Les infirmiers auxiliaires du temps de paix, en cas de mobilisation, restent à l'infirmerie du dépôt du corps. Au moment de leur passage dans la réserve, ils sont désaffectés des corps auxquels ils appartiennent et attribués aux sections d'infirmiers militaires pour être utilisés dans les services du territoire.

Instruction. — Le médecin-major chef de service est chargé de l'instruction théorique et pratique des infirmiers régimentaires. Les hommes du service auxiliaire désignés pour être infirmiers auxiliaires au départ de la classe peuvent être mis à sa disposition dès le 1er novembre, c'est-à-dire trois semaines environ après leur incorporation. Ceux du service armé, désignés pour être infirmiers titulaires, sont mis à sa disposition le 1er mars, c'est-à-dire après avoir accompli au moins quatre mois de service et acquis une instruction militaire considérée comme suffisante.

L'instruction des infirmiers régimentaires sera essentiellement pratique et se rapprochera, autant que possible, de celle des infirmiers des hôpitaux.

Les matières à enseigner sont contenues dans l'*Ecole de l'Infirmier et du Brancardier militaires*.

Le cours d'instruction devra être achevé le 1er juin.

Lorsque le cours est terminé, les futurs infirmiers complètent leur instruction en faisant un stage de deux mois à l'hôpital militaire ou à l'hospice mixte de la garnison, ou, à défaut, à celui d'une place voisine. Pendant la durée de ce stage obligatoire, ils suivent les visites de l'hôpital et sont exercés, sous la direction des médecins traitants, aux divers soins à donner aux malades, à l'application des appareils et des pansements, ainsi qu'à la préparation des potions simples et des tisanes usuelles.

Responsabilité de l'instruction. — Dans chaque corps, le médecin-major est, sous l'autorité du chef de corps, responsable de l'instruction des infirmiers. Il est secondé par les médecins en sous-ordre, par le sous-officier ou caporal chargé des détails de l'infirmerie et les infirmiers porte-sacs.

Instruction des réservistes. — Les réservistes infirmiers rappelés pour une période d'instruction sont remis au courant de leurs fonctions.

Inscriptions sur les livrets et états. — L'enseignement professionnel reçu par les infirmiers est consigné dans le cadre ménagé à cet effet au verso de la couverture du livret matricule « nouveau modèle » ou sur l'état de notes collé à la partie supérieure du livret matricule « ancien modèle ».

Les corps inscrivent sur le livret individuel, à la page 5, que l'homme a reçu l'instruction d'infirmier et, à la page 8, qu'il est apte à l'emploi de caporal ou de sous-officier infirmier.

Les mêmes incriptions sont portées sur l'état d'affectation de l'instruction sur l'administration des hommes des différentes catégories de réserve dans leurs foyers.

Le compte rendu de l'instruction spéciale donnée aux infirmiers régimentaires est fourni annuellement au directeur du service de santé, à l'époque fixée par lui. (R. S. S., art. 11, vol. 80.)

Un des infirmiers régimentaires, désigné chaque jour, est affecté au service de l'infirmerie et y couche. (R. S. S., art. 42, vol. 80, et R. S. I., art. 106, vol. 78.)

INFIRMITÉS (Classification des)

La notice n° 5 du R. S. S. modifiée les 2 février 1905 et 1er mars 1907 (*B. O.*, P. R., 1908, p. 787) donne, sous forme de tableau, la classification des blessures et infirmités ouvrant des droits à la pension, suivant les catégories fixées par les lois des 11 et 18 avril 1831 (vol. 66[1]).

Les infirmités décrites dans ce tableau doivent être considérées comme ayant toutes le degré de gravité exigé pour le droit à la retraite, à la double condition que leur origine soit imputable au service et que l'état d'invalidité qu'elles déterminent ne soit pas susceptible de disparaître avec le temps.

Règles de classification. — Les blessures et infirmités sont divisées en six classes et rangées, pour les trois dernières, d'après l'ordre des régions, exception faite pour le n° 8, porté de la 4e à la 5e classe, et le n° 51, porté de la 6e à la 5e classe. (Circ. 1er mars 1908, vol. 66.)

Les experts trouveront toujours, à l'article des infirmités concernant chaque organe, la possibilité d'y faire rentrer celles qu'ils auront à examiner et qui, au premier abord, sembleraient provenir d'un cas non prévu par la nomenclature.

C'est ainsi qu'il est facile de faire entrer dans le cadre des infirmités affectant tel organe ou telle région celles qui sont les conséquences éloignées des maladies infectieuses, sans qu'elles aient été mentionnées dans une classification spéciale. De même, pour les désordres résultant du séjour prolongé d'un projectile ou tout autre corps étranger dans l'intérieur des organes, il est facile de se reporter à l'infirmité visée à l'organe intéressé et énoncée dans la nomenclature comme résultant du traumatisme.

5° classe de l'échelle de gravité. — On s'est particulièrement préoccupé de constituer la 5ᵉ classe de l'échelle de gravité avec les blessures ou infirmités provenant des accidents ou fatigues du service en campagne et du séjour prolongé dans les pays chauds, estimant que, dans ces circonstances, il était juste de conserver à l'intéressé le bénéfice de ses années de services et de ses campagnes.

La tuberculose, en général, a été également maintenue dans la 5ᵉ classe, parce qu'elle ne doit être l'objet d'une proposition de retraite qu'autant qu'elle résulte manifestement des fatigues du service en dehors de toute prédisposition constitutionnelle.

Équivalences. — Certaines infirmités se trouvent comprises dans deux classes différentes, mais avec l'indication de leur degré différent de gravité. De la sorte, les experts n'éprouvent aucune difficulté à apprécier immédiatement le degré d'impotence fonctionnelle occasionnée par une de ces infirmités et à déterminer ainsi la classe à laquelle elle doit se rapporter.

Ainsi l'hémiplégie et la paraplégie restent dans la 4ᵉ classe quand elles sont complètes ; mais elles figurent à la 5ᵉ classe dans le cas où, étant incomplètes, elles permettent certains mouvements.

Il en est de même pour la paralysie générale, les mutilations de la face, les fistules stomacales, l'ankylose de plusieurs articulations, etc..

Infirmités simultanées. — Si, sous l'influence des fatigues du service ou des dangers de la guerre, un militaire est atteint de plusieurs blessures ou infirmités ouvrant chacune le droit à la pension, il est rationnel et équitable de tenir compte de chacune d'elles dans l'appréciation de l'impotence fonctionnelle qui en résulte, il y a lieu de faire bénéficier l'intéressé du cumul.

Dans ces cas particuliers, les propositions doivent toujours être très nettement motivées, de manière à permettre au comité technique de santé de se rendre un compte exact de l'opportunité de l'élévation de classe à accorder.

Prédispositions constitutionnelles. — La loi exclut du bénéfice de la pension les militaires devenus infirmes en vertu d'une prédisposition morbide antérieure, lors même qu'ils seraient pourvus d'un certificat d'origine. A cet effet, les experts ne doivent négliger aucun symptôme dans la rédaction des certificats permettant de déterminer si l'infirmité ne peut se rattacher bien plus à des causes naturelles, progrès de l'âge, tempérament de l'intéressé, etc., qu'aux accidents survenus depuis. L'influence reconnue d'une prédisposition naturelle peut justifier la réforme n° 1, (Instr. 6 novembre 1875, vol. 68), jamais la retraite.

Profession antérieure. — Les experts ne doivent s'inspirer, pour apprécier la gravité des infirmités, que des indications fournies par le tableau de classification, sans examiner le métier ou la profession exercés avant l'entrée au service et si l'infirmité dont est atteint l'intéressé le met dans l'impossibilité de reprendre la même profession ou une profession analogue.

Influence de la durée des services. — Lorsqu'un militaire a été exposé, pendant une longue durée de séjour sous les drapeaux, notamment en campagne, à des fatigues ou des intempéries, il peut se produire un état de dépérissement latent, d'où résulte, au premier accident, une infirmité grave. Celle-ci n'est pas uniquement imputable à la cause occasionnelle et cependant ne saurait, sans injustice, être rapportée à une prédisposition constitutionnelle.

Dans ce cas, les chefs immédiats doivent, dans un rapport circonstancié, faire ressortir les fatigues exceptionnelles auxquelles le militaire a été soumis.

Ces observations visent surtout les propositions de retraite pour phtisie, que les experts n'admettront que si elle s'est déclarée après un fait précis de service ou après une longue durée de séjour sous les drapeaux.

INSPECTIONS MÉDICALES

Le directeur du service de santé visite, au moins une fois par an, les casernements et les infirmeries régimentaires et inspecte le service de la mobilisation. Il procède, en outre, à des visites inopinées à l'occasion des manifestations épidémiques et, enfin, chaque fois qu'il le juge à propos.

Les points sur lesquels il doit porter particulièrement son attention, au cours de ces inspections, sont énumérés dans la notice n° 4 revisée (titre II, R. S. S., vol. 80).

Lorsqu'un médecin inspecteur en tournée d'inspection ou en mission est arrivé dans une place, il se concerte avec le commandant d'armes, à l'effet de fixer pour chaque corps l'heure de sa visite dans les quartiers.

Le colonel et les officiers auxquels des renseignements peuvent être utilement demandés accompagnent le médecin inspecteur dans ces visites (médecins, officier de casernement et éventuellement chef du génie ou son délégué quand l'ordre en a été donné par le commandant de corps d'armée d'après l'article 10 de la notice n° 4).

Les officiers sont en tenue de sortie, sauf si le corps est en route ou en station momentanée hors de sa garnison, auquel cas ils sont dans la tenue prescrite pour la route ou le lieu de stationnement.

Les mêmes règles sont applicables pour les inspections du directeur du service de santé du corps d'armée en mission conformément aux ordres du général commandant le corps d'armée.

Lorsque le médecin qui inspecte est d'un grade inférieur à celui du chef de corps, celui-ci est autorisé à déléguer un officier pour le remplacer ; dans ce cas, les renseignements donnés par cet officier au médecin inspecteur sont toujours fournis au nom du chef de corps et engagent sa responsabilité. (R. S. I., art. 171, vol. 78.)

Le médecin chef du service de santé d'une place peut, au besoin, sur l'ordre du commandant d'armes, inspecter les infirmeries régimentaires et procéder à une visite détaillée des casernements. Il est, dans ce cas, accompagné par le médecin chef de service. (Art. 68 *bis*, R. S. S., modif. 7 avril 1909, vol. 80.)

INSTRUMENTS DE CHIRURGIE

Ces instruments doivent être préservés de l'humidité et de la proximité de pansements iodoformés ou bichlorurés, ainsi que du perchlorure de fer, des acides ou de l'iodoforme.

Eviter d'enduire d'axonge les instruments d'acier ; il suffit, pour les préserver de l'oxydation, d'appliquer à leur surface une couche légère de vaseline pure tous les six mois, ou tous les ans, suivant l'état d'humidité des locaux où les instruments sont entreposés.

Il suffit, pour enlever ces corps gras, d'une immersion de quelques minutes dans une solution bouillante de carbonate de soude à 2 ou 3 p. 100.

Les parties nickelées ne sont recouvertes d'aucune préparation, ainsi que les pièces de maillechort ou d'argent. Celles-ci sont, à l'occasion, nettoyées avec un mélange de blanc d'Espagne et d'alcool.

Les parties oxydées des instruments doivent être frottées avec une curette de bois tendre, après les avoir humectées d'une goutte de pétrole.

Pour la stérilisation des instruments par l'ébullition, il faut, pour éviter une oxydation superficielle donnant lieu à une coloration noirâtre, ne déposer les instruments dans le bouilleur que lorsque l'ébullition s'est déclarée depuis quelques minutes, ou ajouter à l'eau du borate ou carbonate de soude, 2 grammes par litre environ.

Il y a lieu d'éviter les procédés suivants de stérilisation, qui détériorent les instruments d'acier : autoclave ou étuve sèche à 180°; immersion dans les solutions de sublimé, chlorure de zinc, sulfate de cuivre, d'iode et de ses composés. (Notice n° 34, R. S. S.)

INTOXICATIONS ALIMENTAIRES

Le Ministre de la guerre devant être renseigné, par télégramme, sur tous les cas d'intoxication alimentaire qui se produisent dans l'armée, il appartient au médecin militaire d'aviser rapidement, le cas échéant, son chef de corps des causes probables des intoxications observées, du nombre des cas et de leur gravité.

Un rapport médical circonstancié complétera ultérieurement ces indications succinctes. (Circ. 29 octobre 1907, vol. 83.)

INVENTIONS

Les projets relatifs à des inventions émanant de militaires en activité doivent être transmis par la voie hiérarchique au Ministre de la guerre, qui décide s'ils doivent être envoyés à la commission des inventions existant au ministère de la guerre ou soumis directement à l'examen des services intéressés. (Note minist. 3 août 1894, vol. 31.)

JARDINS

Les arbres de haute futaie ou d'alignement des cours et jardins des infirmeries sont entretenus et renouvelés par les soins du génie; mais les arbustes et les autres plantes sont entretenus par les occupants et à leur compte. (Art. 72, règl. 3 mars 1899, vol. 51.)

Aucune prescription réglementaire ne prévoit ces dépenses d'entretien des jardins des infirmeries, dont la création est cependant prévue dans la circulaire du 30 mai 1907 (vol. 48), relative aux principes à observer dans la construction des infirmeries.

JOURNAL DE L'INFIRMERIE

Le journal de l'infirmerie est fourni par le trésorier et doit être coté et paraphé par le major.

Une fois terminé, il est conservé indéfiniment après son versement aux archives.

Il sert à inscrire mensuellement, sans aucun ordre ni forme déterminés, les faits médicaux qui ne trouvent pas spécialement place dans le registre de la statistique médicale. De ce nombre sont : les envois aux eaux minérales pour lesquels le registre de la statistique ne porte que le diagnostic sommaire, les dates d'entrée et de sortie de l'hôpital thermal, le congé accordé et, dans la colonne « Observations », le siège de cet hôpital. Le journal de l'infirmerie devra donc mentionner les renseignements manquants ou incomplets, c'est-à-dire : indication de la saison, diagnostic complet du certificat individuel, résultat de la saison indiqué sur le talon médical du billet d'hôpital à la sortie.

Il en sera de même pour l'envoi aux bains de mer.

Les hospitalisations, les décès, mises en non-activité, réforme, retraites pour blessure concernant les officiers, auxquels nulle colonne du registre de statistique n'est réservée, trouveront place ici, ainsi que les changements d'arme prononcés pour raisons de santé par les commissions de réforme.

LAINE (Objets en)

Les objets en laine contenus dans les approvisionnements doivent être conservés dans des locaux fermés, mais dans lesquels on laisse pénétrer la lumière, afin d'éloigner les insectes. Ils doivent être soumis, d'avril à octobre, à de fréquents battages et brossages, surtout au niveau des coutures et des plis, et être ensuite exposés au soleil et au grand air.

Ces opérations doivent être faites à distance des magasins.

A la rentrée en magasin, ils seront saupoudrés de poudre de pyrèthre. Ce produit est compris dans le tableau du 2 décembre 1909 (vol. 83) des médicaments pouvant être fournis aux infirmeries, et doit être, s'il y a lieu, porté sur les demandes trimestrielles de médicaments.

Le service de santé n'ayant l'entretien que des matières et objets fournis par lui à titre gratuit, la poudre de pyrèthre ou autres ingrédients analogues (naphtaline, camphre) nécessaires pour la conservation des objets fournis par d'autres services, literie ou effets d'habillement des malades par exemple, doivent être demandés au magasin d'habillement.

Les effets contaminés par les insectes doivent être soumis à un étuvage à la vapeur sous pression, ou encore à la sulfuration. (Notice n° 34, R. S. S., vol. 80.)

LATRINES

Les latrines et urinoirs sont entretenus d'après les principes adoptés pour ceux du casernement. (Instr. 30 mars 1895, vol. 78 et 83, et circ. 22 décembre 1898, vol. 83.)

Il est mis, dans les latrines de l'infirmerie, à la disposition des hommes en traitement, du papier hygiénique. La dépense est supportée par la masse d'infirmerie. (Circ. 5 avril 1909, vol. 83.)

LÉGION ÉTRANGÈRE

Les militaires de la légion étrangère peuvent être expulsés pour inconduite. Afin de bien identifier ces hommes et éviter de les voir se présenter pour un nouvel engagement, le médecin chef de service établit dans chaque cas un signalement très détaillé indiquant, outre les renseignements du livret, les marques particulières sur n'importe quelle partie du corps, cicatrices, tatouages, etc. Au verso de ce document, il prend l'empreinte du pouce et des doigts des deux mains. Ces empreintes sont prises en faisant apposer les doigts sur une plaque en zinc enduite d'une légère couche d'encre grasse et en reportant ensuite les doigts sur le papier.

Ce signalement est établi en deux expéditions, une pour chaque régiment étranger, où on le conserve pendant quinze ans.

Le matériel nécessaire est fourni par la masse d'habillement. (Circ. 14 août 1906, vol. 63.)

Pour l'aptitude physique des candidats à l'engagement dans la légion étrangère, voir le titre *Aptitude physique*.

LÉGION D'HONNEUR

Propositions. — Le médecin-major chef de service, sous la réserve de l'acceptation du chef de corps, à l'initiative des propositions pour la Légion d'honneur en ce qui concerne les médecins en sous-ordre. (R. S. S., art. 38, vol. 80.)

Pour le médecin chef de service, l'initiative appartient au chef de corps.

Etablissement des propositions pour l'admission et l'avancement dans la Légion d'honneur. (Instr. 25 juillet 1910, vol. 22.)

Port des insignes et traitement. (Décret organ. 16 mars 1852, art. 30 et 31; loi 29 juillet 1881; circ. 15 mars 1861; loi 28 janvier 1897, vol. 30.)

Valeur des décorations et frais de chancellerie. (Décrets 22 mars 1875 et 20 décembre 1892, vol. 30.)

Discipline des membres de la Légion d'honneur. (Décis. 24 novembre 1852 et 30 avril 1859; décrets 14 avril et 9 mai 1874, vol. 30.)

LIBÉRATION

Les militaires quittant le corps par libération, réforme ou retraite doivent être visités avant leur départ. Ceux qui sont reconnus malades ne doivent jamais être conservés à l'infirmerie, mais toujours être hospitalisés. (Art. 46, R. S. S.)

Aussitôt après cette visite, le médecin chef de service inscrit sur le registre d'incorporation la date et le mode de radiation.

LITERIE

(Instr. 25 mars 1907, vol. 9.)

Nombre de lits. — Le nombre de lits affectés à une infirmerie de corps ou de détachement est fixé à 2 1/2 p. 100 de l'effectif normal pour les troupes à pied et à 3 p. 100 pour les troupes à cheval.

Les propositions pour modifier ces fixations font l'objet d'un procès-verbal de conférence soumis à l'approbation du Ministre. (Art. 37, R. S. S.)

Toutefois, s'il était nécessaire d'augmenter momentanément la dotation d'une infirmerie, le matériel de couchage complémentaire serait prélevé sur les ressources du corps et choisi autant que possible parmi celui qui était affecté aux hommes entrant à l'infirmerie.

Composition. — Les lits d'infirmerie, fournis par le service de couchage et ameublement du corps, sont des lits de troupe pourvus, autant que possible, de sommiers. Ces fournitures de literie sont marquées, dans toutes leurs parties, d'un timbre à l'encre indélébile portant gravées les lettres I. R. (Notice n° 2.) Les fournitures mises provisoirement à la disposition de l'infirmerie doivent être munies d'une marque temporaire jusqu'au moment de leur réintégration dans d'autres unités administratives. (Art. 31.)

Le matériel de literie normalement affecté à l'infirmerie garde, en principe, son affectation spéciale jusqu'à sa réforme.

Les lits d'infirmerie, comme ceux de la troupe, sont pourvus de taies mobiles. (Circ. 11 mars 1909, vol. 9.)

Manutention. — Les matelas et traversins ne peuvent être utilisés plus de dix-huit mois sans être reconfectionnés.

Les taies mobiles doivent être lavées aussi souvent qu'il est nécessaire et notamment à chaque changement d'occupant. (Circ. 11 mars 1909, vol. 9.)

Les draps de lit ne doivent pas rester en service plus de vingt jours dans la saison chaude (1er mars au 30 septembre) et trente jours du 1er octobre au 30 avril. Les draps doivent être changés à chaque occupant; il est interdit de délivrer à un homme des draps non lavés ayant servi à un autre.

La paille des paillasses est renouvelée tous les six mois.

Les couvertures sont battues au dehors toutes les semaines. (Art. 24.)

Deux fois par an, il est procédé à la destruction des insectes au moyen de la poudre de pyrèthre ou des vapeurs sulfureuses. La dépense est au compte de la masse d'habillement.

Les pertes et dégradations provenant de la faute des hommes sont supportées par la masse d'habillement (fonds particuliers); celles provenant de cas de force majeure, par la masse de couchage.

La fourniture, la conservation, la vérification (1) et la réintégration de ce matériel sont assurées dans les mêmes conditions que pour l'ameublement de l'infirmerie (se reporter à ce titre).

Dans l'intervalle des inspections trimestrielles de la commission de vérification (art. 15), le médecin chef de service transmet au major les demandes de réparations ou de remplacement nécessaires.

Dans les infirmeries de camp, la literie se compose de lits de troupe, dont la fourniture est assurée par un des corps situés à proximité et désigné par le général commandant le corps d'armée.

Ce matériel est spécialisé et rigoureusement désinfecté avant d'être réintégré en fin d'occupation. (Circ. 15 avril 1908, vol. 9.)

Mouvements de literie en général. — Les fournitures de literie étant susceptibles de propager des maladies contagieuses, les médecins chefs de service doivent être prévenus de tout mouvement de literie s'effectuant entre des places ou des corps différents et invités à donner leur avis, au point de vue hygiénique, sur les conséquences de cette mesure. (Circ. 27 avril 1903, vol. 83.)

---

(1) Les prescriptions du règlement sur le couchage et l'ameublement, au sujet de la vérification trimestrielle du matériel de literie par une commission régimentaire (art. 15, Règl. 25 mars 1907, vol. 9) rend vraisemblablement sans objet, ou applicables exceptionnellement, les prescriptions de l'article 64 du R. S. S. relatives à l'inspection de la literie de l'infirmerie par l'officier de casernement sur l'ordre du major.

LIVRETS

Livrets d'officiers. — Les livrets des officiers sont fournis par les corps ou services au compte de l'Etat. (Circ. 3 mars 1902, vol. 68.) En cas de perte par la faute des détenteurs, ils sont remplacés, à leurs frais, à raison de 0 fr. 20 par livret.

Le livret matricule d'un officier fait partie du dossier du personnel (1re partie, pièces d'archives) et le suit dans les diverses positions qu'il est appelé à occuper.

Livrets des hommes de troupes. Inscriptions médicales. — Le livret matricule des hommes fait mention à l'encre rouge, sur la couverture, au-dessus des mots « Plaque d'identité », du dossier sanitaire constitué par lui au conseil de revision. (30 août 1909, vol. 10.) Au bas du verso de cette couverture se trouve l'indication de l'acuité visuelle de l'homme, classée en : bonne, faible ou très faible. Après avoir rayé deux de ces indications, en ne laissant subsister que celle qui se rapporte à l'acuité visuelle de l'intéressé, le médecin appose sa signature au-dessous.

Enfin, à la page 9 de ce même livret, a été insérée une fiche médicale, reproduisant les particularités présentées, au point de vue physique, par l'homme au moment de son incorporation, ainsi qu'à la visite annuelle précédant les manœuvres. (Règl. 21 janvier 1910, vol. 55².) Cette fiche est remplie par l'unité, sur les indications données par le médecin chef de service au commandant de l'unité, lors de la visite d'incorporation. Elle est ensuite signée par le médecin. (Circ. 16 août 1907, vol. 10 et 55².)

Le livret individuel de chaque homme mentionne, à la page 8, la situation de l'homme à son arrivée au corps, au point de vue de la vaccination, les dates des inoculations successives et leurs résultats. Chacune de ces mentions est certifiée par le médecin chef de service.

LOCAUX DES INFIRMERIES

La composition et le nombre des locaux des infirmeries régimentaires, les conditions auxquelles ils doivent satisfaire, sont indiqués aux articles 71 et 72 du R. S. S. et à l'article 100 du même document, en ce qui concerne les locaux supplémentaires des infirmeries-hôpitaux.

La circulaire du 30 mai 1907 (vol. 48) et celle du 24 juin 1910 reproduisent, en les complétant, les mêmes dispositions pour les infirmeries à construire ou à réparer dans l'avenir.

Entretien. — L'entretien des locaux de l'infirmerie est assuré conformément aux prescriptions de la circulaire du 5 février 1894 (vol. 62 et 83) se rapportant aux locaux du casernement en général.

Les murs doivent être peints à l'huile ou au moyen de peintures vernissées, exemptes de colle ou de gélatine, susceptibles de lavage ou brossage (Circ. 2 mars 1900, vol. 51 *bis*); si cela n'est pas possible, ils seront reblanchis aussi souvent qu'il est nécessaire et au moins deux fois par an.

Les boiseries sont lavées deux fois par an et reçoivent annuellement une couche de peinture. (Art. 51, R. S. S.)

Cet entretien est à la charge du corps occupant. (Art. 98, règl. 3 mars 1899, vol. 51.)

Les planchers des infirmeries sont cirés ou imperméabilisés. (Art. 51, R. S. S.) Leur propreté est assurée au moyen de paillassons en jonc ou en paille et de grilles gratte-pieds, placés à l'entrée de l'infirmerie ou des chambres et fournis par la masse d'ameublement et couchage. (Tableau A, instr. du 25 mars 1907, vol. 9.)

Les travaux ou réparations à exécuter sont portés, par le médecin chef de service, sur un état (mod. n° 8, vol. 51) adressé au major, qui le vise et le remet pour exécution à l'officier de casernement. Les réparations sont exécutées au compte de la masse de casernement.

Au départ d'un corps, lors de la remise des locaux, ceux-ci doivent être assez propres pour pouvoir être réoccupés immédiatement. (Art. 50, règl. 3 mars 1899, vol. 51.)

LOGEMENT

Des chevaux. (Règl. 3 mars 1899, art. 28, vol. 51 ; R. S. I, art. 91, vol. 78, et instr. 24 juin 1910, art. 60 et 61, vol. 69 *bis*.)

Des officiers chez l'habitant. (Loi 3 juillet 1877, art. 13, vol. 70 ; décret 23 novembre 1886, vol. 70 ; instr. 18 février 1895, art. 92, et annexe n° 10, vol. 55³ ; Instr. 30 décembre 1899, chap. V, vol. 100¹.)

Des officiers dans les bâtiments militaires. — Composition et occupation des logements. (Règl. 3 mars 1899, art. 27, 44, 50, 66, 69 et 97, annexe n° 1 et n° 2, vol. 51.)

Règles d'attribution. (Décret 24 janvier et instr. 1er février 1887, vol. 48.)

Retenues pour logement. (Règl. 29 mai 1890, art. 77 ; note 25 mars 1891 et décis. 20 décembre 1893, vol. 88 ; tarif 27 décembre 1890, revisé 15 juin 1904, vol. 90.)

Chauffage des logements d'officiers situés dans des baraquements ou casemates des forts. (Instr. 8 février 1907, art. 88, vol. 5.)

Logement dans le Sud algérien et tunisien. — (Voir le titre, *Cessions remboursables.*)

LUNETTES

Délivrance des lunettes. (Consulter le titre *Bandages.*)

MALADES

Officiers. — Lorsqu'un officier interrompt son service pour cause de maladie, il prévient son chef direct, qui en rend compte au chef de corps ; il avise également le médecin chef de service. (R. S. I., art. 82, vol. 78.)

Le médecin-chef visite les officiers malades, sur l'avis que ceux-ci lui font parvenir. Il rend compte au colonel de la gravité et de la durée probable de la maladie.

Lorsque, dans l'intérêt du service, le colonel juge nécessaire de savoir si l'indisponibilité d'un officier est de nature à diminuer son aptitude à ses fonctions, il prescrit au médecin d'établir un certificat médical qui lui est remis personnellement ou adressé sous pli confidentiel. (R. S. I., art. 113.)

Les officiers malades sont autorisés à se faire soigner chez eux ; toutefois, sur l'avis du médecin ou dans l'intérêt du service, le colonel peut prescrire leur entrée à l'hôpital. (R. S. I., art. 115.)

Le médecin appelé auprès d'un officier supérieur doit rendre compte immédiatement au chef de corps s'il s'agit d'un accident, d'une maladie grave, ou dès qu'il constate une aggravation, le Ministre devant être avisé sans retard dans ces divers cas. (Note 25 mai 1893, vol. 38.)

Gradés. — Les gradés logeant en ville qui interrompent leur service pour cause de maladie préviennent leur chef direct. Lorsqu'ils ne sont pas en état de se rendre à la visite médicale à la caserne, ils préviennent le médecin-chef. (R. S. I., art. 83.)

Le médecin-chef visite ou fait visiter les gradés malades logeant en ville, sur l'avis que ceux-ci lui font parvenir lorsqu'ils ne peuvent se rendre à la visite à la caserne. Il leur est fait application des dispositions relatives aux inscriptions sur les cahiers de visite (voir, à ce sujet, le titre *Visite médicale journalière*).

Ces gradés sont autorisés à se faire soigner chez eux ; toutefois, sur l'avis du médecin ou dans l'intérêt du service, le colonel prescrit leur entrée à l'hôpital ou à l'infirmerie régimentaire. (R. S. I., art. 114 et 116.)

Le médecin-chef doit ses soins gratuits à tous les militaires du régiment, ainsi qu'aux membres de leur famille habitant avec eux ; la même obligation incombe à ses subordonnés. (R. S. I., art. 26, vol. 78.)

Les officiers sans troupe et leur famille sont soignés par un ou des médecins militaires désignés par le général commandant le corps d'armée, sur la proposition du directeur du service de santé ou, à défaut, par le commandant d'armes sur celle du médecin chef du service de santé de la place. (Art. 69 *bis*, modif. 7 avril 1909, R. S. S. vol. 80.)

Pour les hommes malades, voir les titres *Visite journalière* et *Convalescents (Salle des)*.

MALADES A LA CHAMBRE (Cahier des)

Le cahier des malades à la chambre (mod. n° 21) est fourni par le trésorier.

Le nombre des feuillets qu'il contient est certifié par le médecin aide-major.

Ce cahier est conservé dix ans après son versement aux archives et ensuite incinéré.

Doivent y être portés tous les hommes se présentant à la visite et auxquels un traitement est prescrit, qu'ils soient exemptés totalement ou partiellement de service, ou même notés comme simples consultants. Les prescriptions pour les entrants à l'infirmerie ne doivent pas figurer sur ce cahier.

Les colonnes 1 et 2 enregistrent les noms et prénoms des malades et l'unité à laquelle ils appartiennent ; la colonne 3, le diagnostic de la maladie. Un trait vertical dans les colonnes 4, 5 ou 6 indique si l'homme est consultant, fiévreux ou blessé. La colonne 7 inscrit la date du début du traitement à la chambre ; la colonne 8, celle de la fin de ce traitement. Les colonnes 9 et 10 totalisent le nombre des journées de traitement des malades, suivant qu'ils sont fiévreux ou blessés.

Dans la colonne 11 sont indiquées par un I les entrées à l'infirmerie, un H les entrées à l'hôpital. La colonne 12 mentionne les prescriptions faites aux malades venus à la visite médicale journalière.

Ce cahier est laissé à la disposition des infirmiers pour l'exécution des prescriptions médicales qui y sont portées.

MANŒUVRES

Indemnités allouées aux officiers pendant les manœuvres de garnison, de cadres et d'automne. (Instr. 18 février 1895 et circ. 9 février 1910, vol. 55³.)

Manœuvres de cadres. — Pour ces manœuvres il est prévu, dans chaque groupe de corps d'armée, un médecin faisant fonctions de directeur du service de santé et, dans chaque groupe de division d'infanterie, un médecin faisant fonctions de médecin divisionnaire.

Manœuvres d'automne : Personnel. — Le service de santé est dirigé, au cours de ces manœuvres : dans un corps d'armée, par un médecin inspecteur ou principal, et, dans chaque division, par un médecin principal médecin divisionnaire. Dans les corps de troupe, le médecin chef de service assure la direction du service.

Matériel. — Le matériel à emporter est constitué conformément au tableau suivant :

DÉSIGNATION DES UNITÉS.	Chargement de voiture médicale régimentaire.	Équipement de l'infirmier régimentaire de troupes à pied.	Rouleau de secours (R) aux asphyxiés.	Sac d'ambulance.	Sacoche d'ambulance (paire de).	Chargement de petite voiture (R) pour blessés.	Chargement de grande voiture (R) pour blessés.	Musette à pansement.	Panier régimentaire pour troupes à cheval.
Rég. d'infanterie	2 (A)	»	3	3 (E)	»	»	1	»	»
Bataillon de chasseurs	»	»	1	1 (E)	»	1 (D)	»	»	»
Brigade de cavalerie	1 (A)	»	»	»	»	»	»	»	»
Régiment de cavalerie	»	»	2	»	2 (E)	1	»	»	1 (C)
Artillerie — par bat. ou section de munition	»	»	1	1 (E)	»	»	»	»	»
Artillerie — par groupe de batteries d'artillerie	1 (A)	»	1	1 (E)	»	»	»	»	»

Ces corps de troupes emportent :
1° Leur matériel de mobilisation au complet et le déposent, pendant la période des manœuvres, au centre de mobilisation des secteurs assignés à chacun d'eux;

OBSERVATIONS.

(A) *Composition spéciale du chargement de voiture médicale.*

DÉSIGNATION DU MATÉRIEL.	Pour régiment d'infanterie et groupe de batteries d'artillerie.	Pour brigade de cavalerie.	OBSERVATIONS.
Approvisionnement de médicaments et d'objets de pansement dont la nature et l'importance sont laissées à l'appréciation du médecin chef de service	1	1	À prélever sur le service courant; cet approvisionnement sera contenu: 1° pour les troupes à pied, dans la paire de cantines régimentaires mises à la disposition du service courant par la dépêche ministérielle du 17 décembre 1892; 2° pour les troupes à cheval, dans une caisse confectionnée par les soins des corps de troupe d'après les indications de la dépêche du 3 novembre 1894, § 2.
Approvisionnement d'appareils à fracture déterminé par le médecin-chef	»	1	
Brancards avec bretelles	8	4	
Lanterne marine à verre blanc avec accessoires	1	1	
Lanterne marine à verre rouge avec accessoires	1	1	
Fanion tricolore et de neutralité	2	2	À prélever sur le matériel de mobilisation.
Hampe pour fanion	2	2	
Tonneau	1	1	
Boîte n° 23	1	»	
Boîte n° 28	1	»	
Trousse d'infirmier	2	»	
Collection d'imprimés	1	1	À constituer au titre du service courant par le trésorier et le médecin-chef. Il est expressément interdit de prélever des documents ou imprimés sur le service de mobilisation.

Manœuvres alpines.

Bataillon de chasseurs. Bataillon d'infanterie. Batterie de montagne. Détachement du génie.

complet et le déposent, pendant la période des manœuvres, au centre de mobilisation des secteurs assignés à chacun d'eux;

2° Un approvisionnement de médicaments et d'objets de pansement prélevé sur le service courant, dont la nature et l'importance sont déterminées par le médecin chef de service, en se basant sur les besoins présumés pour la durée des manœuvres, et en tenant compte que le matériel de mobilisation ne doit être utilisé que dans le cas de nécessité absolue. Cet approvisionnement sera contenu, soit dans les cantines médicales régimentaires mises à la disposition du service courant par la dépêche ministérielle du 17 décembre 1892, soit dans une caisse confectionnée par les soins des corps d'après les indications de la dépêche du 3 novembre 1894, § 2.

(B) *Composition spéciale du chargement du sac ou de la paire de sacoches d'ambulance.*

DÉSIGNATION DU MATÉRIEL.	QUANTITÉS.	OBSERVATIONS.
Approvisionnement de médicaments et de pansements déterminé par le médecin-chef	»	À prélever sur le service courant.
Sac ou paire de sacoches vides	»	À prélever sur le matériel de mobilisation.

(C) *Composition spéciale du panier régimentaire pour troupes à cheval.*

DÉSIGNATION DU MATÉRIEL.	QUANTITÉS.	OBSERVATIONS.
Approvisionnement de médicaments et de pansement déterminé par le médecin-chef	1	À prélever sur le service courant.
Boîte n° 23	1	À prélever sur le matériel de mobilisation.
Pinces hémostatiques	2	
Trousse d'infirmier	1	
Panier régimentaire vide pour troupes à cheval	1	

(D) Indépendamment de son chargement, cette voiture recevra un approvisionnement d'objets de pansement et de médicaments prélevés sur le service courant, contenus dans une caisse placée dans le coffre de l'arrière.

(E) Approvisionnement ou chargement de réserve.

Moyens de transport. — Il est prévu, pour les manœuvres d'automne, les moyens de transport suivants :

Par régiment d'infanterie : une voiture grande pour blessés, deux voitures médicales régimentaires ;

Par bataillon alpin d'infanterie : une voiture médicale régimentaire ;

Par bataillon de chasseurs alpins : une voiture petite pour blessés, une voiture médicale régimentaire ;

Par bataillon de chasseurs : une voiture petite pour blessés ;

Par régiment de cavalerie : une voiture petite pour blessés, une voiture médicale régimentaire ;

Par groupe d'artillerie : une voiture médicale régimentaire.

(Annexe n° 5 règl. précité.)

En plus des voitures allouées au départ, il peut en être accordé de supplémentaires dans les conditions précisées au titre *Routes à l'intérieur.*

Pièces administratives. — Pendant les manœuvres, il doit être établi les pièces fournies en campagne. En ce qui concerne le service de santé, ces pièces sont : la situation-rapport (mod. n° 2, vol. 82), le carnet médical (mod. n° 5, vol. 82), les fiches de diagnostic et le rapport spécial adressé après chaque combat.

La première de ces pièces est seule établie régulièrement pendant toute la durée des manœuvres ; elle est envoyée tous les jours au médecin divisionnaire par la voie hiérarchique.

Les autres ne sont établies qu'à l'occasion du fonctionnement des postes de secours, prescrit à certains jours des manœuvres par l'autorité supérieure.

En outre, les pièces fournies dans le service de garnison (billet d'hôpital, état décadaire, statistique mensuelle, etc.) continuent à être établies suivant les règles habituelles.

Évacuation des malades. — Elle se fait suivant les circonstances, soit sur les hôpitaux ou hospices militaires mixtes ou même civils les plus voisins, soit sur les infirmeries ou hôpitaux de la garnison. Les malades sont transportés soit au moyen des voitures mises à la disposition des corps, soit par voie de fer.

Allocations. — Les officiers prenant part aux manœuvres ont droit, du jour du départ au jour inclus de l'arrivée dans la garnison au retour, à l'indemnité des troupes en marche (voir ce titre).

Ils peuvent en outre recevoir, à titre remboursable, des rations de vivres, dans les conditions indiquées au titre *Vivres remboursables.*

Règles hygiéniques. — Diverses circulaires font connaître les précautions hygiéniques à prendre au cours des manœuvres, soit pendant les fortes chaleurs (27 août 1886, 26 août 1899,

24 juillet 1900), soit pendant l'hiver (21 janvier 1899). (Vol. 83 et 55³.)

Les règles hygiéniques relatives aux cantonnements ainsi qu'à l'installation des formations sanitaires dans les locaux scolaires sont précisées au titre *Cantonnements*.

Manœuvres alpines. — Les bataillons manœuvrant dans les Alpes ont leur service de santé renforcé par des étudiants en médecine, faisant fonctions de médecins auxiliaires et jouissant des privilèges énumérés au titre *Étudiants en médecine*.

Matériel et moyens de transport. — Se reporter au tableau ci-dessus.

Toutes les autres dispositions énumérées au paragraphe précédent sont applicables dans ce cas, et, en particulier, la circulaire du 21 janvier 1899 (vol. 83), relative aux précautions à prendre pendant les manœuvres d'hiver ou par les grands froids.

MARCHE (Indemnités aux troupes en)

Règles d'allocation et tarif. (Règl. 29 mai 1890, art. 14, tableau 2, modif. 22 avril 1905, vol. 88, et tarif n° 11, vol. 90.)

MARIAGE

Demandes et autorisations. (Circ. 1er octobre 1900 et 2 octobre 1906, vol. 28.)

Compte rendu des célébrations de mariage, des séparations et divorces. (Notes 17 avril 1886 et 27 avril 1893, vol. 28.)

MASSE D'INFIRMERIE

Recettes. — La masse d'infirmerie est constituée par les versements faits par les unités pour leurs hommes traités à l'infirmerie et soumis au régime spécial. Ces versements comprennent, pour chaque homme, toutes les allocations et perceptions afférentes à l'alimentation faites pour eux et qui sont les suivantes :

A. — Prestations normales.

1° Prime fixe de 0 fr. 225 à l'intérieur, 0 fr. 26 en territoire civil de l'Algérie, 0 fr. 28 en Tunisie et en territoire militaire de l'Algérie. Ce taux est augmenté de 0 fr. 01 pour les militaires du génie, de l'artillerie à pied, des batteries à cheval, des batteries de montagne et des cuirassiers ; il est diminué de 0 fr. 03 pour les hommes des sections de discipline des corps d'Afrique. Ces augmentations ou diminutions n'ont pas lieu lorsque ces militaires sont en subsistance dans d'autres corps ou dans les dépôts de convalescents ;

2° Prime de viande, dont le taux variable est fixé par place ;
3° Pain : remplacé par une indemnité représentative de la valeur de la ration.

B. — Prestations éventuelles.

1° Prime n°.1. — Taux 0 fr. 05, pour boissons hygiéniques et amélioration de l'ordinaire à l'occasion d'épidémies ou travaux pénibles ;
2° Prime n° 2. — Taux 0 fr. 10, dans les mêmes circonstances que la prime n° 1 si elle est insuffisante, et à l'occasion de certaines revues de généraux ;
3° Prime n° 3. — Taux 0 fr. 15, marches et manœuvres ;
4° Prime n° 4. — Taux 0 fr. 20, marches et manœuvres alpines ;
5° Indemnité à l'occasion de la fête nationale. — Taux 0 fr. 30. (Tarif n° 12, décret 25 janvier 1906, vol. 90.)

Pour les sous-officiers, le versement à l'infirmerie comprend la portion des primes et indemnités fixées par le chef de corps comme taux de leur pension à la cantine ou au mess.

Les versements sont faits par les unités à la fin de chaque prêt, entre les mains du médecin chargé d'administrer la masse d'infirmerie, qui donne quittance des sommes qu'il reçoit sur le livret d'ordinaire des unités et les inscrit en recettes sur le registre d'alimentation de l'infirmerie (voir ce titre).

En cas d'insuffisance de cette masse, le chef de corps, avec l'autorisation du général commandant la brigade, peut ordonner un prélèvement à son profit sur les bonis d'ordinaire des unités.

La masse d'infirmerie peut encore faire recette des économies réalisées sur le chauffage d'hiver (voir le titre *Chauffage*).

En dehors des versements et prélèvements qui viennent d'être indiqués, il ne peut être fait aucune autre allocation soit en argent, soit en nature. (Art. 83 R. S. S., vol. 80.)

Dépenses. — Les dépenses au compte de la masse d'infirmerie sont fixées par la notice n° 33 R. S. S.

A. — Dépenses normales.

a) Aliments des malades et convalescents (1).
b) Vin pour la préparation du vin de quinquina.
c) Achat de vaisselle (assiettes plates, assiettes creuses, verres à boire, cruches, cruchons, salières, carafes) (6 janvier 1906) : dépense maximum de première mise pour achat de vaisselle : 17 centimes par homme à l'infirmerie ; — dépense annuelle maximum d'entretien : 11 centimes par homme à l'infirmerie.

---

(1) L'achat du sucre nécessaire pour édulcorer les boissons hygiéniques ou alimentaires des malades à l'infirmerie est prévu par la circ. du 1ᵉʳ mars 1911 (vol. 83).

d) Objets divers nécessaires à l'entretien du matériel et des chambres :

  Balais en bouleau ou bruyère ;
  Balais en paille de riz ;
  Balais en crin ;
  Bâtons à cirer ;
  Têtes de loup ;
  Pelles à main ;
  Seaux à ordures ;
  Brosses à cirer ;
  Brosses en chiendent ;
  Lavettes ;
  Douets de propreté ;
  Blanc d'Espagne ;
  Cire jaune ;
  Encaustique ;
  Mine de plomb ;
  Potasse d'Amérique ;
  Paille de fer ;
  Papier émeri ;
  Tripoli ;

e) Dépenses nécessitées par les soins de propreté :

  Savon ;
  Cirage ;
  Papier hygiénique (5 avril 1909) ;
  Savonnettes ;
  Eponges ;
  Cuvettes ;   (Notific. 6 janvier 1906.)
  Pots à eau.

f) Blanchissage du linge des hommes à l'infirmerie ;

g) Registres (Registre d'alimentation ; — Carnet auxiliaire des visites, manutentions et remplacement du matériel et des médicaments entrant dans la composition des approvisionnements) ;

h) Jeux (dames, dominos, loto, quilles, tonneau) ;

i) Pulvérisateur pour la désinfection du casernement, des objets de literie et d'habillement (achat et entretien) ;

j) Armoire et caisse aux poisons.

Toile cirée pour tables (6 janvier 1906).

B. — Dépenses accidentelles.

a) Boissons hygiéniques à délivrer aux compagnies, sur la proposition du chef de corps et avec l'autorisation du général de brigade, lorsque les conditions sanitaires motivent cette mesure et que le boni de la masse de l'infirmerie atteint le chiffre de 700 à 800 francs.

b) Dépenses destinées à contribuer au bien-être général des malades en traitement à l'infirmerie, et que le directeur du service de santé, par délégation du Ministre, se réserve le droit d'autoriser, lorsque l'état des bonis réalisés est prospère.

En aucun cas, les dépenses dont il s'agit ne pourront concerner des achats de médicaments, d'instruments ou de matériel de pansement dont la fourniture incombe au service de santé.

Le directeur du service de santé ayant reçu délégation du Ministre pour prononcer dans les cas prévus au paragraphe b) des dépenses accidentelles ci-dessus, les demandes d'autorisation accompagnées des justifications nécessaires doivent désormais lui être adressées. (Tableau des délégations du 30 mars 1908, B. O., r. s., p. 399.) Il y a lieu notamment d'indiquer le montant du boni.

Bonis. — Le boni de la masse d'infirmerie, formé par l'excédent des recettes sur les dépenses, est versé dans la caisse du corps. (Art. 83, R. S. S., vol. 80.)

Les règles suivantes, relatives aux bonis des ordinaires des unités, semblent, malgré l'absence de réglementation précise à ce sujet, s'appliquer à ceux de la masse d'infirmerie.

Il n'est pas fixé de limite à l'importance du boni, mais il appartient au chef de corps de veiller à sa formation judicieuse.

Le taux maximum pouvant être conservé par les commandants d'unité est déterminé par le chef de corps ; mais il sont libres de déposer dans la caisse du corps tout ce qui excède la portion qu'ils croient devoir conserver.

Les versements et retraits de tout ou partie du boni sont effectués, quand les circonstances l'exigent, au moyen d'un bulletin du modèle suivant, annexé au registre d'alimentation.

Tableau des dépôts et des retraits de boni.

DATE ET NATURE des PERCEPTIONS.	SOMMES VERSÉES.	SOMMES RETIRÉES.	ÉMARGEMENT		OBSERVATIONS.
			DU médecin-major.	DE l'officier-payeur.	

MASSES OCCULTES

L'interdiction de toute masse occulte est formelle et absolue.
(Instr. service courant, art. 45, vol. 74.)

MATÉRIEL

Le médecin chef de service est responsable de la conservation
et du bon entretien du matériel de toute sorte qui lui est remis.
(Art. 78, R. S. S.)

Les questions de fourniture, entretien et réparations des objets de matériel appartenant aux diverses masses de casernement, ameublement et couchage, habillement, chauffage, ont été
examinées aux divers titres les concernant.

Les prescriptions réglementaires suivantes se rapportent au
matériel fourni aux infirmeries par le service de santé.

La conservation et l'entretien de ce matériel sont assurés conformément aux prescriptions de la notice n° 34, R. S. S., détail·
lées aux titres *Caoutchouc, Instruments, Laine* (*Objets en*), *Cuir*
(*Objets en*), etc.

Ce matériel est reçu par l'officier d'habillement au nom du
conseil d'administration et pris en compte par lui, puis remis
au médecin chef de service sur un bon de distribution (mod. n° 61,
vol. 1 *bis*) non décompté, signé par lui et visé par le major ou le
chef de détachement. Le médecin chef de service l'inscrit ensuite
sur le carnet-inventaire du matériel en service (mod. n° 28 *bis*,
vol. 81), comme il est dit au titre *Carnet-inventaire*.

Celui qui doit être remplacé ou a été réformé est versé à l'officier d'habillement au moyen d'un bulletin de réintégration (mod.
n° 62, vol. 1 *bis*), signé par le médecin chef de service et visé
par le major ; la sortie est mentionnée au carnet-inventaire.

Emmagasinement. — Le matériel doit être emmagasiné dans
un ordre tel que sa vérification, en quantité et en qualité, puisse
se faire facilement. Il doit être muni d'étiquettes unicolores, rouges, pour le matériel de la réserve de guerre, blanches pour celui
du service courant. (Règl. 26 décembre 1902, vol. 27.)

Le matériel de mobilisation doit être emmagasiné séparément
d'avec celui du service courant. (Règl. 22 janvier 1907, art. 13,
vol. 3.)

A la réception d'un matériel quelconque, l'officier qui en est
responsable doit constater s'il est au complet, en bon état et conforme aux indications portées sur les factures d'expédition.

Changement du titulaire. — A chaque changement du titulaire
responsable d'un matériel, il est fait avec le remplaçant, ou, s'il

n'est pas arrivé, avec un représentant du conseil d'administration, un inventaire complet de ce matériel dont il dresse procès-verbal.

MATÉRIEL DE MOBILISATION

Ce matériel est celui qui est entretenu en vue des besoins du temps de guerre.

Il comprend des objets ou unités isolés et aussi des unités collectives composées de matières et objets groupés en raison de leur destination commune. (Règl. 26 décembre 1902, art. 2, vol. 27.)

Il est interdit de l'employer, même temporairement, aux besoins du service courant, sauf exceptions autorisées par le Ministre. (Règl. 20 mars 1906, art. 133, vol. 1, et 26 décembre 1902, art. 7, vol. 27.)

Surveillance. — Ce matériel est visité et manutentionné tous les six mois, en avril et en octobre, par le médecin chef de service, en présence d'un délégué du conseil d'administration.

Les résultats de ces visites et manutentions sont consignés sur le carnet auxiliaire, comme il est dit à ce titre. En outre, un rapport sommaire est adressé au directeur du service de santé, relatant l'existence du complet, l'état d'entretien, ainsi que les réparations et échanges reconnus nécessaires.

Les pertes et avaries relevées au cours de ces visites sont constatées comme il est dit au titre *Pertes et détériorations.* (Art. 552, R. S. S.)

Renouvellement. — Un jeu rationnel de renouvellement de ce matériel doit être assuré par des échanges avec le service courant, surtout en ce qui concerne les matières altérables (tissu imperméable, bandes pour l'hémostase, etc). Le matériel neuf reçu au titre du service courant ne doit être mis en service que s'il n'y a aucun objet similiaire à remplacer dans la réserve de guerre. Si ces échanges ne suffisent pas, il est établi des demandes de remplacement qui sont fournies à la suite des visites semestrielles visées ci-dessus. (Circ. 5 août 1905, vol. 83.)

Demandes de remplacement. — Le matériel proprement dit et les objets de pansement, c'est-à-dire les objets compris dans la nomenclature générale du service de santé sous les numéros sommaires 1 à 62 inclus et 74 à 78, sont portés sur les mêmes demandes, à l'exception des objets des numéros sommaires 1, 2, 4, 12 et 19 précédés de la lettre P, qui sont du ressort des pharmacies d'approvisionnement. (Note prélim. de la nomencl., paragr. G.) Ces derniers objets sont inscrits sur les demandes établies pour les médicaments et accessoires de pharmacie compris dans la nomenclature sous les numéros sommaires 63 à 73.

Les demandes de matériel proprement dit visées dans la 1re partie du paragraphe précédent sont établies dans les mêmes conditions que pour les besoins propres du service courant, comme il est exposé au titre *Matériel du service courant*. Elles doivent donc être fournies en simple expédition, décomptées, et le montant total du décompte est inscrit au débit du corps.

Celles comprenant les médicaments, accessoires de pharmacie et objets des numéros sommaires 1, 2, 4, 12 et 19, marqués de la lettre P, du ressort des pharmacies d'approvisionnement, sont établies en triple exemplaire. Mais, sur l'une des trois expéditions, ces derniers objets, c'est-à-dire ceux faisant partie du matériel proprement dit, sont décomptés afin d'en permettre l'imputation aux crédits. (Circ. man. du 21 mars 1910.)

En tête, on inscrit, suivant le cas : « Demandes des quantités de matériel et objets de pansement », ou « de médicaments et objets de pharmacie » ; on biffe l'inscription « pour le service de l'infirmerie », après les mots : « nécessaires », en la remplaçant par celle-ci : « pour le remplacement dans les approvisionnements de la réserve de guerre ».

Les objets à remplacer sont ensuite inscrits dans les colonnes 1, 2 et 3 avec leurs numéros sommaires et détaillés, dans l'ordre de ces numéros et sous la dénomination très exacte qui leur est assignée par la nomenclature G du service de santé. Lorsqu'un objet composé de plusieurs parties est incomplet et qu'il peut être remis en usage après avoir été complété, la partie manquante sera demandée sous le même numéro détaillé que l'objet lui-même et avec une lettre de détail. En face de chaque objet on porte, dans les colonnes réservées à cet effet, l'indication de l'unité réglementaire et des quantités dont le remplacement est demandé. Deux nouvelles colonnes sont créées à la suite, destinées : l'une, à contenir le prix de l'unité, l'autre le décompte des quantités demandées. Dans la colonne « Observations », il est fait mention de façon claire et précise, et pour chaque objet, des causes qui ont motivé le remplacement. (Note prélim. de la nomencl. gén. du service de santé, paragr. H.)

Lorsque du chloroforme doit être porté sur ces demandes pour être remplacé, il y a lieu de se conformer aux prescriptions spéciales insérées au titre *Chloroforme*.

Les demandes de remplacement doivent toujours être accompagnées d'une copie du procès-verbal de pertes ou avaries rapporté après la constatation de ces pertes ou avaries, lors des visites semestrielles, comme il est dit au titre *Pertes et détériorations*.

Ces demandes sont adressées au conseil d'administration, qui les transmet au directeur du service de santé, après vérification et visa du major délégué de ce conseil.

Une des expéditions, revêtue du « Vu bon à délivrer », apposé par le Ministre (7e Direction) est renvoyée au corps pour avis en ce qui concerne les envois à attendre.

Demandes à titre de première mise. — Les demandes d'unités collectives ou d'objets isolés à titre de première mise doivent être distinctes de celles établies pour des objets demandés à titre de remplacement.

Elles doivent indiquer, dans la colonne « Observations », l'ordre qui a prescrit la constitution de ce matériel et les formations auxquelles il est destiné. (Note prélim. de la nomencl. gén. du service de santé, paragr. H.)

Le matériel de mobilisation, unités isolées ou collectives, reçu à titre de première mise, est inscrit sur le carnet-inventaire (mod. n° 28 *bis*), sous les numéros sommaires et détaillés de ces unités.

Les objets isolés expédiés à titre de remplacement ne donnent lieu à aucune écriture sur ce registre au titre de la réserve de guerre. Pour plus de détails à ce sujet, voir le titre *Pertes et détériorations*.

MATÉRIEL DU SERVICE COURANT

Le matériel du service de santé du service courant est celui qui est nécessaire pour l'exécution du service des infirmeries dans les conditions normales du temps de paix.

Les objets composant ce matériel, fournis par le service de santé, sont pris en charge par l'officier d'habillement sur ses registres.

Leur fourniture était assurée au moyen de demandes trimestrielles établies comme pour les médicaments ; mais la circulaire du 20 juin 1909 a mis à l'essai un nouveau système de réapprovisionnement, basé sur les dispositions suivantes :

Chaque corps reçoit, pour le réapprovisionnement de son infirmerie en matériel proprement dit (n° 1 à 62 de la nomencl. gén. du service de santé, exception faite des objets marqués P dans les numéros sommaires 1, 2, 4, 12 et 19) et en matériaux et objets de pansement (n° 74 à 78 de la nomencl.) un crédit annuel dans les limites duquel il a la faculté de se mouvoir.

Il est satisfait aux besoins nouveaux qui se seraient ultérieurement révélés au moyen de crédits supplémentaires faisant l'objet d'une demande spéciale, accompagnée d'un rapport motivé sur laquelle statue le général commandant le corps d'armée, ou le Ministre, suivant le cas.

Les dépenses à engager pour assurer ce réapprovisionnement peuvent se rapporter à des objets à fournir :

1° Par les établissements de la région normalement chargés du réapprovisionnement ;

2° Par prélèvements sur le matériel disponible du corps d'armée ;

3° Par versements de la réserve de guerre au service courant ;

4° Par achats sur place ;

5° Par cessions provenant d'autres services.

Pour l'application de ces principes, il est fourni par chaque infirmerie, tous les ans au 1er juin :

1° Un état de prévisions en simple expédition du matériel et objets de pansement (nature et quantité) nécessaires pour l'année suivante, inscrits avec leurs numéros sommaires et détaillés, dans l'ordre de ces numéros, sous leur dénomination exacte assignée par la nomenclature et décomptés aux prix de celle-ci. Il ne doit comprendre que les objets suivis de la lettre S, sur la nomenclature générale du service de santé, c'est-à-dire ceux dont la fourniture est réservée aux magasins d'approvisionnement. Les imprimés n° 18 peuvent être utilisés en les modifiant suivant le modèle ci-après, annexé à l'instruction du 20 juin 1909.

NUMÉROS de la NOMENCLATURE		DÉSIGNATION des OBJETS.	UNITÉ RÉGLEMENTAIRE.	QUANTITÉ.	PRIX DE l'unité	DÉCOMPTE	UTILISATION DU MATÉRIEL sans emploi du corps d'armée. Quantités à déduire.	OBSERVATIONS.
sommaire.	détaillée.							
Total								
Crédits alloués								
A provenir des cessions dont le montant doit s'ajouter au crédit								
Reste disponible pour les achats sur place, prélèvements, besoins imprévus								

2° Un relevé du matériel disponible en simple expédition, déterminé par la comparaison entre les existants réels avec les quantités normalement nécessaires. Ce matériel disponible est inscrit dans deux colonnes distinctes suivant qu'il peut être utilisé dans un délai approximatif de cinq ans ou non utilisable dans ce délai. Ce dernier est le matériel sans emploi qui est à la disposition du général commandant le corps d'armée pour être distribué préalablement à toute demande d'un matériel similaire faite par un établissement du corps d'armée ; le premier est le matériel utilisable à conserver en principe par le service détenteur.

Ce relevé comprend en outre, dans une 2ᵉ partie, la nature et les quantités du matériel de la réserve de guerre dont le renouvellement s'impose et ne peut être effectué avec les ressources du service courant.

Ce relevé est conforme au modèle C ci-après, annexé à l'instruction.

NUMÉROS de la NOMENCLATURE		DÉSIGNATION DES OBJETS.	UNITÉ RÉGLEMENTAIRE.	QUANTITÉS DISPONIBLES		PRIX attribués dans les COMPTES (ou prix d'utilisation arrêté par le Ministre).	DÉCOMPTE.	QUANTITÉS A UTILISER dans le corps ou l'établissement dans un délai de 5 ans.	OBSERVATIONS.
sommaire.	détaillée.			au service courant.	à la réserve de guerre.				

En possession des états de prévision et des relevés de matériel disponible des établissements du corps d'armée, le directeur du service de santé avise chacun d'eux des modifications qu'il a apportées à leurs états de prévision. Il leur indique en outre, pour chacun des objets qui y sont inscrits, les établissements auxquels ils devront les demander, qu'ils proviennent de l'établissement normalement chargé du réapprovisionnement ou du matériel sans emploi du corps d'armée.

Les demandes normales de réapprovisionnement à adresser aux centres d'approvisionnement du corps d'armée sont établies par les infirmeries régimentaires sur les états de demande (mod. nº 18) en simple expédition et décomptées, du 15 au 20 novembre pour le premier semestre de l'année suivante et du 15 au 20 mai pour le deuxième semestre, et envoyées au directeur du service de santé. Celles des infirmeries-hôpitaux sont établies les 1er janvier et 1er juillet.

Les demandes d'objets à provenir du matériel sans emploi sont établies comme les précédentes, c'est-à-dire décomptées et en simple expédition, mais à des dates éventuelles. Elles sont adressées au directeur du service de santé, qui les transmet pour exécution aux établissements désignés. Il est fourni une demande distincte pour chaque établissement.

Ces demandes, comme les précédentes, doivent indiquer la situation du crédit dans la forme indiquée ci-après :

Crédit.

Crédit initial. . . . .

Crédits supplémentaires. . . . .

TOTAL du crédit. . . . .

Débit.

Achats sur place. . . . .
Versement de la réserve de guerre. . . . .
Prélèvements sur les disponibles. . . . .

TOTAL du débit. . . . .

Report du crédit. . . . .

RESTE disponible. . . . .

Outre les objets dont la fourniture est ainsi assurée, les infirmeries peuvent acquérir, dans la limite des crédits alloués, le matériel qui leur serait nécessaire :

1° Par prélèvement sur leur matériel disponible ;
2° Par des versements de la réserve de guerre ;
3° Par des cessions à demander à d'autres services ;
4° Par des achats sur place.

Il sera produit éventuellement, pour chacun de ces modes d'approvisionnement, une demande établie sur les imprimés (mod. n° 18) en simple expédition, décomptée et indiquant toujours la situation du crédit. Ces demandes sont adressées au directeur du service de santé, qui donne les autorisations de prélèvement ou d'achats ou les transmet pour exécution au service intéressé.

Les corps doivent s'efforcer de donner la plus grande extension au mode d'approvisionnement par achats sur place pour tous les objets dont la nomenclature ne réserve pas la fourniture aux magasins d'approvisionnement, c'est-à-dire suivis de la lettre S sur cette nomenclature et sans tenir compte des indications de la note préliminaire de celle-ci (page 9, 3ᵉ alinéa) relatives à la conformité avec le type réglementaire.

Comptabilité. — Chaque corps titulaire d'un crédit ouvrira un compte d'emploi de ce crédit conforme au modèle suivant :

Extrait du compte d'emploi du crédit affecté au réapprovisionnement du service courant.

OPÉRATIONS AYANT AFFECTÉ LE CRÉDIT.	DÉ-COMPTE.	OBSERVATIONS.
Crédit.		
Crédit ministériel initial....		
Répartitions supplémentaires.....		
Crédits ministériels supplémentaires...........		
TOTAUX du crédit......		
Débit.		
Achats sur place de matériel et objets de pansement.........		
Versement de la réserve de guerre.............		
Montant total des demandes non soumises au Ministre.................		
Montant total des demandes adressées au Ministre.................		
TOTAUX du débit...		
REPORT du crédit....		
Crédit disponible au 31 décembre.............		

Au crédit sera porté le crédit initial et éventuellement les crédits supplémentaires et le montant des cessions faites à des parties prenantes isolées. On inscrira au débit le montant des prélèvements sur le matériel disponible utilisable, des versements de la réserve de guerre, des demandes normales de réapprovisionnement, des achats sur place.

Un extrait du compte d'emploi est adressé tous les ans, au 1ᵉʳ janvier, au directeur du service de santé.

Le matériel acquis au moyen des formalités qui précèdent est inscrit, dès sa réception, au carnet-inventaire (mod. n° 28 *bis*).

Au sujet des pertes et avaries qu'il est appelé à subir, de son entretien et de sa réforme, voir ces divers titres.

MÉDAILLES

Médailles commémoratives et coloniales. — Le volume 30 donne le détail des actions, campagnes, etc., donnant droit à ces médailles.

Médailles d'honneur pour actes de courage. — Propositions. (Circ. 30 décembre 1834, vol. 30.)

Médailles d'honneur à l'occasion des épidémies. — Les officiers du corps de santé militaire ne sont proposés pour ces médailles qu'exceptionnellement, dans des circonstances particulières et non à l'occasion des épidémies qui sévissent dans l'armée. (Règl. service courant, art. 284, vol. 74.)

Modèle. (Arrêté 28 décembre 1899, vol. 30.)

Règles de discipline. (Décret 9 mai 1874, vol. 30.)

Port des insignes. (Décret 10 mars 1891 et circ. 23 février 1911, vol. 30.)

MÉDECINS AUXILIAIRES

(Instr. 3 mars 1902, vol. 83.)

Le cadre des médecins auxiliaires, organisé en vue des besoins de la mobilisation, se recrute parmi les officiers de santé et les étudiants en médecine pourvus au moins de douze inscriptions de doctorat, classés soit dans la disponibilité ou la réserve de l'armée active, soit dans l'armée territoriale ou la réserve de cette armée.

En outre, aux termes de l'article 25 de la loi de recrutement, les docteurs ou étudiants en médecine pourvus de douze inscriptions, qui ont subi avec succès, à la fin de leur première année de service, l'examen d'aptitude, sont nommés à cet emploi et accomplissent leur deuxième année de service comme médecins auxiliaires.

Les médecins auxiliaires occupent, dans la hiérarchie militaire, la même position que les adjudants des sections d'infirmiers.

Leur solde est la même que celle de ces adjudants.

Leur pouvoir disciplinaire, réglé d'après la correspondance de grade, s'exerce dans les mêmes conditions que celui des membres du corps de santé militaire. (Art. 2.)

Les médecins auxiliaires sont soumis, au point de vue de leur convocation pour des périodes d'exercices, aux mêmes obligations que les hommes de leur classe. Ils sont convoqués de préférence, soit à l'époque des grandes manœuvres, soit aux dates fixées pour la convocation d'unités importantes de réserve ou de l'armée territoriale. (Art. 6.)

Les médecins auxiliaires peuvent renoncer volontairement à l'emploi de médecin auxiliaire.

L'offre de renonciation est adressée au directeur du service de santé de la région à laquelle ils sont affectés.

Lorsque leur offre de renonciation est acceptée, ils sont remis éventuellement en possession du grade qu'ils possédaient avant d'être nommés médecins auxiliaires. (Art. 11.)

L'examen d'aptitude nécessaire pour être nommé à l'emploi de médecin auxiliaire est passé tous les ans, entre le 15 juillet et le 15 octobre, aux chefs-lieux des corps d'armée et dans les villes possédant une faculté ou école de médecine. (Art. 13.)

La commission d'examen comprend :

Un médecin-major de 1re classe, président, et deux médecins-majors de 2e classe, choisis parmi les médecins militaires de la garnison. (Art. 14.)

L'examen consiste en interrogations orales sur l'organisation générale de l'armée, discipline et hiérarchie, sur les règlements du service de santé à l'intérieur et en campagne.

En vue de la préparation à cet examen, un médecin militaire peut être désigné pour faire aux candidats une série de conférences sur les matières de l'examen, si leur nombre dans la ville considérée est assez important. (Art. 16.)

Les examens terminés, le président de la commission fait établir :

1° Au nom de chaque candidat reçu, un certificat d'aptitude conforme au modèle A de l'instruction et en double expédition, dont l'une est remise à chaque candidat, l'autre étant adressée au directeur du service de santé ;

2° Un procès-verbal contenant la liste nominative de tous les candidats qui se sont présentés, avec la mention, pour chacun d'eux, des résultats de l'examen.

Le certificat remis aux candidats doit être conservé par eux. pour être joint à la demande qu'ils seront appelés à formuler lorsque, reçus docteurs en médecine, ils solliciteront le grade de médecin aide-major de 2e classe de réserve ou de l'armée tertoriale.

MÉDECINS DES CORPS DE TROUPE

Médecin chef de service. — Le médecin chef de service d'un corps exerce ses attributions sous l'autorité du chef de corps et, au point de vue technique, sous la surveillance et le contrôle du directeur du service de santé du corps d'armée.

Ses attributions et les devoirs généraux qui lui incombent sont définis à l'article 38 du R. S. S., à l'article 26 du R. S. I. (vol. 78) et détaillés aux divers titres de cet ouvrage.

Médecins en sous-ordre. — Leurs obligations sont réglées par le chef de service.

Ils doivent lui rendre compte de tous les événements relatifs au service, au sujet desquels leur intervention a été rendue nécessaire (accidents, cas urgents, etc.) et lui faire connaître les décisions prises. (Art. 40, R. S. S.)

Ils assurent, à tour de rôle, le service médical extérieur.

MÉDECIN DE SERVICE

Lorsque l'effectif comprend plusieurs médecins, l'un d'eux, dit médecin de service, est tenu à un service individuel de vingt-quatre heures, pour la durée duquel il doit faire connaître où il pourra être promptement trouvé en cas d'accident, de jour et de nuit ; son nom, son adresse et tous autres renseignements nécessaires doivent être affichés à l'infirmerie et au poste de police.

Lorsque l'effectif ne comprend qu'un seul médecin, celui-ci propose au colonel, qui statue, les dispositions nécessaires pour assurer ce service. (R. S. I., art. 118, vol. 78.)

Le nouveau règlement sur le service intérieur du 25 mai 1910 ne prévoit plus, comme celui du 20 octobre 1892, pour le médecin de service, l'obligation éventuelle de coucher au quartier, qui avait nécessité les dispositions suivantes :

Le règlement du 3 mars 1899 (vol. 51) prévoyait, pour le logement du médecin de service, une chambre et un cabinet.

Il était également attribué au médecin de service couchant au quartier un mobilier et un lit d'officier.

A défaut, il lui était alloué un lit de troupe et un mobilier sommaire (table, chaises, accessoires de toilette) prélevé sur l'approvisionnement disponible. (Règl. 25 mars 1907, art. 6, et tableau A, vol. 9.)

MÉDICAMENTS

Les médicaments nécessaires aux besoins du service courant sont délivrés gratuitement aux infirmeries par le service de santé, au moyen de demandes trimestrielles établies du 15 au 20 du deuxième mois de chaque trimestre. On se sert, pour ces demandés, des imprimés du modèle n° 18.

Après avoir complété les indications imprimées portées en tête de ces imprimés — unités constituées dont dépend le corps, désignation du corps, effectif moyen du corps ou détachement, trimestre auquel s'applique la demande (celui qui suit la date de la demande) — on porte à la suite de « Demande de » la mention : « Médicaments et objets de pharmacie ».

Les médicaments et objets de pharmacie à porter sur ces demandes sont compris entre les numéros sommaires 66 à 73 inclus de la nomenclature générale du service de santé. On doit y porter également les objets des numéros sommaires 1, 2, 4, 12, et 19 précédés de la lettre P, qui sont du ressort des pharmacies d'approvisionnement. (Note prélim. à la nomencl. gén. du service de santé.) Mais tous ceux portés sous les numéros désignés ci-dessus ne sont pas délivrés aux infirmeries régimentaires. Il ne leur est attribué que les médicaments et accessoires énumérés dans la nomenclature spéciale annexée à l'instruction du 2 décembre 1909 (vol. 83), modifiant celle du 13 août 1899 (même vol.).

Ils doivent être inscrits dans les colonnes correspondantes du modèle avec leurs numéros sommaires (col. 1) et détaillés (col. 2) et dans l'ordre de ces numéros de la nomenclature, avec la dénomination exacte qui leur est assignée par celle-ci (col. 3.) La colonne suivante indique l'unité réglementaire (kilogramme, mètre, unité, etc.).

Dans la colonne 5 sont portées les quantités nécessaires, qui ne doivent pas sensiblement dépasser les besoins d'un trimestre; la suivante donne le chiffre des quantités existantes, représentant les existants réels à la date de l'établissement de la demande. Les quantités demandées dans la colonne 7 résultent de la différence entre les nécessaires et les existantes. Toutefois, ces quantités doivent correspondre à l'une des quantités fixes en nombres ronds déterminées par la nomenclature spéciale du 2 décembre 1909.

Dans le cas où le chiffre maximum de ces quantités fixes serait insuffisant, le motif en serait donné dans la colonne « Observations » et ce chiffre maximum devra être augmenté de l'une des quantités fixes.

Pour les prescriptions relatives aux médicaments et accessoires de pharmacie suivis de la lettre A sur la nomenclature, voir le titre *Achats sur place.*

Ces demandes, établies en double expédition, sont adressées au conseil d'administration, qui, après vérification et visa du major délégué de ce conseil, les transmet au directeur du service de santé. Celui-ci, après vérification, inscrit dans la colonne correspondante les quantités à expédier, puis transmet l'une des expéditions à l'établissement chargé de la fourniture, l'autre expédition étant renvoyée au corps intéressé, pour avis en ce qui concerne les envois à attendre.

A la réception de ces envois, le médecin-chef constate l'existence et le bon état des objets portés sur les factures d'expédition.

Les substances pharmaceutiques sont ensuite placées chacune dans les récipients convenables comme il est dit au titre *Récipients.*

Elles sont alors renfermées dans des armoires distinctes, suivant qu'elles sont inoffensives ou bien toxiques et dangereuses. Pour les prescriptions relatives à ces dernières, consulter le titre *Poisons.*

Les médicaments et objets de pharmacie portés sur les factures d'expédition sont inscrits sur le registre de médicaments et objets de consommation courante, comme il est dit plus loin (Registre des médicaments).

Pour l'emploi journalier des médicaments, la seule disposition réglementaire est celle de l'article 48 du R. S. S., portant que les prescriptions médicamenteuses faites à la visite du matin, pour les hommes en traitement à l'infirmerie, sont inscrites sur le cahier de visite (mod. n° 14).

Les médicaments compris dans la nomenclature spéciale du 2 décembre 1909 sont seuls en usage dans les infirmeries. La notice n° 33 spécifie que les dépenses de la masse d'infirmerie ne doivent jamais concerner des achats de médicaments.

L'expérimentation d'un remède quelconque sur les soldats est formellement interdite. (Notific. 21 septembre 1895, vol. 83.)

Médicaments contenus dans les approvisionnements de réserve. — Certains médicaments susceptibles de s'altérer doivent être examinés avec soin. La circulaire du 31 mars 1903, qui édicte cette prescription, donne le tableau des substances susceptibles de s'altérer. Celles qui, étant contenues dans les approvisionnements régimentaires de mobilisation, intéressent le médecin sont les suivantes :

Tableau des médicaments qui doivent être examinés chaque semestre ou qui doivent être renouvelés après une durée déterminée.

DÉSIGNATION DES MÉDICAMENTS.	DURÉE.	DÉSIGNATION DES MÉDICAMENTS.	DURÉE.
Acide borique pulvérisé ...	»	Ether sulfurique rectifié...	»
Alcoolé d'extrait d'opium...	»	Extrait d'opium............	3 ans
— d'iode....	1 an	Iodoforme	3 ans
Ammoniaque liquide......	»	Poudre d'ipéca............	3 ans
Bismuth (sous-azotate) pulvérisé	»	Poudre de sublimé corrosif composé.............	3 ans
Caustique à l'azotate d'argent fondu.............	»	Thé	5 ans
Chloroforme.............	»	Sparadrap, diachylon gommé	5 ans

Les dates indiquées pour leur renouvellement ne sont pas absolues et peuvent être modifiées d'après le degré de conservation, suivant les circonstances.

D'après cette circulaire, le pharmacien doit assister le médecin militaire dans la visite des approvisionnements, en ce qui concerne les médicaments. Les observations et propositions du pharmacien relatives aux médicaments sont inscrites sur un carnet spécial tenu par lui.

Pour les prescriptions spéciales relatives au renouvellement du chloroforme et de la cocaïne, voir ces titres.

Certains liquides (eau distillée, solution de sublimé corrosif concentrée, encre noire) faisant partie des approvisionnements de réserve étant susceptibles, en se congelant pendant les grands froids, de briser leurs récipients, il est recommandé de les mettre en lieu sûr avant les froids, en les replaçant dès que ceux-ci ne sont plus à redouter. (Circ. 28 août 1895, vol. 83.)

Médicaments perçus à titre remboursable. — Règles de perception. (Circ. 28 juillet 1891 et 20 juin 1908, vol. 83.)

Les bénéficiaires des circulaires ci-dessus (officiers de toutes catégories et sous-officiers mariés) et ceux qui ont été ajoutés par la notification du 4 septembre 1891 (vol. 83) (officiers et sous-officiers de marine en résidence fixe ou temporaire dans la garnison, officiers généraux de la 2ᵉ section du cadre de l'état-major général, cavaliers guides de Tunisie), jouissent en outre des avantages suivants :

Ceux d'entre eux en résidence dans les places portées au tableau ci-après sont autorisés à recevoir, contre remboursement, des infirmeries-hôpitaux, infirmeries régimentaires et postes de secours, les médicaments et objets de pansement entrant dans la composition de leurs approvisionnements.

DÉSIGNATION des CORPS D'ARMÉE.	DÉSIGNATION des PLACES, FORTS ET CAMPS.	OBSERVATIONS.
2ᵉ corps............	Camp de Sissonne.	NOTA. — Les médicaments et objets de pansement ne pourront être délivrés que par le médecin militaire chargé du service, et sous sa responsabilité.
6ᵉ corps............	Forts de la place de Verdun. — Reims. — Mézières. — Saint-Mihiel.	
7ᵉ corps............	Forts de la place d'Epinal. — de Remiremont.	
8ᵉ corps............	Camp d'Avor.	
9ᵉ corps............	Camp du Ruchard.	
14ᵉ corps............	Forts Queyras. — Saint-Vincent. — Tournoux. — Barraux. — Jausiers. Camp de Champbarrau.	
15ᵉ corps............	Ile Sainte-Marguerite. Ile de Porquerolles. Caserne de Peïra-Cava. Fort du Barbonnet.	
17ᵉ corps............	Place de Montlouis. Place de Bellegarde.	
18ᵉ corps............	Boyardville.	
20ᵉ corps............	Forts de la place de Toul.	
19ᵉ corps. — Division d'Alger.	Birkadem. El-Goléa.	
19ᵉ corps. — Division de Constantine........	Barika. Tuggurth.	
19ᵉ corps. — Division d'Oran..	Mers-el-Kébir. Le Kreider. Zemmorah. El-Dusseuk. Aflou. Djenien-bou-Rezg.	
Corps d'occupation de Tunisie........	Garnisons dépourvues d'hôpital militaire.	

(Notific. 2 septembre 1891, vol. 83.)

Enfin, pendant les manœuvres alpines, les officiers peuvent percevoir à titre gratuit, dans les infirmeries-hôpitaux de vallées, les médicaments qui leur sont nécessaires et qu'ils ne peuvent se procurer dans les pharmacies civiles. (Notific. 14 janvier 1897, vol. 83.)

MÉDICAMENTS (Registre des)

Ce registre (mod. n° 28) est fourni par le trésorier. Il est coté et paraphé par le major.

Il reçoit l'inscription :

1° Des médicaments fournis par le service de santé;

2° Des objets de pansement;

3° Des autres objets de consommation provenant des établissements du service de santé ou d'achats sur place (1).

Les objets énumérés ci-dessus ne sont pas considérés comme constituant un approvisionnement; ils ne figurent pas dans les comptes-matières du corps et sont gérés comme objets de consommation. Leur inscription sur le registre dispense de toute autre écriture de détail.

Les colonnes 1 à 5 portant imprimés les renseignements relatifs aux objets compris sur ce registre (numéros sommaires et détaillés, désignation, unité réglementaire, prix de la nomenclature), les colonnes suivantes sont seules à remplir.

La colonne 6 doit faire mention des quantités restant au 1er janvier. Il est ensuite attribué quatre colonnes pour chaque trimestre : la première reçoit l'inscription des entrées pendant le trimestre justifiées par les factures d'expédition ou la copie des factures d'achat sur place; la deuxième totalise les deux colonnes précédentes, c'est-à-dire les restants à la fin du trimestre précédent et les entrées pendant le trimestre envisagé. Ces colonnes sont remplies au commencement du trimestre. Dans la troisième sont portées les consommations du trimestre, justifiant ainsi des sorties; la quatrième (restants en fin de trimestre) représente la différence entre les chiffres des deux colonnes qui la précèdent, c'est-à-dire entre le total des restants et des entrées et les consommations. Ces dernières inscriptions sont faites en fin de trimestre.

---

(1) Les objets classés sous le 3°, notamment les éponges, savonnettes, etc., n'étant plus fournis gratuitement par le service de santé (modif. 6 janvier 1906 à l'instr. du 13 août 1899), mais compris dans les dépenses pour besoins de propreté acquittées par la masse d'infirmerie, ne doivent plus être portés sur ce registre, mais portés en dépenses sur le registre d'alimentation.

En fin d'année, on récapitule les quantités consommées de chaque objet en totalisant les chiffres des troisièmes colonnes de chaque trimestre. Le décompte, calculé en chiffres ronds de 5 centimes, d'après le prix de la nomenclature, est inscrit dans l'avant-dernière colonne. Le total de ces décomptes est divisé par le nombre de journées de malades traités à l'infirmerie et donne le prix moyen des consommations par journée de malade à l'infirmerie. Il est inscrit en fin de registre et certifié par la signature du médecin chef de service.

Ce registre est soumis trimestriellement à la vérification et au visa du major et au visa du sous-intendant militaire chargé de la surveillance administrative du corps.

MÉMOIRES

Le médecin chef de service établit, à la fin de chaque trimestre, les pièces justificatives pour servir au paiement par le corps, à titre d'avance, des dépenses de l'infirmerie incombant au service de santé énumérées au titre *Dépenses* de l'infirmerie.

Ces pièces justificatives sont du modèle n° 3 (vol. 26 *bis*), *Mémoires*, si les dépenses dépassent la somme de 10 francs. Au-dessous de cette somme, le modèle n° 2 (vol. 26 *bis*), *Quittances*, est employé. Elles sont établies distinctement par chapitre, partie, article ou paragraphe de chaque budget.

Elles doivent contenir le détail des fournitures en quantité, les prix de l'unité, la date de la livraison et la somme à payer.

Le médecin chef de service inscrit dans la colonne « Observations » : « Le médecin chef de service certifie l'exactitude du présent mémoire (ou de la présente quittance) s'élevant à la somme de (en toutes lettres). » Dater et signer.

Toutes les ratures ou surcharges doivent être approuvées et signées en marge.

La fourniture des imprimés de mémoires et quittances incombe aux créanciers. (Règl. 20 mars 1906, art. 80 et 86, vol. 1; Règl. 3 avril 1869, vol. 24, et instr. 17 mars 1904, vol. 26 *bis*; R. S. S.; art. 85 et notice n° 10, chap. II.)

MÉNINGITE CÉRÉBRO-SPINALE

(Circ. 9 avril 1910, vol. 83.)

Tout cas confirmé ou suspect de méningite cérébro-spinale doit être immédiatement signalé au Sous-Secrétaire d'Etat par les soins des médecins-chefs d'hôpitaux; par les médecins des corps de troupe si la maladie se déclarait en route ou dans un camp.

Sans attendre la confirmation de la maladie par l'examen bactériologique, les mesures prophylactiques sont à prendre aussitôt :

Séparation des suspects (hommes occupant la même chambre que le malade, amis personnels le fréquentant habituellement) dans des locaux complètement séparés, convenablement chauffés, avec réfectoires, latrines et lavabos spéciaux. Les mouchoirs et le linge de corps de ces hommes seront désinfectés par l'eau bouillante avant remise au blanchissage.

La literie occupée avant et pendant l'isolement sera rigoureusement désinfectée.

Des exercices et des promenades pourront être organisés à part, en évitant tout contact avec d'autres militaires ou la population civile.

Sur tous ces suspects devra être pratiqué l'examen bactériologique du rhino-pharynx pour la recherche du méningocoque. Les hommes reconnus non porteurs de germes sont immédiatement rendus à leur unité; les autres font l'objet des mesures ci-après :

Isolement à l'hôpital ou, en cas d'impossibilité, à la caserne. Les sous-officiers logeant en ville pourront être isolés chez eux, en leur faisant connaître les dangers qu'ils font courir à leur entourage.

Désinfection du rhino-pharynx au moyen d'inhalations antiseptiques faites par le nez au moyen du mélange suivant :

Iode.	12 gr.
Gaïacol.	2 gr.
Acide thymique.	0 gr. 25
Alcool à 60°.	200 gr.

Chaque séance d'inhalation est de deux à trois minutes. Le nombre des séances est de cinq par vingt-quatre heures.

Cette désinfection est complétée par celle des amygdales et du pharynx au moyen d'attouchements faits matin et soir avec de la glycérine iodée à 1 p. 30 et de gargarismes avec une dilution d'eau oxygénée dans l'eau distillée à 20 grammes pour 180 grammes.

Les médecins sont autorisés à se pourvoir sur place du matériel et des médicaments nécessaires.

L'isolement sera maintenu jusqu'à ce que deux examens bactériologiques successifs, pratiqués à quelques jours d'intervalle, soient restés négatifs.

Dans le cas où l'examen bactériologique des suspects permettant de dépister les porteurs de germes ne pourrait être pratiqué, leur séparation sera maintenue durant quinze jours pendant lesquels la désinfection de la bouche et du rhino-pharynx se fera comme ci-dessus.

Vis-à-vis des autres hommes, il y aura lieu de réduire, dans la mesure du possible, l'action des causes favorisantes : fatigue, refroidissements surtout par le froid humide.

Réduire et même supprimer les permissions pour éviter la fatigue et les refroidissements qui peuvent en résulter, ainsi que la dissémination possible de la maladie.

Dépister la maladie en surveillant surtout les hommes atteints de coryza, de jetage nasal, ceux accusant de la pharyngite, du catarrhe des voies respiratoires, de la céphalée et des vomissements, et les soumettant à l'examen bactériologique.

Les convocations seront suspendues pour le corps ou la garnison contaminée.

MÉRITE AGRICOLE

Propositions. (Instr. service courant, art. 271, vol. 74.)

MISSIONS

Règles d'allocation de la solde aux officiers en mission. (Règl. 29 mai 1890, tableau 1, position 5, vol. 88.)

Devoirs à l'arrivée dans une place. (Règl. service de place 7 octobre 1909, art. 43 et 132, vol. 75.)

Attribution de logements dans les bâtiments militaires et d'ameublements. (Instr. 25 mars 1907, art. 62, vol. 9.)

MOBILIER D'OFFICIER

Indemnité de transport de mobilier pendant les déplacements. (Instr. 13 juin 1908, art. 20, et annexe n° 3, art. 6, vol. 100⁵.)

Exécution des transports. (Traité 15 juillet 1891, modif. 13 juillet 1894, 14 mai 1906 et 1ᵉʳ mai 1908, vol. 100⁴.)

MOBILISATION

Les opérations incombant habituellement aux médecins chefs de service des corps de troupe à la mobilisation sont les suivantes :

1° Visite des malingres, active et réserve, à la suite de laquelle est établi l'état nominatif de ceux incapables de faire campagne, à verser au dépôt, à hospitaliser ou à réformer;

2° Revaccination des réservistes;

3° Délivrance des brassards de neutralité;

4° Chargement des voitures médicales;

5° Remise du matériel du service courant de l'infirmerie, au moyen d'un procès-verbal d'inventaire, et versement des fonds de la masse d'infirmerie;

6° Règlement des diverses dépenses engagées.

Les détails de ces diverses opérations, les heures et jours où elles doivent être effectuées, sont indiqués dans les journaux de mobilisation que possède tout médecin chef de service et qu'il doit conserver d'une façon absolument confidentielle.

Dans les unités se mobilisant rapidement, le médecin chef de service établit, dès le temps de paix, un état numérique du matériel emporté en campagne; cet état est remis au bureau de la mobilisation du corps. (Circ. 6 août 1906, vol. 8.)

MONTURE DES MÉDECINS

Etat annexé au décret du 24 février 1910 (vol. 69 *ter*).

MONTURE (Indemnité de)

Règles d'allocation. (Règl. 29 mai 1890, art. 14, modif. 12 février 1892, et circ. 18 juillet 1908, vol. 88; instr. 24 juin 1910, art. 65, vol. 69 *ter*.)

Tarifs. (Tarif n° 16, vol. 90.)

MUTATIONS

Durée de séjour exigée pour les propositions de mutations. (Décret 1er octobre 1902, vol. 22.)

Etablissement des demandes, notifications, délais de mise en route. (Circ. 13 décembre 1893, instr. 22 novembre 1904, circ. 16 avril 1906, vol. 22.)

Autorisation d'emmener chevaux et ordonnances. (Instr. service courant, art. 238, vol. 74.)

Droit aux frais de déplacement. (Instr. 22 novembre 1904, vol. 22; règl. 13 juin 1908, art. 9, et modific. 29 septembre 1908 des garnisons donnant droit à ces indemnités, vol. 100⁵.)

Solde des officiers changeant de résidence. (Règl. 29 mai 1890, art. 49, vol. 88.)

MUTATION (Bulletin de)

L'entrée en position d'absence d'un médecin, pour quelque motif que ce soit (permission, congé, hôpital, jugement, détention ou captivité), est signalée au directeur du service de santé par un bulletin de mutation (mod. n° 12) énonçant le motif de l'absence, la durée, si possible, de celle-ci et l'adresse de l'intéressé.

La rentrée de position d'absence donne lieu à l'établissement du même bulletin.

Il en est de même à l'occasion de toute absence pour le service, soit quand elle commence, soit quand elle finit : départ en manœuvres, en mission, en détachement, indisponibilité par suite de maladie ou toute autre cause ; enfin lors des changements de résidence par mutation ou promotion, à l'occasion desquels le bulletin est établi au départ de l'ancienne résidence et à l'arrivée dans la nouvelle. (R. S. S., art. 25 et 39, vol. 80.)

Ces bulletins doivent parvenir au directeur du service de santé par l'intermédiaire du médecin chef du service de santé de la place. (Décret 7 avril 1909, vol. 80.)

NOMENCLATURE DU SERVICE DE SANTÉ

La nomenclature générale G du service de santé est du 8 août 1899. Elle a été modifiée par les feuilles rectificatives des 16 décembre 1901, 21 décembre 1904, 30 décembre 1906 et 12 décembre 1907.

Elle comprend, classés suivant leur nature et leur destination, tous les objets nécessaires au fonctionnement des infirmeries et des hôpitaux.

Elle est divisée en trois parties :

La première partie comprend les unités collectives, c'est-à-dire un ensemble de matières et objets groupés en raison de leur destination commune et qui ne sont utilisés que dans les approvisionnements de réserve.

La deuxième énumère les instruments de chirurgie (numéros sommaires 1 à 10), de pharmacie (12 et 13) et les objets du service général (14 à 65 inclus).

La troisième est destinée aux médicaments (n°s 66 à 68), aux accessoires de pharmacie (n°s 69 à 73), aux objets de pansement (74 à 77), aux objets de consommation pour les appareils à fractures (78 et 79) et aux bandages et appareils prothétiques (80 à 82).

L'ordre dans lequel tous ces objets sont compris dans la nomenclature, leurs dénominations et les prix ministériels indiqués pour chacun d'eux doivent être rigoureusement suivis et appliqués dans toutes les écritures.

Chaque objet est pourvu d'un numéro sommaire, commun aux objets de même nature, et d'un numéro détaillé. Ceux de modèles anciens, démodés ou non prévus par la nomenclature, sont pourvus, au lieu de ces numéros, d'une lettre.

Une annexe n° 1 donne la composition et la valeur des boîtes d'instruments de chirurgie. L'annexe n° 2 fait connaître la composition détaillée et la valeur des unités et sous-unités collectives.

NON-ACTIVITÉ

(Loi 19 mai 1834, vol. 22.)

La non-activité est la position de l'officier hors cadres et sans emploi.

Dispositions relatives à la non-activité en général. (Loi 19 mai 1834, art. 4 à 8, vol. 22.)

Solde. (Décis. 23 avril 1895 et tarif n° 6 modif. 2 août 1910, vol. 90.)

NON-ACTIVITÉ PAR MESURE DISCIPLINAIRE

Propositions. (Instr. service courant, art. 257, vol. 74.)

Droit de porter l'uniforme, réglementé par la circulaire du 1er février 1873 (vol. 31) et celle du 3 novembre 1910 (vol. 97.)

NON-ACTIVITÉ POUR INFIRMITÉS

Propositions. — Sont proposés en principe, pour la non-activité à titre d'infirmités temporaires, les officiers qui, ayant été pendant plus de six mois dans l'espace d'une année sans faire de service pour raisons de santé, ne sont pas en état de servir activement.

Alors même que l'officier n'aurait pas été en congé ou à l'hôpital pendant six mois, il peut être proposé pour la non-activité s'il est atteint de maladies ou infirmités devant le mettre, pendant plus de six mois, hors d'état de faire son service, ou si, absent de son corps, il est signalé comme devant être éloigné momentanément du service pour cause de mauvaise santé.

Chaque proposition est accompagnée :

1° D'un rapport détaillé du chef de corps ou de service faisant connaître le temps passé par l'officier soit en congé de convalescence, soit à l'hôpital, soit à la chambre ;

2° De certificats d'examen et de vérification. (Instr. service courant, art. 256, vol. 74.)

Rédaction des certificats. — Les règles générales pour la rédaction de ces certificats sont exposées au titre *Certificats.*

Ils doivent tous deux, mais avec des libellés différents, constater avec les plus grands détails la nature de l'affection, les traitements suivis, etc., ainsi que pour les mêmes certificats établis pour les pensions (voir *Examen* et *Vérification*).

Mais les conclusions, textuellement identiques pour l'examen et la vérification, sont les suivantes : « Ont pour résultat de n'être pas incurables, mais d'être telles qu'un congé de six mois serait insuffisant pour en obtenir la guérison et qu'elles nécessitent la mise en non-activité pour infirmités temporaires. »

Chacun des certificats est signé par deux médecins. (Notice n° 5, paragr. XII, R. S. S., vol. 80.)

Ils sont établis en double expédition. Ces officiers sont inspectés deux fois par an, les 1er janvier et 1er juin, par les généraux commandant les subdivisions. Cette inspection est destinée à constater si les intéressés sont susceptibles d'être rappelés à l'activité, maintenus dans leur position ou, enfin, proposés pour la retraite ou la réforme. A cet effet, l'inspecteur prescrit les visites et contre-visites médicales nécessaires. (Circ. 27 mai 1872, 23 septembre 1898 et 17 février 1902.) Ces visites donnent lieu à l'établissement des certificats ci-après.

Maintien en non-activité. — Certificats de visite et contre-visite (mod. n° 35), un médecin par certificat. Description détaillée de la maladie ou infirmité, en mentionnant, s'il y a lieu, les changements survenus depuis la dernière visite. — Conclusions : « Nécessitent le maintien dans la position de non-activité. »

Rappel à l'activité. — *Mêmes certificats.* — Exposé de l'état de l'intéressé montrant la diminution suffisante ou la disparition de la maladie ou infirmité. — Conclusions : « La guérison (ou l'amélioration) ci-dessus constatée a pour résultat de permettre le rappel à l'activité. »

Infirmités devenues incurables. — Dans ce cas, l'intéressé, même s'il n'a pas passé trois ans dans la position de non-activité, est proposé pour la réforme, s'il a moins de vingt-cinq ans de service et n'a pas de certificat d'origine ; pour la retraite si, avec moins de vingt-cinq ans de service, il est en possession d'un certificat d'origine ; s'il a vingt-cinq ans de service, il est proposé pour la pension de retraite (art. 2 de la loi du 25 juin

1861) sans conditions de durée de la non-activité, pourvu qu'il soit hors d'état d'être rappelé à l'activité (Circ. 5 août 1910, vol. 66[1]) ; enfin, à trente ans de service, il est proposé pour la retraite d'office.

L'officier en non-activité pour infirmités temporaires pendant plus de trois ans est envoyé devant un conseil d'enquête qui déclare s'il est dans le cas d'être mis en réforme, comme non susceptible d'être rappelé à l'activité sans que l'incurabilité soit exigée ; le procès-verbal du conseil d'enquête qui a entendu les médecins suffit. (Art. 19 et 22, décret 8 novembre 1903, vol. 22.)

Dans ce cas, le Ministre est autorisé à maintenir l'officier en non-activité. (Loi 19 mai 1834 et avis Conseil d'Etat 10 juin 1880, vol. 22.)

Cet envoi devant un conseil d'enquête, au bout de trois ans de non-activité pour infirmités, n'est pas obligatoire (avis Conseil d'Etat 18 avril 1905) ; néanmoins, ce délai ne doit pas être dépassé sans provoquer les ordres du Ministre.

L'officier ainsi maintenu en non-activité par décision du Ministre, au delà de trois ans de non-activité, peut être mis ultérieurement en réforme si, à l'occasion d'une des inspections dont il est l'objet, ses infirmités ont été reconnues incurables et sans qu'il soit besoin de l'intervention d'un nouveau conseil d'enquête. (Circ. 16 octobre 1905, vol. 22.)

Inscription sur les registres d'infirmerie. — Les officiers rayés des contrôles par suite de leur mise en non-activité pour infirmités temporaires sont inscrits sur le journal de l'infirmerie avec la date et le motif de la non-activité, le registre de la statistique médicale ne leur réservant aucune place.

Dispositions spéciales aux officiers en non-activité pour infirmités. — Droit à l'uniforme. (Circ. 1er février 1878, vol. 31.)

Propositions pour l'avancement et la Légion d'honneur. (Instr. 25 juillet 1910, art. 6 et 12, vol. 22 *bis*.)

Droit à la solde progressive. (Décis. 23 avril 1895, vol. 90.)

NOTES

Feuilles de notes. — Tous les ans, après les manœuvres d'automne, les médecins des corps de troupe sont notés par le médecin chef de service, sur une feuille de notes, pour laquelle aucun modèle n'est assigné et qui est remise au chef de corps cinq jours après la rentrée des manœuvres.

Le médecin chef de service est directement noté par le chef de corps.

Feuillets techniques. — En outre, les médecins chefs de service établissent avant le 1er octobre, pour chacun des médecins sous leurs ordres, un feuillet technique du modèle B de l'instruction du 25 juillet 1910 (vol. 22 *bis*).

Celui du médecin chef de service est établi par le directeur du service de santé.

Ces feuillets portent toujours la mention du rang de sortie de l'Ecole d'application du Val-de-Grâce, par rapport au nombre d'élèves, ainsi que l'indication du nombre de points obtenus à l'examen pour l'avancement au choix.

Pour les médecins des corps de troupe ou des hôpitaux détachés dans les hôpitaux thermaux, le feuillet technique reçoit successivement l'appréciation des deux médecins-chefs sous l'autorité desquels ces médecins ont été ou se trouvent placés et, en premier lieu, par celui dont les médecins en question ne relèvent pas normalement. (Instr. 25 juillet 1910, vol. 22 *bis*.)

Les médecins de réserve et de l'armée territoriale sont notés dans les mêmes conditions que ceux de l'active, par l'établissement de feuilles de notes et de feuillets techniques, mais seulement lorsqu'ils accomplissent une période ou stage d'instruction, ou lorsqu'ils sont l'objet d'une proposition.

Les feuillets techniques de ces médecins sont établis au nombre de trois et annotés par le médecin-chef de service sous les ordres duquel ils ont été placés. (Instr. 2 février 1909, art. 105, vol. 72.)

Façon de noter les officiers. (Circ. 24 octobre 1905 et instr. service courant, art. 116, vol. 74.)

Communication normale des notes aux officiers. (Circ. 13 janvier 1905 et 24 octobre 1905, vol. 74 et 17 janvier 1906, vol. 31.)

Communication éventuelle avant un déplacement d'office. (Instr. service courant, art. 275, modif. 3 novembre 1909, vol. 74, et R. S. I., art. 211, vol. 78.)

Notes politiques. (Circ. de l'intérieur 20 juin 1902, 8 et 18 novembre 1904, 13 janvier 1905, vol. 74.)

ORDINAIRES

Le médecin chef de service du corps fait partie, avec voix consultative, de la commission des ordinaires. Il est dispensé du service de la réception des denrées, mais il doit être appelé à se prononcer sur la qualité des denrées quand elle fait naître des doutes. (Règl. 22 avril 1905, art. 16 et 35, vol. 7.)

Le médecin chef de service peut proposer au chef de corps de dispenser un homme de vivre à l'ordinaire quand sa santé l'exige ; l'autorisation ne peut être accordée que par le chef de corps ou de détachement. (Même règl., art. 2, vol. 7.)

ORDONNANCES

Désignation des ordonnances. (R. S. I., art. 89, vol. 78 ; circ. 22 avril 1908, vol. 7, et 16 avril 1894, vol. 63.)

Ordonnances des officiers possesseurs d'un cheval à leurs frais. (Circ. 16 juillet 1875, vol. 78 *bis*.)

Services. (Circ. 18 décembre 1906, vol. 62.)

Literie des ordonnances des officiers montés logés en ville. (Circ. 30 avril 1907, vol. 9.)

Allocations des ordonnances emmenés en congé. (Décret 22 avril 1905, tableau 6, vol. 88.)

ORIGINE (Certificat d')

L'origine des blessures et infirmités résultant du service est constatée par un certificat signé de trois témoins et d'un médecin militaire, dont les signatures sont certifiées par le conseil d'administration tout entier ; ce certificat est, en outre, soumis au visa du sous-intendant militaire.

Ces certificats sont détachés d'un registre à souche tenu, dans chaque corps ou fraction de corps s'administrant séparément, par le trésorier, l'officier payeur ou l'officier commandant suivant le cas, et dont l'achat est imputé sur leurs frais de bureau. (Circ. 21 juillet 1902, vol. 1, 42, 80 et 82.) Pour les militaires en dehors des corps de troupe, il est tenu par le commandant d'armes et imputable sur ses frais de bureau.

La souche et le certificat correspondant sont établis simultanément, et celui-ci doit être la reproduction exacte de celle-là.

Les registres terminés ou devenus sans emploi sont conservés pendant trente ans dans les archives du corps, puis incinérés.

Des copies de ces certificats doivent être établies, quand il s'agit d'officiers : l'une de ces copies est destinée au dossier de l'officier, l'autre est à adresser au Ministre. Pour les autres militaires, une copie de certificat d'origine est à joindre, s'il y a lieu, à tout dossier d'engagement, rengagement ou commissionnement de l'intéressé. Ces copies sont faites sur le modèle n° 9 (vol. 81), modifié d'après le registre à souche sus-mentionné. Sa fourniture incombe au trésorier ou à l'officier payeur. (Décis. présid. 19 mars 1902, vol. n°ˢ 1 et 42.)

Pour les militaires isolés dans des localités où n'existe aucun autre militaire, l'accident est constaté au moyen d'un procès-verbal dressé par le maire, sur le vu d'un certificat médical et l'attestation de trois témoins militaires ou civils. Le procès-verbal et le certificat médical sont adressés par le maire au conseil d'administration du corps auquel appartient l'isolé. Enfin une enquête est effectuée, sur la demande de ce conseil, par le commandant d'armes de la place la plus voisine de la localité où s'est produit l'accident. Le procès-verbal de cette enquête, celui du maire, ainsi que le certificat médical servent à établir d'office le certificat d'origine et sont annexés à la souche. (Circ. 9 septembre 1903 et 16 avril 1904, vol. n°s 1 et 42.)

Le médecin n'intervient, dans la rédaction de ce certificat, que pour établir, dans le sens médical, le rapport entre la cause de la blessure ou maladie et ses résultats immédiats, dans la partie du certificat qui lui est réservée. A cet effet, il doit mentionner très exactement et minutieusement le siège et la nature des lésions, mais en se bornant à décrire celles qui résultent immédiatement de la cause invoquée, sans viser les conséquences ou complications qui ont pu ou pourront se produire.

Le certificat d'origine de blessure doit, autant que possible, être contemporain des faits qu'il constate. (Instr. 23 mars 1897, vol. 66.)

Les accidents survenus aux condamnés militaires et aux exclus de l'armée ne donnent jamais lieu à l'établissement de certificat d'origine. (Décis. présid. 19 mars 1902, précitée.)

Pour les officiers de réserve et de l'armée territoriale, des certificats d'origine de blessure ou maladie peuvent être établis, quand elles ont pour cause immédiate des événements survenus au cours d'une période d'instruction. (Instr. 2 février 1909, vol. 72.)

Il est fait mention, à la colonne 10 du registre d'incorporation, des certificats d'origine délivrés et des blessures de guerre ou de celles reçues en service commandé.

OUVRIERS CIVILS DES ÉTABLISSEMENTS MILITAIRES
(Instr. C du 28 août 1898, vol. 65.)

Les ouvriers civils des établissements de la guerre sont soumis à une visite médicale d'admission, toujours passée dans l'établissement par un médecin militaire.

Elle a pour but d'éliminer les candidats de constitution trop faible, ou ayant une maladie incompatible avec l'emploi, et, pour d'autres, de constater l'aptitude à l'admission.

Le résultat complet de cette visite est inscrit par le médecin sur le registre d'admission (mod. n° 8 de l'instr.), sur une page distincte pour chaque ouvrier et en se conformant aux indication relatives à sa tenue, portées en tête du registre.

Cette visite n'a lieu que pour les hommes.

L'avis du médecin n'est demandé pour une ouvrière que lorsque l'aspect général peut inspirer des doutes sur sa santé. (Art. 2.)

Les soins médicaux sont donnés gratuitement au personnel civil des établissements de la guerre, quelle que soit l'origine de la maladie. Ils ne sont pas dus à la famille. (Art. 1.)

Ces soins sont donnés par des médecins civils dans les localités énumérées ci-après :

Angoulême, Bordeaux, Châtellerault, Douai, Esquerdes, Le Ripault, Lyon, Moulin-Blanc, Paris, Pont-de-Buis, Prats-de-Mollo, Puteaux, Rennes, Saint-Chamas, Saint-Etienne, Saint-Médard, Saint-Ponce, Sevran-Livry, Tarbes, Toulouse, Tulle, Valence, Vonges.

Dans toutes les autres où sont situés des établissements de la guerre, ces soins sont confiés à des médecins militaires désignés par le commandant de corps d'armée, sur la proposition du directeur du service de santé, ou du commandant d'armes sur celle du médecin chef du service de santé de la place. Il est désigné un titulaire et un suppléant. (Art. 4.)

Le médecin désigné a comme aides un ou deux ouvriers instruits par lui et chargés de l'entretien du poste de secours et des écritures. (Art. 6.)

Le matériel médical et les médicaments mis à la disposition du médecin sont énumérés à l'article 8. Il est pourvu à leur constitution et remplacement comme dans les infirmeries régimentaires. (Art. 8.)

L'exécution du service médical comporte :

1° La consultation à l'établissement :

2° Les visites à domicile ;

3° L'envoi à l'hôpital.

Consultations. — Elles ont lieu à l'établissement à l'heure fixée par le directeur, après entente avec le médecin.

Tout ouvrier s'y présentant doit être porteur de sa carte d'identité.

La liste des consultants est remise au médecin, qui l'inscrit sur le registre de la consultation. Ce registre (mod. n° 10 de l'instr.) constitue une pièce importante de contrôle et doit être tenu avec grand soin, conformément à l'instruction portée à la première page.

La consultation a lieu hors de la présence des aides, si les intéressés en expriment le désir, à moins que le médecin ne juge leur présence nécessaire. (Notific. 15 novembre 1906, vol. 65.)

La consultation terminée, le médecin signe un relevé (mod. n° 11) des ouvriers qui se sont présentés, des exemptions prononcées, avec leur durée, en mentionnant les ouvriers dont les affections entraînant incapacité de travail peuvent résulter du service. Cette dernière mention ne doit figurer que sur le relevé et non sur le registre de consultation. (Art. 10.)

Visites à domicile. — Elles ne sont normalement assurées que dans un périmètre déterminé.

Elles sont faites lorsque la nécessité en a été reconnue par le médecin à la consultation, ou lorsqu'elles sont demandées par les ouvriers incapables de se rendre à celles-ci.

Il est recommandé aux ouvriers de ne pas se rendre chez le médecin, ou de le faire directement demander, à moins d'absolue nécessité.

Le médecin prend note des ouvriers visités et du nombre des visites. Il rend compte au directeur de sa première visite, en détachant et lui envoyant, après l'avoir remplie, la première partie du bulletin du carnet à souche des visites à domicile. (Mod. n° 12.)

La deuxième partie lui est envoyée une fois le malade guéri et apte à reprendre son service.

Ces deux documents sont envoyés sous enveloppes. (Art. 11.)

Prescriptions médicales. — Les prescriptions de médicaments faites à la consultation, s'il s'agit d'une forme simple et usuelle, sont tirées des approvisionnements de l'établissement.

Les préparations officinales et magistrales, ainsi que les médicaments quels qu'ils soient, prescrits dans les visites à domicile, sont inscrits sur une feuille du carnet à souche portatif des ordonnances médicales. Chacune de ces feuilles numérotées est suivie d'un duplicata portant le même numéro *bis* de la feuille qui le précède. Le médecin écrit après avoir intercalé entre les deux un papier à copier, de manière à obtenir un double de l'ordonnance.

Ce duplicata est conservé par le malade, qui doit le représenter à la consultation ou visite suivante.

Ce duplicata ne peut servir à obtenir les médicaments dont la délivrance est assurée par les pharmaciens civils agréés sur présentation du premier feuillet. (Modific. 15 novembre 1906, vol. 65.)

Les matériaux de pansements sont tirés, dans tous les cas, des approvisionnements de l'établissement. (Art. 9 et 11.)

Hospitalisation. — Elle n'est due que pour les maladies ou blessures survenues par le fait ou à l'occasion du service.

Lorsqu'elle est reconnue nécessaire, le médecin en rend compte au directeur, qui prend les mesures nécessaires. (Art. 12.)

Pour les maladies ou blessures entraînant une incapacité de travail et résultant du service, voir le titre *Accidents du travail.*

Envoi aux eaux thermales. — L'usage des eaux thermales

n'est accordé gratuitement au personnel civil des établissements militaires que pour des infirmités résultant d'un accident du travail ou une maladie résultant notoirement du service spécial de l'intéressé dans l'établissement.

Pièces justificatives à établir :

1° Certificat attestant que l'infirmité ou l'affection remplissent les deux conditions précédentes ;

2° Certificat médical du médecin traitant de l'établissement ;

3° Avis du médecin chef de l'hôpital militaire ou de l'hospice mixte de la garnison, ou, à défaut d'hôpitaux de cette catégorie, du directeur du service de santé du corps d'armée.

L'envoi est subordonné impérieusement aux conditions suivantes dont l'existence doit être formellement constatée dans les deux derniers certificats qui précèdent :

1° L'affection ou l'infirmité est de la nature de celles que les eaux envisagées peuvent soulager ou guérir ;

2° Les moyens ordinaires de traitement auront été employés pendant un temps suffisant et sans succès ;

3° Les eaux minérales artificielles auront été mises en usage avec des résultats susceptibles de faire présumer que les eaux minérales naturelles seront plus favorables et plus efficaces.

Les stations sur lesquelles les intéressés peuvent être dirigés sont :

Eaux sulfureuses : Ax-les-Thermes (Ariège) (modific. 20 juin 1904), Luchon.

Eaux salines chaudes : Bourbonne-les-Bains, Bourbon-l'Archambault.

Eaux sulfurées et sulfatées sodiques : Aix-les-Bains, Plombières.

Les propositions des médecins traitants sont soumises aux médecins-chefs d'hôpitaux ou directeurs du service de santé par les directeurs d'établissements. (Notice 23 février 1903, vol. 65.)

Bandages et appareils. — Les appareils prothétiques de première nécessité et les bandages énumérés dans la nomenclature annexée à la présente circulaire sont fournis gratuitement à titre de première mise aux ouvriers civils des établissements militaires, mais en aucun cas à titre de remplacement.

Il y a lieu de se conformer, pour l'établissement des demandes d'appareils prothétiques, aux indications données par la nomenclature du service de santé et aux titres *Bandages* et *Prothétiques (Appareils)*. (Circ. 6 janvier 1900, vol. 65.)

PAIN

Caractères distinctifs, altérations. (Notices 7 à 9, vol. 92.)

L'eau employée à la fabrication du pain doit être épurée quand elle est souillée, trouble, putride ou renfermant des éléments chimiques susceptibles de provoquer des accidents, même très faibles, d'intoxication.

Le personnel appelé à préparer et distribuer le pain doit être l'objet d'un choix, afin d'en éliminer tout porteur de germes, en particulier de la tuberculose ou de la fièvre typhoïde. (Circ. 22 septembre 1910, complétant celle du 7 juillet 1909, vol. 91.)

PALMES UNIVERSITAIRES

Propositions. (Instr. service courant, art. 269, vol. 74.)

PANIERS

Les paniers, surtout ceux du type affecté aux formations sanitaires de campagne, sont fréquemment envahis par différentes variétés d'insectes qui produisent des altérations, parfois assez étendues, de l'osier, des traverses et de la toile de recouvrement. Les paniers atteints par les insectes doivent être isolés du reste de l'approvisionnement, afin d'éviter autant que possible toute propagation à ceux qui sont encore intacts. Ils seront battus et brossés vigoureusement et badigeonnés ensuite à l'intérieur et à l'extérieur avec du pétrole, en prenant toutes les précautions exigées par le maniement d'un liquide aussi inflammable. Cette opération sera renouvelée si le premier badigeonnage est resté sans résultat. Il est indispensable d'exposer à l'air, au moins une fois par mois, surtout d'avril à septembre, les paniers qui ont été atteints par les insectes et de brosser leur face interne et externe. Ces dernières mesures seront également appliquées, à intervalles plus éloignés, aux paniers intacts, pour prévenir leur envahissement. (Notice n° 34, R. S. S., vol. 80.)

PANSEMENT (Objets de)

Gestion. — Les objets de pansement sont compris dans les numéros sommaires 74 à 77 de la nomenclature générale du service de santé.

Ceux qui sont nécessaires aux besoins du service courant ne sont pas considérés comme constituant approvisionnement et sont inscrits sur le registre (mod. n° 28) des médicaments, objets de pansement et autres objets de consommation, comme il est dit au titre *Médicaments (Registre de)*.

Demandes. — Les objets de pansement sont compris sur les demandes de matériel. (Voir le titre *Matériel du service courant*.)

Des objets de pansement peuvent être délivrés, à titre remboursable, dans les mêmes conditions que les médicaments. Ces
objets doivent être portés sur un bon distinct de celui sur lequel
seraient portés des médicaments demandés au même titre. (Voir
le titre *Médicaments*.)

PANSEMENT (Paquets de)

Des paquets de pansement aseptiques tout préparés ont été
introduits dans les approvisionnements de réserve du service
de santé pour y remplacer la plus grande partie des matériaux
de pansement qui y figuraient. (Circ. 18 septembre 1907, vol. 83.)

La même circulaire donne une notice descriptive de ces paquets,
qui sont d'un type unique, de forme cylindrique et sous trois
dimensions : grand, moyen et petit.

Les matières de pansement et les paquets retirés des approvisionnements de réserve à la suite de l'introduction des nouveaux
paquets, ou ultérieurement pour le remplacement de ceux qui
seraient en mauvais état, sont versés au service courant. Ces versements d'objets de pansement et leur utilisation au service courant sont autorisés par les directeurs du service de santé, comme
il est dit au titre *Matériel du service courant*.

La valeur d'utilisation est fixée, pour les objets versés, à la
moitié du prix de la nomenclature. (Circ. 14 avril 1909, vol. 83.)

PANSEMENT (Paquets individuels de)

Tout militaire est obligatoirement porteur, en temps de guerre,
d'un paquet individuel de pansement distribué au moment de la
mobilisation.

Ce paquet est placé dans une des poches intérieures de la
veste, tunique, vareuse, etc., et du côté gauche, sauf pour l'artillerie, le train des équipages, le génie monté, les chasseurs alpins,
zouaves, tirailleurs et spahis, pour lesquels il se place du côté
droit.

La poche ne doit contenir que le paquet de pansement. Son
bord libre doit être fermé par une couture à points très espacés,
faite après la distribution des paquets.

Des théories doivent être faites, dès le temps de paix, à tous
les hommes, sur le mode d'emploi de ce paquet par les sous-
officiers préalablement exercés à cet effet par les médecins du
corps, qui demeurent chargés de la surveillance et de la responsabilité de cette instruction.

Conservation. — L'approvisionnement de chaque corps placé
dans des caisses est conservé à l'abri de l'humidité et de toute
souillure dans les magasins d'unités. Ils sont visités au même titre

que le matériel de mobilisation du service de santé par le médecin chef de service; leur entretien et leur remplacement, le cas échéant, sont assurés dans les mêmes conditions que pour ce dernier (voir le titre *Matériel de la réserve de guerre*).

Paquets d'instruction. — Les paquets servant pour l'instruction des hommes sont confectionnés au moyen des matières et objets de pansement hors de service, provenant des remplacements dans les approvisionnements de mobilisation et adaptés le plus possible au type officiel.

À défaut des matières premières provenant du matériel de réserve, elles seront prélevées sur celles du service courant. Enfin, en cas d'impossibilité exceptionnelle pour le corps de confectionner ces paquets, ils seraient demandés dans les mêmes conditions que le matériel d'infirmerie du service courant.

Ces paquets, quelle que soit leur provenance, ne donneront lieu à aucune écriture comptable; ils seront classés au matériel d'instruction et figureront à ce titre sur le registre n° 28, sous les numéros 74, 75 et la rubrique : « Paquets de pansement dits d'instruction ».

Ces paquets seront seuls utilisés pour les manœuvres, à l'exclusion formelle des paquets constitués pour la mobilisation, qui ne doivent jamais être mis en service en temps de paix.

Le tissu imperméable ayant été supprimé dans la composition du paquet de pansement individuel, les paquets d'instruction ne doivent plus contenir cette pièce.

Sur les paquets de la réserve de guerre anciens et contenant encore cette pièce de pansement, un trait à l'encre rouge est passé sur la ligne : « 3° L'imperméable » de l'étiquette et on ajoute à la suite du mot rayé la mention : « A ne pas utiliser ». (Circ. 5 février 1906, vol. 83.)

PASSAGES MARITIMES GRATUITS

[Instr. 24 avril 1898 pour l'application du cahier des charges du 16 décembre 1896 modif. les 4 janvier et 23 mars 1910, vol. 102 (Algérie, Tunisie), vol. 103 (Corse).]
Itinéraires : annexe n° 1. Tarifs : annexe n° 2 (vol. 102).

PÉRIODES D'INSTRUCTION

Hommes de troupe. — Les hommes des réserves convoqués pour des périodes d'instruction sont soumis à une visite médicale, le jour même de leur arrivée. Ceux qui sont reconnus incapables de faire leur service sont mis en observation.

Si, après le septième jour de la période, leur état ne s'est pas amélioré de façon à leur permettre de faire leur service, ils sont renvoyés dans leurs foyers et sont considérés comme ayant accompli leur période.

Toutefois, s'ils ont été mis à l'infirmerie, leur renvoi n'est effectué que si leur état de santé permet de les faire sortir sans danger.

Quant aux hommes jugés inaptes au service actif ou de l'arme, ils sont présentés à la commission de réforme pour être réformés, classés dans le service auxiliaire ou changés d'arme. (Circ. 25 août 1908, vol. 71.)

Ajournements pour raisons de santé. — Les commissions de réforme ont qualité pour accorder des changements de série ou des ajournements à tous les militaires de la réserve et de l'armée territoriale convoqués pour une période d'instruction et atteints de maladies ne motivant pas la réforme, mais les mettant dans l'impossibilité de répondre à la convocation. (Instr. 21 janvier 1910, art. 3 et 26, vol. 68[4].)

Les certificats sont établis sur le modèle du registre à talon (visite et contre-visite) établis par les deux médecins assistant la commission, un par certificat.

La description contient le diagnostic précis et détaillé de l'affection présentée par l'intéressé.

Les conclusions sont les suivantes : « Que ces lésions (ou maladies) ne motivent pas la réforme, mais qu'elles mettent l'intéressé dans l'impossibilité de répondre actuellement à ses obligations militaires et nécessitent un ajournement de... (indiquer la durée). »

Officiers de réserve et de l'armée territoriale. (Instr. 2 février 1909, vol. 72.)

Périodes normales. (Art. 37 à 40.)

Stages. (Art. 41 à 43.)

Convocations. (Art. 44 à 46.)

Changement de lieu de convocation, dispenses, ajournements de droit et d'office. (Art. 53 à 59.)

Ajournements pour convenances personnelles. (Art. 55.)

Si l'ajournement est sollicité par raisons de santé, la demande est accompagnée d'un certificat médical dont la signature est légalisée s'il émane d'un médecin civil.

Cet ajournement peut encore être obtenu sous la forme indiquée pour les hommes par l'intermédiaire de la commission de réforme.

Allocations de solde. (Règl. 29 mai 1890, art. 10, tableau 1, et circ. 2 octobre 1907, vol. 88.)

Droit aux frais de déplacement. (Instr. 13 juin 1908, art. 6, et annexe n° 2, art. 3, et circ. 9 novembre 1909, vol. 100[5].)

Transport à prix réduit sur les chemins de fer. (Instr. 2 février 1909, art. 34, vol. 72, et instr. 11 décembre 1903, dispositions particulières, paragr. I, vol. 100[3].)

PÉRIODIQUES (Pièces)

NATURE DES PIÈCES.	DATES D'ENVOI.	DESTINATAIRE.		OBSERVATIONS.
Pièces quotidiennes.				
Rapport journalier.........	Le matin avant le rapport.	Chef de corps....		
Relevé alimentaire.........	Après la visite de l'infirmerie.	Cantinière.......		
Tous les cinq jours.				
Etat des maladies épidémiques.	1er, 6, 11, 16, 21 et 26 du mois.	Directeur du service de santé par l'intermédiaire du médecin chef du service de santé de la place.		N'est fourni qu'en temps d'épidémie.
Tous les dix jours.				
Etat décadaire.............	11 et 21 du mois.	Directeur du service de santé par l'intermédiaire du médecin chef du service de santé de la place.		
Tous les mois.				
Compte rendu mensuel.....	1er au 5 du mois.	Directeur du service de santé.		
Relevé des registres des portions détachées	Fixée par le médecin chef de service.	Chef de service.		Fourni par les médecins chefs d'infirmerie des portions détachées.
Rapport sur l'état sanitaire (dépôts de convalescence).	1er du mois......	Directeur du service de santé.		Fournis par les médecins chefs des dépôts de convalescents.
Tous les trimestres.				
Demandes de médicaments.	15 au 20 du 2e mois du trimestre.	Directeur du service de santé.		Visa du major
Mémoires et quittances....	Fin du trimestre.	Trésorier.......		Par l'intermédiaire du major.
Tous les semestres.				
Demandes normales de réapprovisionnement en matériel.	15 au 20 mai et 15 au 20 novembre.	Directeur du service de santé.		Visa du major.
Rapport sur la visite du matériel de réserve et, éventuellement, procès-verbal d'avarie et demandes de remplacement.	Dates fixées par le directeur, généralement le 1er mai et le 1er novembre.	Directeur du service santé.		Visa du major.

NATURE DES PIÈCES.	DATÉS D'ENVOI.	DESTINATAIRE.		OBSERVATIONS.
Tous les ans.				
Statistique annuelle	1er février........	Directeur du service de santé.		
Notes et feuillets techniques des médecins en sous-ordre.	Cinq jours après la rentrée des manœuvres.	Chef de corps....		
Rapport sur l'instruction des infirmiers et brancardiers.	Date fixée par le directeur, généralement à la fin de cette instruction.	Directeur du service de santé.		
Compte rendu et programme des conférences d'hygiène.	Date fixée par le directeur du service de santé.	Directeur du service de santé.		
Rapport sur les améliorations au casernement.	Date fixée par le chef de corps.	Chef de corps....		
Feuillets annexes au registre de casernement.	1er juin....	Directeur du service de santé.		
Feuillets annexes du dossier des eaux.	1er juin	Directeur du service de santé.		
Etat des étudiants en médecine.	Après l'incorporation.	Chef de corps....		
Relevé du matériel disponible.	1er juin.	Directeur du service de santé.		Visa du major.
Etat de prévision du matériel nécessaire.	1er juin..........	Directeur du service de santé.		Visa du major.
Extrait du compte d'emploi des crédits pour fourniture du matériel.	1er janvier.	Directeur du service de santé.		Visa du major.
Eléments pour le rapport annuel d'ensemble de la direction du service de santé.	Date fixée par le directeur du service de santé. Généralement le 1er janvier.	Directeur du service de santé....		
Rapport et états d'incorporation.	Après l'incorporation.	Chef de corps.		
Rapport sur les maladies vénériennes.	1er novembre.....	Directeur du service de santé.		
Etat de réforme du matériel.	Après la rentrée des manœuvres	Bureau de l'habillement.		
Etat récapitulatif des résultats obtenus n° 77 et extrait des registres mod. n°s 75 et 76.	A la fin des saisons de bains de mer.	Ministre.........		Fourni par les corps recevant des subsistants pour les bains de mer.
Dates fixes.				
Propositions pour les eaux minérales et bains de mer.	1er mars; 1er mai. 15 septembre et 1er décembre			
Certificats individuels et bordereau nominatif.				

PERMISSIONS

Hommes de troupe. — Les hommes de troupe et sous-officiers partant en permission doivent être soumis à une visite médicale.

Cette visite est destinée à retenir au corps ceux présentant les symptômes d'une affection même légère et non contagieuse.

En ce qui concerne les hommes envoyés exceptionnellement en permission pour être soignés dans leur famille, ou obtenant ces permissions à titre de convalescence, le médecin chef de service du corps établit une note sur l'origine et la nature de la maladie. Cette note, jointe au titre de permission, servira à éclairer les médecins qui auraient à donner leur avis au sujet d'une prolongation. (Circ. 11 décembre 1908, vol. 86.)

Tous les hommes rentrant de permission doivent également être soumis à une visite médicale. (R. S. I., art. 112, vol. 78.)

Tout marin permissionnaire devant obtenir une prolongation à titre de convalescence doit, à moins que le médecin ne le juge intransportable, être dirigé sur le dépôt des équipages auquel il est affecté et où il est soumis à une visite et contre-visite. (Circ. 12 juillet 1909, *B. O.*, P. S., 2ᵉ sem. 1909, rappelant celle du 17 janvier 1900, vol. 86.)

Officiers. — Autorités pouvant accorder des permissions et prolongations. Durée des permissions. (Décret 1ᵉʳ mars 1890, modif. 13 août 1910, vol. 86, et R. S. I., art. 180 à 184, vol. 78.)

Autorisation préalable pour les médecins. — Les médecins des corps de troupe et services ne peuvent obtenir de permissions de leur chef de corps ou service qu'après que ceux-ci en ont référé au commandant d'armes, qui prend l'avis du médecin-chef du service de santé de la place.

En cas d'urgence, ils peuvent les accorder sans cet avis préalable, à condition d'adresser immédiatement un compte rendu au commandant d'armes. (Circ. 7 avril 1909, art. 70 *bis*, vol. 80, et R. S. I., art. 181, vol. 78.)

Echelonnement des permissions. (Circ. 20 juillet 1905, vol. 86.)

Permissions à titre de sursis d'arrivée. (Instr. service courant, art. 219, vol. 74.)

Solde en permission. (Règl. 29 mai 1890, modif. 1ᵉʳ octobre 1902, art. 44, vol. 88.)

PERMUTATIONS

(Instr. service courant, art. 220, 223, 231 et 235, vol. 74).

Permutations entre les officiers métropolitains et ceux de l'armée coloniale. (Circ. 26 octobre 1908, modif. l'art. 231 de l'instr. sur le service courant, vol. 74.)

PERSONNEL DE SURVEILLANCE

Un sous-officier désigné par le chef de corps est chargé, sous les ordres et la responsabilité du médecin chef de service, d'assurer la police et la propreté des locaux de l'infirmerie. Il couche à l'infirmerie. Il a pour auxiliaires les infirmiers régimentaires.

Dans les détachements, le chef de détachement désigne un caporal ou brigadier pour faire le service de l'infirmerie. (R. S. S., art. 41, vol. 80, et R. S. I., art. 106, vol. 78.)

PERTES DE CHEVAUX (Indemnités pour)

Justifications et allocations des indemnités. (Règl. 20 mai 1890, tableau 2, indemnité 16, vol. 88.)

PERTES D'EFFETS (Indemnités pour)

Justifications et allocations des indemnités. (Règl. 29 mai 1890, tableau 2, position 17, et circ. 20 mai 1909, vol. 88.)

Tarifs des indemnités. (Tarif n° 24 annexé au décret du 27 décembre 1890 revisé le 15 juin 1904, vol. 90.)

PERTES ET DÉTÉRIORATIONS DU MATÉRIEL

Matériel autre que celui du service de santé. — En ce qui concerne ce matériel, c'est-à-dire les objets au compte de l'Etat autres que ceux de ce service, et celui provenant des diverses masses (habillement, chauffage et éclairage, casernement, ameublement et couchage), à l'exception de la masse d'infirmerie, les pertes ou dégradations constatées par le médecin chef de service sont signalées par lui au conseil d'administration. Il appartient à ce dernier d'en proposer la réforme ou le classement hors de service, suivant qu'il s'agit du matériel au compte de l'Etat, ou de celui provenant des diverses masses ci-dessus. (Règl. 20 mars 1906, art. 144, vol. 1.)

En ce qui concerne spécialement le matériel de la masse d'ameublement et couchage, la constatation des pertes ou avaries est faite trimestriellement par la commission régimentaire fonctionnant comme il est dit au titre *Ameublement.*

Responsabilité. — Les pertes et dégradations provenant de cas de force majeure (Règl. 26 décembre 1902, art. 30, vol. 27), ou d'usure naturelle, sont imputées au compte de l'Etat ou des masses, suivant le cas.

Celles qui ont pour origine le mauvais état des bâtiments ne sont admises en décharge du responsable que si les réclamations nécessaires au sujet de l'état de ces bâtiments ont été faites en temps voulu. (Art. 32, règl. précité, vol. 27.)

Si elles ont été causées par des rongeurs, elles sont constatées par un procès-verbal du sous-intendant et sont admises à la charge de l'Etat seulement s'il est constaté que les précautions recommandées par l'instruction du 30 janvier 1892 (vol. 4), achat de pièges, bouchage de trous, et par la circulaire du 18 avril 1904 (vol. 48), destruction par le virus contagieux n° 2 de l'Institut Pasteur, ont été prises. (Règl. 26 décembre 1902, art. 30 à 32, vol. 27.)

Les demandes d'achat de pièges et de virus sont adressées par le médecin chef de service, la dépense étant imputée à la masse d'habillement. Le bouchage des trous est assuré par le génie, avisé par les soins du médecin et par l'intermédiaire du major.

Il en est de même pour les détériorations provenant des insectes, contre lesquels il doit être constaté que toutes les précautions ont été prises, brossage, saupoudrage avec les poudres de pyrèthre, de camphre ou de naphtaline, les deux premières étant fournies par le service de santé. (Instr. 13 août 1899, modif. 2 décembre 1909), et la dernière, par l'intendance aux magasins d'habillement.

Enfin, s'il s'agit de pertes ou détériorations imputables à la faute des hommes, il est interdit de faire rembourser par ceux-ci la valeur des objets perdus ou dégradés. (Circ. 16 mai 1907, vol. 4.) Le montant en est imputé à la masse d'habillement, fonds particuliers. (Règl. 20 mars 1906, art. 149, vol. 1.)

Matériel acquis par la masse d'infirmerie. — Le classement hors de service est fait comme il est dit au titre *Alimentation (Registre d').*

Matériel du service de santé du service courant. — Les objets composant ce matériel devenus hors de service sont réformés comme il est dit au titre *Réforme du matériel.*

Matériel du service de santé des approvisionnements de réserve. — La responsabilité du médecin chef de service au sujet de ce matériel est engagée dans les mêmes conditions que pour les autres objets de matériel et soumise aux mêmes règles qui ont été énoncées ci-dessus.

La constatation des pertes et détériorations est faite lors des

visites semestrielles prévues par l'article 552 du R. S. S.
(vol. 80.)

Le conseil d'administration du corps avise, sans retard, des
avaries ou déficits constatés, le sous-intendant militaire, qui de-
meure chargé d'établir, après constatation *de visu*, un procès-
verbal relatant les excédents, déficits ou avaries et statuant sur
les responsabilités engagées. (Circ. 28 mai 1901, vol. 83) dans la
forme suivante.

<table>
<tr><td>

 CORPS D'ARMÉE

—

DIVISION

—

BRIGADE

—

RÉGIMENT

—

N°   au répertoire
du sous-intendant mi-
litaire.

</td><td>

SERVICE DE SANTÉ

PROCÈS-VERBAL d'avaries dans les approvi-
sionnements de mobilisation du service de santé
entretenus par le   · régiment
(indiquer le corps)

à

</td></tr>
</table>

L'an mil neuf cent   , le
Nous   , sous-intendant militaire chargé de la
vérification des comptes du   · régiment
Vu l'article 552 du règlement du 25 novembre 1889 sur le service de
santé de l'armée à l'intérieur;
Vu la circulaire ministérielle du 28 mai 1901;
Vu l'article 152 de l'instruction ministérielle du 20 mars 1906;
Informé par M. le colonel commandant ledit corps, qu'à la suite de
la dernière visite semestrielle des approvisionnements de mobilisation
du service de santé, entretenus à (désignation de la caserne) à
certaines avaries avaient été constatées dans ce matériel par le médecin
chef de service,
Nous sommes rendu à l'infirmerie où les approvisionnements sont dé-
posés et nous sommes fait présenter les objets avariés.
Le résultat de nos constatations est porté au tableau ci-dessous :

NUMÉROS de la NOMENCLATURE		DÉSIGNATION DES OBJETS.	Unité réglementaire.	QUANTITÉS RECONNUES		Prix de l'unité.	MONTANT des AVARIES reconnues.	OBSERVATIONS.
sommaire.	détaillée.			avariés.	en déficit.			

Le   (indiquer les objets) avariés et dont il ne peut être fait usage seront portés en sorties dans les comptes, et la valeur, soit la somme de   sera imputable à l'Etat.

(En ce qui concerne les paquets de matériaux de pansements et autres objets susceptibles d'être utilisés, il y a lieu d'ajouter le paragraphe suivant :)

« Les (dénomination des paquets, étoupe, gaze, etc.), dont les enveloppes ont été déchirées par suite d'un excès de compression dans l'arrimage des paniers, passeront au service courant.

Leur valeur, soit la somme de   , décomptée d'après la nomenclature, figurera sur les comptes du service courant.

Les avaries constatées ne pouvant être imputées à un manque de soin, la responsabilité du corps ne saurait être engagée.

De tout quoi a été rapporté le présent procès-verbal les jour, mois et an que dessus.

                    (Signature du sous-intendant.)

Ce procès-verbal est établi en simple expédition et conservé dans les archives de l'intendance. Mais le corps établit toutes copies et extraits dont il a besoin et les fait signer par le sous-intendant.

Le médecin chef de service doit, en particulier, en établir une copie à mettre à l'appui des demandes de remplacement.

Les décisions pour mettre au compte de l'Etat le montant des pertes, moins-values, ou frais de réparations, appartiennent au sous-intendant si la somme ne dépasse pas 200 francs ; à l'intendant directeur, de 200 à 1.000 francs, sauf revision par le Ministre. Au-dessus de 1.000 francs, la décision est réservée au Ministre.

Les décisions prises par les fonctionnaires de l'intendance sont susceptibles de recours auprès du Ministre. (Règl. 20 mars 1906, art. 152, vol. 1.)

PESAGE (Instruments de)

Il ne doit être fait usage, dans les infirmeries, que des instruments de pesage et des poids et mesures conformes aux dispositions légales, dûment vérifiés et poinçonnés. (Circ. 9 décembre 1902, vol. 85.)

La notice du 4 janvier 1896, modifiée par la circulaire du 22 janvier 1907 (vol. 85), désigne les instruments légaux de pesage, leur emploi et leur vérification annuelle.

En vue de cette vérification, le vérificateur se met en rapport avec le chef de corps pour en fixer le jour et l'heure. (Circ. 16 janvier 1891, vol. 85.)

PESÉE DES HOMMES

(Instr. 31 octobre 1904, vol. 83.)

Tous les hommes de troupe sans exception et les sous-officiers sont soumis à des pesées régulières et périodiques. Elles doivent avoir lieu pour les mêmes hommes au même moment de la journée, sans entraver le service, en profitant par exemple des heures consacrées à l'administration des bains par aspersion. Ces heures sont fixées par le chef de corps, sur la proposition du médecin. La visite de santé prescrite par le règlement sur le service intérieur et la circulaire du 7 avril 1902 est passée en même temps.

Les pesées ont lieu tous les deux mois (modif. 4 mars 1906) ; elles doivent être plus fréquentes pour les malingres ou les hommes douteux à observer.

Les gradés sont pesés isolément.

Chaque unité prépare pour chaque homme une fiche individuelle (mod. annexé à la circ.) dite fiche sanitaire. Ces fiches, réunies dans un carton, par ordre alphabétique, sont remises au médecin, qui les complète sur le recto en ce qui concerne les renseignements portés sur le registre d'incorporation. Il y inscrit ultérieurement les entrées à l'infirmerie ou à l'hôpital avec les maladies qui les ont causées et les envois en convalescence.

Les pesées sont inscrites au verso par un tracé en courbe, soit le jour même, soit, mieux, le lendemain, en reportant sur la fiche les poids marqués pendant la pesée sur une feuille dressée d'avance par chaque unité pour tous les hommes et dans l'ordre alphabétique.

La même feuille, divisée en plusieurs colonnes, peut servir pour plusieurs pesées.

Les fiches sont conservées, pendant cinq ans au moins après la libération des hommes, dans les archives de l'infirmerie. (Instr. 31 octobre 1904, vol. 83.)

La fourniture des fiches et du carton est imputée à la masse d'habillement du corps.

Instrumentation. — Les pesées sont faites au moyen d'une bascule automatique à cadran, du modèle fourni par le ministère. La dépense résultant de l'achat est imputée sur la masse d'alimentation de l'infirmerie. Si le boni était inférieur à 300 francs, elle pourrait être imputée en partie sur la masse d'habillement du corps, de sorte que le boni de la masse d'infirmerie ne soit pas abaissé au-dessous de 50 francs.

Les réparations ultérieures sont imputées sur la masse d'infirmerie ou sur celle d'habillement, en cas d'insuffisance de la première.

La balance automatique sert exclusivement pour la pesée des hommes et reste à la disposition du médecin. (Instr. 31 octobre 1904, vol. 83.)

PESTE

(Instr. 30 mars 1895, vol. 83.)

Mesures prophylactiques. — Défendre aux militaires la fréquentation des quartiers où la maladie a chance de se répandre par les hommes (débardeurs, portefaix, etc.), ou les choses (peaux tannées, chiffons, etc.), surtout dans les ports ;

Visite minutieuse de tout militaire devant quitter un foyer pesteux ;

Dépister la maladie dès son début (adénites fébriles, bronchopneumonies, congestions pulmonaires à évolution anormale) ;

Suppression de tout mouvement de troupes et de toute permission ;

Evacuation de toute chambre, ou caserne si les cas sont disséminés, suivie de leur désinfection ;

Observation spéciale des hommes ayant été en contact avec les malades déclarés ;

Extermination des rats et souris (pièges, poison, bouchage des trous) et des insectes (badigeonnage des chambres au lait de chaux et pulvérisations de sublimé, désinfection des châlits) ;

Ebullition de l'eau de boisson.

Conférences aux officiers et sous-officiers, par les médecins, sur la pathogénie et la prophylaxie de la peste.

PLACE (Service de)

(Décret 7 avril 1909, modifiant le paragr. 9, section III, R. S. S., vol. 80.)

Il est créé dans certaines places un médecin chef du service de santé de la place.

Ses attributions ont été énumérées aux divers titres de cet ouvrage.

La liste des places dans lesquelles est applicable le décret susvisé est donnée par la circulaire du 8 mai 1909, complétée par celle du 7 juillet 1909 (vol. 80.)

POISONS

(Circ. 6 octobre 1909, vol. 83, et feuille rectificative au *Formulaire pharmaceutique*, 30 mai 1910.)

Les substances pharmaceutiques dangereuses des infirmeries régimentaires sont comprises dans les deux listes ci-dessous :

A. — Liste des médicaments soumis à la loi sur les substances vénéneuses.

Antimoine. — Emétique.
Atropine. — Sulfate et ses solutions.
Chloroforme.
Cocaïne. — Chlorhydrate et ses solutions.
Granules d'acide arsénieux.
Morphine. — Chlorhydrate et ses solutions.
Poudre de sublimé corrosif composée.
Solution de sublimé corrosif concentrée au 1/10.
Teinture d'opium.

B. — Liste des médicaments qu'il est prudent de tenir séparés.

Acide acétique cristallisable ; acide azotique ordinaire ; acide azotique pur ; acide chlorhydrique pur ; acide chromique et ses solutions ; acide picrique ; ammoniaque pure ; antimoine, kermès (poudre composée) ; argent, azotate cristallisé et ses solutions ; comprimés ou pilules d'extrait d'opium, de protoïodure de mercure ; crayons d'azotate d'argent ; crésylol sodique liquide ; eau distillée de laurier-cerise ; formol ; iodoforme ; mercure, calomel ; plomb, sous-acétate liquide ; potassium, permanganate ; poudre d'ipécacuanha ; sodium (bisulfite de) en solution aqueuse concentrée ; solutions étendues de sublimé corrosif ; solution de phénol concentrée à 1/2 ; solutions de phénol étendues ; solution de Van Swieten ; teinture d'iode ; zinc, sulfate pur.

Toutes les substances ci-dessus sont contenues dans une armoire, à l'exclusion absolue de tout autre médicament ou objet.

Les mots « Armoire aux poisons » doivent être peints extérieurement sur la porte, en lettres rouges, majuscules, bien apparentes.

L'armoire doit être placée dans un endroit bien éclairé, permettant la lecture facile des étiquettes.

Elle est divisée en deux parties, munies chacune d'une serrure dite de sûreté, dont les clefs sont conservées exclusivement par les médecins du corps : l'une pouvant être close spécialement réservée aux substances de la première liste A ci-dessus ; l'autre destinée à celles de la deuxième liste B.

Dans les forts et postes dépourvus d'infirmerie régimentaire, mais dans lesquels s'effectue une visite médicale avec distribution de médicaments, les substances figurant dans les listes ci-dessus sont placées dans une caisse spéciale divisée en deux parties, fermée à clef et étiquetée « Caisse à poisons ». La clef est conservée par le chef du détachement.

Récipients. — Les médicaments des deux listes ci-dessus, y compris les solutions étendues, sont contenus dans des flacons en verre jaune.

L'usage des bouteilles à vin, ou ayant contenu des eaux minérales, est d'ailleurs formellement interdit dans les infirmeries pour quelque usage que ce soit.

Étiquettes. — Les récipients contenant les médicaments de la première liste A sont munis d'une étiquette rouge orangé, portant le nom du médicament en caractères noirs et une bande rouge orangé faisant le tour complet du récipient et portant, en caractères compacts noirs, la mention : « Toxique ».

Sur les récipients des médicaments de la deuxième liste B, doit être collée une étiquette verte portant le nom du médicament en caractères noirs et une bande verte faisant le tour complet du récipient et portant, en caractères compacts noirs, la mention : « A séparer ».

Ces prescriptions sont complétées par celles contenues dans le placard du modèle ci-après :

RÉPUBLIQUE FRANÇAISE

MINISTÈRE DE LA GUERRE

Précautions à observer pour éviter les accidents ou les erreurs dans l'emploi des solutions étendues de produits toxiques.

1° Les solutions de produits toxiques ne seront jamais contenues dans des bouteilles à vin; elles seront toujours distribuées ou conservées dans des fioles en verre coloré.

2° Ces fioles ou flacons seront toujours entourés d'une bande de papier VERT, large de 1 à 3 centimètres selon leurs dimensions, qui sera collée sur toute leur circonférence; ils porteront, outre l'étiquette indiquant la nature de la substance toxique et le titre de la solution, une seconde étiquette sur laquelle le mot POISON sera écrit en grosses lettres.

3° Ces prescriptions seront appliquées dans les infirmeries, les magasins et les ateliers des corps de troupe, les magasins centraux, à tous les liquides toxiques même en solutions très étendues.

Ce placard, en gros caractères, doit être affiché en permanence et d'une manière très apparente dans toutes les pharmacies, infirmeries, magasins, ateliers et, en général, tous les établissements dépendant du ministère de la guerre, où l'on emploie des solutions toxiques étendues de quelque nature qu'elles soient.

Contre-poisons. — La notice n° 32 donne des instructions détaillées pour les cas d'empoisonnement et la liste des contre-poisons à administrer dans chaque cas.

Il en est de même dans la troisième partie du tome I du *Formulaire pharmaceutique*.

Les mesures à prendre dans les cas d'intoxication par les vapeurs nitreuses sont indiquées dans la circulaire du 8 septembre 1909 (vol. 67.)

POMMES DE TERRE

(Notice sur les pommes de terre (vol. 93), complétée par circul. 9 septembre 1909.)

En outre, la notification du 26 novembre 1896 (vol. 83) signale la possibilité d'épidémies d'origine alimentaire dues à l'altération de pommes de terre germées ou arrivant à bout de conservation, et prescrit des visites destinées à constater l'existence des gemmules, qui devront être arrachées pour arrêter l'altération du tubercule.

PRÉSÉANCES

Le règlement du 25 mai 1910, dans son article 68, détermine ainsi les rangs de préséances : « Lorsque plusieurs officiers ou gradés sont réunis pour une circonstance de service, ils se forment sur l'ordre du plus élevé en grade ou du plus ancien, suivant les principes du règlement de manœuvres. »

Ce règlement ne prévoyant pas le classement des médecins, pas plus d'ailleurs que des officiers comptables sans commandement, nous croyons devoir reproduire ci-après les prescriptions de l'ancien règlement sur le service intérieur, qui, en l'absence de réglementation bien précise, sont en fait généralement appliquées.

Dans un régiment d'infanterie, les médecins sont placés dans le groupe de l'état-major situé à la droite.

Le médecin-major de 1re classe se place sur le même rang que les chefs de bataillon, à deux pas en avant de la file des officiers subalternes. Sur cette file, le médecin-major de 2e classe, en arrière du médecin-major de 1re classe, doit se trouver entre l'officier d'habillement à sa droite, le chef de musique à sa gauche. Le médecin aide-major se range derrière lui.

Dans un bataillon détaché, le médecin est à la gauche des officiers auxquels il correspond par son grade.

Dans un bataillon formant corps, les médecins sont dans le groupe de l'état-major, placé à la droite des officiers de compagnie, le médecin-major de 2e classe au premier rang à la gauche du capitaine-major, l'aide-major derrière lui au deuxième rang.

Dans un régiment de cavalerie, le médecin-major de 2e classe se place entre l'officier d'habillement et le vétérinaire en premier, son aide-major derrière lui.

Dans les régiments d'artillerie, le médecin-major de 2e classe se trouve, comme dans la cavalerie, dans le groupe de l'état-major, entre l'officier d'habillement et le vétérinaire en premier, avec l'aide-major derrière lui et le médecin-major de 1re classe en avant, à deux pas sur l'alignement des chefs d'escadrons.

Dans un groupe de batteries détachées, la place des médecins est la même que dans un bataillon d'infanterie détaché et dans un bataillon d'artillerie ou un escadron du train des équipages, comme dans un bataillon d'infanterie formant corps. (R. S. I. (abrogé) 20 octobre 1892, art. 4, vol. 78.)

Dans les formations constituées de l'infanterie, la place de chaque médecin est déterminée par l'affectation qui est faite par le colonel de chacun d'eux à un bataillon.

Dans celles des autres corps, les médecins marchent groupés à la gauche du corps. (R. S. I., 20 octobre 1892 (abrogé), art. 66 Inf., vol. 78.)

Le rang des officiers du service de santé attachés aux états-majors de place est ainsi déterminé lorsque ceux-ci sont assemblés.

Officiers et employés militaires d'artillerie et du génie,

Officiers du service de santé,   attachés à l'état-major

Vétérinaires,   de la place.

Officiers interprètes,

Dans chaque groupe, les officiers se placent suivant leur grade et leur rang, le plus ancien prenant la droite.

PRESSE (Articles de)

Au sujet du droit de réponse et de poursuite en matière de presse, voir le titre *Diffamation*.

PRESSES RÉGIMENTAIRES

Il est interdit aux officiers d'user du personnel et du matériel des presses régimentaires pour des travaux particuliers, même en en supportant les frais. (Cir. 6 juillet 1903, vol. 86.)

PRISONS MILITAIRES

(Instr. 10 décembre 1900, vol. 57.)

Le service médical est confié à l'un des médecins militaires de la garnison, désigné par le général commandant le corps d'armée, sur la proposition du directeur du service de santé et, à défaut, par le commandant d'armes, sur celle du chef de service de santé de la place. (Circ. 7 avril 1909, vol. 80.)

Il doit ses soins à tous les militaires employés dans l'établissement et à leur famille. (Art. 118.)

Les diverses visites médicales journalières et de santé, la surveillance de l'hygiène, de l'alimentation, le fonctionnement de l'infirmerie, ont lieu comme dans les corps de troupe sauf les réserves ci-après.

Les prévenus et accusés ne peuvent être envoyés à l'hôpital sans l'autorisation du rapporteur du conseil de guerre dont la signature doit figurer sur le billet d'hôpital. (Art. 45.)

La visite des détenus soumis au régime de correction a lieu dans leur cellule.

Le commandant de l'établissement, l'officier adjoint ou l'agent principal accompagnent le médecin pendant sa visite à l'établissement. (Art. 119.)

Il n'existe pas à l'infirmerie de régime spécial : la nourriture des malades est, en principe, la même que celle des autres détenus, mais peut varier quant à l'espèce et la qualité des aliments, selon les prescriptions du médecin. (Art. 121.)

Les registres tenus sont les suivants :

Registre de la statistique médicale ;

Registre des médicaments ;

Cahier de visite.

En outre, une notification du 21 juillet 1909, modifiant l'article 156, dispose que les détenus à l'infirmerie ont le même couchage que dans les infirmeries régimentaires.

Toutes les prescriptions ci-dessus relatives au service médical des prisons sont applicables à celui des sections métropolitaines d'exclus.

PRIX DE MÉDECINE ET CHIRURGIE

(Décis. 5 juin 1883 et 9 juillet 1890, vol. 83.)

Un prix annuel d'une valeur de 1.000 francs est décerné au meilleur travail sur des questions de médecine et de chirurgie d'armée.

Le sujet mis au concours porte alternativement sur la médecine ou la chirurgie d'armée. Il est choisi par le comité technique de santé et inséré au *Bulletin Militaire Officiel*, au commencement de l'année.

Les mémoires doivent parvenir au comité technique de santé avant le 31 décembre de l'année qui suit celle où le sujet est donné.

Passé cette date, aucun mémoire n'est admis à concourir.

Les noms des médecins jugés dignes des récompenses sont proclamés dans les premiers mois de l'année qui suit la clôture du concours.

Mode d'envoi des travaux. — Les mémoires doivent être placés dans une enveloppe scellée portant une épigraphe et cette mention en gros caractères : « Mémoires pour le prix de... Ne pas ouvrir. »

L'épigraphe doit être répétée sur une autre enveloppe plus petite, scellée de trois cachets à la cire et contenant la signature, les nom, prénoms, grade et emploi de l'auteur.

Le tout doit être contenu dans une enveloppe portant comme suscription : « Monsieur le Ministre de la guerre. — Direction du service de santé. »

PROMENADES DES CHEVAUX

Les promenades isolées des chevaux d'officiers sont réglées par la circulaire du 25 mai 1898. (Vol. 75.)

PROMENADE DES MALADES

Le médecin chef de service peut demander au chef de corps d'autoriser des promenades à l'extérieur pour les malades traités à l'infirmerie, les convalescents et les hommes exemptés de service.

Il lui propose, en même temps qu'un itinéraire, les heures de départ et de rentrée et demande, pour maintenir le bon ordre, le personnel nécessaire, si celui de l'infirmerie est insuffisant. (R. S. S., art. 61, vol. 80.)

PROMOTIONS

Notifications ; dates des promotions. (Instr. pour l'application du décret du 22 novembre 1904, vol. 22.)

Demandes d'affectation en vue d'une promotion (voir le titre *Affectation*).

Délais de mise en route, autorisation d'emmener chevaux et ordonnances, permissions et congés au moment des promotions : comme pour les mutations (voir ce titre).

A quel moment peuvent être portés les insignes du nouveau grade. (Cir. 24 avril 1895, vol. 31.)

Solde des nouveaux promus. (Règl. 29 mai 1890, position 1, tableau 1, vol. 88.)

PROPOSITIONS

Toutes les propositions concernant les officiers, soumises à l'autorité supérieure doivent être revêtues de l'avis motivé de chacun des supérieurs hiérarchiques, par l'intermédiaire desquels elles sont transmises. (Circ. 15 mars 1897, vol. 31.)

PROTHÉTIQUES (Appareils)

Les appareils de prothèse et d'orthopédie nécessaires aux militaires de tout grade, ne sont délivrés qu'après autorisation du Ministre, sur le vu d'une demande spéciale faite par le directeur du service de santé, auquel s'adresse d'abord l'autorité médicale de qui émane la demande primitive. (R. S. S., art. 225, vol. 80.)

Toutefois, l'état annexé à la circulaire du 30 mars 1908 délègue aux directeurs du service de santé les autorisations d'achat des appareils les plus simples, l'autorisation du Ministre étant demandée pour les appareils de luxe et de prothèse dentaire.

Les demandes d'appareils de prothèse et d'orthopédie doivent être accompagnées de croquis, de vignettes ou moulages portant les mesures nécessaires prises avec la plus grande précision sur les membres nus.

En raison des difficultés très grandes qu'éprouvent tous les fabricants à livrer, sur de simples mesures, des appareils s'adaptant parfaitement à chaque opéré, il convient, toutes les fois que cela n'entraîne pas de grandes dépenses, de mettre le destinataire de l'appareil en rapport avec le fabricant, ou au moins d'envoyer à ce dernier, outre les mesures indiquées par les carnets, soit un moulage du membre ou du moignon, en creux ou en relief, soit l'appareil hors d'usage à remplacer, s'il s'agit d'un remplacement.

Il est nécessaire d'attendre, pour prendre les mesures du membre opéré, que les variations de volume résultant de la lésion primitive ou de l'intervention opératoire aient complètement disparu.

En général, on s'expose moins à des fautes de construction en s'adressant aux fabricants de la localité.

Pour cette raison, les demandes d'autorisation d'achat sur place sont préférables quand les ressources locales le permettent. (Nota pages 232-233 de la nomenclature générale du service de santé.)

Pour les appareils destinés aux ouvriers civils, voir ce titre.

PUBLICATIONS

Les officiers peuvent, sous leur signature et sous leur responsabilité, publier des écrits. Quelles que soient la nature et la forme de ces publications, l'autorité militaire conserve tout pouvoir d'appréciation et de sanction vis-à-vis des auteurs dont les écrits seraient préjudiciables à la discipline, à l'esprit militaire et aux intérêts du pays. (R. S. I., art. 76, vol. 78.)

Les dispositions ci-dessus suppriment l'obligation de l'autorisation exigée pour les publications d'écrits par les circulaires des 5 mars 1903 (vol. 83) et 11 juin 1906 (vol. 31). Il est à présumer toutefois qu'elles laissent subsister l'obligation d'adresser au Ministre (Cabinet, Correspondance générale), après son apparition, deux exemplaires de la publication.

Les mémoires scientifiques inédits du personnel du corps de santé militaire destinés à la publication dans les *Archives de Médecine et de Pharmacie militaires* sont adressés par la voie hiérarchique aux directeurs du service de santé des corps d'armée, qui les transmettent au Ministre avec leur avis. (Art. 27. R. S. S., vol. 80.)

Ces mémoires doivent être établis suivant les règles tracées par l'avis contenu au verso de la couverture de chaque numéro des *Archives*.

Il est interdit aux officiers d'adresser directement, à titre d'hommage, à des souverains étrangers leurs ouvrages, travaux, inventions. Ils doivent les leur faire parvenir par la voie diplomatique, après autorisation du Ministre. (Circ. 30 mai 1904, vol. 31.)

PUNITIONS DES HOMMES

(R. S. I., art. 186, 188 à 192, 195, 196, 198, 199, vol. 78.)

Le médecin chef de service a seul les pouvoirs disciplinaires et seulement à l'égard du personnel permanent employé dans son service.

Ces pouvoirs disciplinaires sont les suivants :

A l'égard du sous-officier de l'infirmerie :

1° Les avertissements sous une forme laissée à l'appréciation de celui qui prononce la punition ;

2° Les arrêts simples : trente jours.

A l'égard du gradé d'infirmerie s'il est caporal ou brigadier et des infirmiers régimentaires :

1° Consigne au quartier : trente jours ;

2° Salle de police : quinze jours ;

3° Prison : huit jours.

S'il estime que les pouvoirs disciplinaires dont il dispose ne lui permettent pas une sanction suffisante, il prend les mesures nécessitées par l'intérêt de la discipline et du bon ordre, et en adresse aussitôt le compte rendu à l'autorité dont il relève.

Il adresse aux commandants d'unité intéressés les renseignements relatifs aux punitions qu'il a infligées conformément aux dispositions qui précèdent.

Lorsqu'il juge une punition nécessaire et qu'il n'a pas qualité pour prononcer lui-même, il signale la faute et fait la demande de punition au chef dont relève le militaire auteur de l'infraction.

En vertu de ce principe, les médecins en sous-ordre adressent au médecin chef de service la demande de punition qu'ils jugent nécessaire à l'égard du personnel de l'infirmerie.

Le chef de corps et les officiers généraux sous les ordres desquels le corps est placé peuvent modifier ou faire cesser les punitions infligées par le médecin chef de service. Ils peuvent aussi accorder le bénéfice du sursis.

Punitions des hommes non reconnus malades. — Toute punition infligée à un homme pour avoir manqué à son service et n'avoir pas été reconnu malade est, en principe, ajournée pendant quinze jours. Toutefois, le colonel peut prescrire l'accomplissement immédiat de la punition quand il le juge nécessaire dans l'intérêt de la discipline. (R. S. I., art. 199, vol.78.)

Les prescriptions générales relatives à la propreté, à l'état sanitaire et à l'hygiène s'appliquent sans modification aux hommes punis et à la tenue des locaux disciplinaires.

PUNITIONS DES OFFICIERS

(R. S. I., art. 186, 188 à 190, 205 à 208, vol. 78.)

Droit de punir. — Les médecins des corps de troupe peuvent être punis par les autorités militaires suivantes, sous les ordres desquelles ils sont normalement placés, ou mis d'une manière permanente à leur disposition :

Officiers généraux et assimilés (médecin inspecteur directeur du service de santé) ayant autorité directe sur les corps ;

Commandant d'armes vis-à-vis des médecins d'un grade égal ou inférieur au sien ;

Chefs de corps vis-à-vis des médecins du corps ;

Médecin chef de service vis-à-vis des médecins en sous-ordre du même corps ;

Chef de détachement à l'égard des médecins du détachement.

Tout chef qui remplit momentanément une fonction possède, en matière de punition et quel que soit son grade, les mêmes droits que le titulaire de cette fonction.

Demandes de punition. — Les supérieurs des médecins, auxquels les dispositions ci-dessus ne donnent pas qualité pour prononcer envers ceux-ci une punition qu'ils jugent nécessaire, signalent la faute et font la demande de punition au chef (chef de corps ou de détachement ou commandant d'armes). S'ils estiment qu'une sanction immédiate s'impose, ils prescrivent à l'intéressé de se considérer, sans plus attendre, comme puni. Dans le cas contraire, ils le préviennent qu'il peut attendre la décision de son chef direct avant de commencer sa punition.

Les mêmes dispositions sont applicables lorsqu'un médecin juge une punition nécessaire vis-à-vis d'un officier d'un grade inférieur et qu'il n'a pas qualité pour la prononcer lui-même.

Les officiers ayant signalé une faute et demandé une punition sont informés, par les chefs de corps, des sanctions prononcées.

Nature des punitions. — Les punitions des médecins, comme des autres officiers, sont :

1° Pour les fautes légères, les avertissements donnés à l'intéressé par le médecin chef de service sans formalité définie ; par le chef de corps ou de détachement en présence d'un ou de plusieurs officiers d'un grade plus élevé ou ayant une ancienneté plus grande que l'officier qui encourt cette sanction ;

2° Pour les fautes graves, les arrêts et les arrêts de rigueur.

Les arrêts et arrêts de rigueur suspendent le service de l'officier puni. L'officier aux arrêts est tenu de rester à son domicile sans recevoir personne, excepté pour raison de service.

Les arrêts de rigueur sont subis dans un bâtiment militaire désigné par le commandant du corps d'armée. La décision qui inflige les arrêts de rigueur spécifie que l'officier se rendra, librement ou non, dans le lieu où il doit subir sa punition ; dans le second cas, elle indique comment il y sera conduit.

La réprimande des généraux et le blâme du Ministre constituent des sanctions morales placées en dehors de l'échelle des punitions, qui peuvent, soit faire suite à une punition, soit être prononcées sans qu'une punition préalable ait été infligée.

Toutes les punitions ci-dessus sont inscrites au dossier du personnel.

Outre les sanctions précédentes, les officiers peuvent encourir, par mesure de discipline :

La mise en non-activité par suspension ou retrait d'emploi ;

La réforme.

(Voir ces divers titres.)

Durée des punitions. — Les durées des punitions à infliger aux médecins des corps de troupe sont fixées comme il suit :

AUTORITÉS PRONONÇANT LES PUNITIONS.	DURÉE DES PUNITIONS.
Médecin chef de service...............	Huit jours d'arrêts.
Commandant d'unité formant corps, commandant d'armes, non officiers supérieurs........	Quinze jours d'arrêts.
Colonel ou officier supérieur chef de corps ou de détachement ou commandant d'armes.................	Trente jours d'arrêts et quinze jours d'arrêts de rigueur.
Officiers généraux, médecin inspecteur directeur du service de santé.........	Trente jours d'arrêts et trente jours d'arrêts de rigueur.

Notification. — Dès qu'une punition est prononcée, le chef qui l'a infligée la notifie ou la fait notifier sans retard à l'intéressé ; la punition commence dès qu'elle est notifiée.

Les punitions ne sont jamais notifiées en présence des inférieurs des militaires punis.

Ces notifications se font sous forme de lettre ou de note de service.

La réprimande des généraux et le blâme du Ministre peuvent être formulés par écrit et, dans ce cas, notifiés à l'intéressé dans la forme qu'indique l'autorité qui les inflige.

Libellé des motifs. — Ils doivent être établis de telle sorte qu'ils soient toujours intelligibles par eux-mêmes, sans avoir besoin de commentaires ou d'explications complémentaires. (Circ. 6 février 1909, vol. 78.)

Compte rendu. — Le directeur reçoit notification des arrêts infligés aux médecins des corps de troupe par les soins du général commandant le corps d'armée. (R. S. S., art 13, vol. 80.)

Solde. — Les officiers aux arrêts de rigueur ont droit à la solde de présence. (Règl. 29 mai 1890, position 26, vol. 88.)

Ils paient directement leur nourriture.

Ces officiers reçoivent un lit et un ameublement d'officier.

A défaut de ce matériel, il peut leur être attribué un lit de troupe et un mobilier sommaire prélevé sur l'approvisionnement disponible, une table, des chaises et quelques accessoires de toilette. (Instr. 25 mars 1907, art. 6, et tableau A, Observations, vol. 19.)

RAGE

(Notice n° 37 R. S. S., modif. 12 septembre 1906.)

L'évacuation immédiate des militaires mordus par des animaux enragés est prescrite par les chefs de corps et de détachement, pour y être soumis au traitement antirabique, sur les hôpitaux suivants :

1° Hôpital du Val-de-Grâce : militaires des corps d'armée : 2°, 3°, 4°, 5°, 6°, 7° (partie au nord de Besançon et place de Besançon), 8° corps (départements du Cher et de la Nièvre) ; 9°, 10°, 11°, 20° et gouvernement militaire de Paris ;

2° Hôpital de Lille ; militaires du 1er corps d'armée ;

3° Hôpital Desgenettes à Lyon ; 7° corps d'armée (partie sud de Besançon), 8° (Côte-d'Or et Saône-et-Loire), 13°, 14° corps d'armée et gouvernement militaire de Lyon ;

4° Hôpital de Marseille : militaires du 15° corps d'armée ;

5° Hospice mixte de Montpellier ; militaires des 16° et 17° corps (Ariège et Haute-Garonne) ;

6° Hôpital de Bordeaux : 12°, 17° (Lot-et-Garonne, Gers, Tarn-et-Garonne) et 18° corps d'armée ;

7° Hôpital du Dey d'Alger : militaires des divisions d'Alger, d'Oran et de Constantine (ouest de la ligne ferrée Philippeville, Constantine, Biskra) ;

8° Hôpital du Belvédère à Tunis : militaires de la division de Constantine (est de la ligne ferrée ci-dessus) et ceux de Tunisie.

Des rapports indiquant les circonstances dans lesquelles les militaires ont été mordus sont envoyés directement aux directeurs du service de santé intéressés, qui sont avisés de l'arrivée des malades par un télégramme officiel du chef de corps qui a ordonné l'évacuation.

RAPPORTS

Le rapport est une des formes de la correspondance officielle.

Il est établi à la suite d'une mission, d'une étude etc., ou encore à la suite d'un événement particulier, sur lequel l'autorité militaire demande à être éclairée sous cette forme.

Modèle de rapport.

° CORPS D'ARMÉE
—
° DIVISION
—
° BRIGADE
—
° RÉGIMENT
—
Objet :
—

Au sujet de :
(Indication succincte
du rapport.)

A   , le   19

RAPPORT

du (grade, nom et corps) sur (indication succincte
du fait motivant le rapport).

Signature sans indiquer le grade,

Rédaction. — Il y a lieu de se conformer, pour la rédaction des rapports, le format du papier, etc., aux indications générales données au titre *Correspondance officielle*.

Les rapports sont, en général, rédigés sous la forme impersonnelle.

Leur suscription mentionne seulement le nom et la qualité du signataire et l'analyse très sommaire du sujet traité. (Circ. 28 mai 1880.)

On termine par la signature sans l'énoncé du grade.

Transmission. — Elle se fait dans les mêmes conditions que pour les lettres (voir le titre *Correspondance officielle*).

Les diverses autorités transmettent les rapports en mettant ou non leur avis. (Circ. 25 mai 1907.) Le nom du chef qui consigne un avis est mentionné en tête de cet avis.

Rapports médicaux. — Les rapports concernant l'état sanitaire, établis par les médecins des corps de troupe, le sont toujours en deux expéditions, une pour le commandement et une pour le directeur du service de santé, transmises toutes deux par le chef de corps. (R. S. S., art. 39, vol. 80.)

RAPPORT ANNUEL D'ENSEMBLE

(Notice n° 4, art. 9 R. S. S., vol. 80.)

Ce rapport est établi par chaque directeur du service de santé et adressé au Ministre le 15 janvier de chaque année, au titre de l'année précédente, suivant les indications de la notice ci-dessus.

Les renseignements concernant les corps de troupe à porter sur ce rapport sont les suivants :

Etat sanitaire du corps pendant l'année écoulée ;

Exécution du service de santé dans le corps ;

Défectuosités du casernement au point de vue de l'hygiène des troupes ou de l'installation du service de santé ;

Matériel du service de santé : *a*) du service courant ; *b*) de la réserve de guerre ;

Mobilisation du service de santé.

Les médecins chefs de service doivent fournir au directeur du service de santé, sur la demande qu'il leur adresse à ce sujet, ceux des renseignements ci-dessus qui lui feraient défaut.

RAPPORT JOURNALIER

(R. S. I., art. 26, vol. 78, et R. S. S., art. 39.)

Le médecin-chef de service fournit tous les jours, une fois toutes les opérations de la visite journalière terminées, un rapport journalier déposé à la salle de service à l'heure indiquée, pour être remis au chef de corps.

Ce rapport, établi sur un imprimé (mod. n° 3), contient, au recto, des tableaux où sont inscrits les mouvements, entrées et sorties et la situation numérique des malades à l'hôpital et à l'infirmerie, classés en catégories de fiévreux, blessés, autres affections. A droite de ces tableaux sont inscrits, en face de chaque tableau, dans une colonne *ad hoc*, les noms des entrants et sortants.

Un troisième tableau complète ce recto avec l'indication numérique des diverses exemptions prononcées dans chaque unité et les noms des hommes non reconnus malades.

Au verso, le médecin, dans des cases disposées à cet effet, fait connaître le nom des officiers malades à la chambre, rend compte de sa visite aux hôpitaux, inscrit les demandes et observations diverses à soumettre au chef de corps, enfin le nom et l'adresse du médecin de service.

Avant l'envoi de ce rapport, il est prudent de conserver les chiffres des restants à l'hôpital et à l'infirmerie pour servir à l'établissement du rapport suivant en les reportant sur l'imprimé devant servir le lendemain.

Il peut être en outre utile de conserver une copie des demandes et observations soumises au chef de corps.

RASSEMBLEMENT (Indemnités en)

Règles d'allocation. (Règl. 29 mai 1890, vol. 14, tableau 2, modif. 6 juillet 1901, 19 avril 1902 et 11 mars 1909, vol. 88.)

Taux des indemnités et places dans lesquelles elles sont perçues. (Tarif nº 14 27 décembre 1890, modif. 10 novembre 1094, 28 mai et 24 décembre 1905, 23 février et 15 décembre 1906, 21 juin 1910, vol. 90.)

Règles d'allocation applicables pour officiers de complément, sauf les cas prévus par la notification du 11 mars 1909 (vol. 88).

RÉCIPIENTS

(Instr. 13 août 1899, modif. 2 décembre 1909, vol. 83.)

Chaque médicament doit être placé dans le récipient qui lui est assigné par l'instruction ci-dessus dans la colonne « Désignation des contenants ».

Ce matériel spécial de contenants n'a aucun rapport avec le matériel d'expédition ; il sert à la manutention des médicaments dans le service de l'infirmerie.

Tous ces récipients doivent toujours être revêtus d'une étiquette indiquant la tare, c'est-à-dire le poids exact du contenant et le nom de la substance. Les étiquettes sont blanches pour les médicaments à usage interne, rouges pour ceux réservés à l'usage externe. Pour ces derniers on ajoute, en outre, une étiquette rouge orangé.

Quant aux récipients contenant des substances dangereuses, voir les prescriptions les concernant au titre *Poisons*.

Récipients à potions. — Dans les hôpitaux militaires, les fioles ayant contenu des potions, gargarismes, etc., ne doivent être remises en service qu'après avoir séjourné pendant quatre heures dans une solution froide de chlorure de chaux (2 grammes par litre) avant d'être lavées. Celles ayant contenu des matières grasses sont traitées séparément par l'ébullition dans une solution de carbonate de soude au dixième. (Circ. 15 mai 1908, vol. 83.)

Aucune disposition réglementaire ne rend ces prescriptions applicables aux infirmeries.

Récipients pour les repas. — Il est fait usage, pour les repas, de récipients en poterie ou de carafes à eau.

Les bouteilles à vin ou ayant contenu des eaux minérales ne doivent être employées, pour quelque usage que ce soit, dans les infirmeries.

Récipients vides. — Les récipients vides et les matériaux d'emballage sont restitués aux établissements livranciers, toutes les fois que les frais d'expédition sont inférieurs à la valeur de ces objets.

Ces renvois doivent avoir une certaine importance pour ne pas être trop fréquents.

On se sert, pour ces renvois, des matériaux d'emballage ayant servi aux expéditions de médicaments et de matériel.

Les récipients renvoyés doivent être propres, en parfait état et prêts à être utilisés. Les frais de transport de ceux qui seraient inutilisables sont mis au compte de l'expéditeur. (Circ. 19 octobre 1892, rappelée dans instr. ci-dessus.)

Au sujet des récipients métalliques, voir le titre *Bidons*.

RÉCLAMATIONS

Règles relatives aux réclamations en général. (R. S. I., art. 213, 214, vol. 78.)

Réclamations au sujet de l'avancement. (Ordonn. 16 mars 1838, art. 36, vol. 22, et circ. 17 janvier 1906, vol. 31.)

Réclamations au sujet d'un déplacement. (Instr. service courant, art. 111, modif. 3 novembre 1909, vol. 74.)

RECOMMANDATIONS

Interdiction des recommandations. (Circ. 3 mars 1893, 8 août 1899 et 1er août 1906, vol. 31.)

RÉCOMPENSES DIVERSES

Inscriptions des diverses récompenses sur les dossiers des officiers. (Arrêté 23 décembre 1903, modif. 19 février 1907, vol. 10, et instr. service courant, art. 277, vol. 74.)

RECRUTEMENT (Bureaux de)

Le service médical des bureaux de recrutement est assuré par un médecin de la garnison désigné par le général commandant le corps d'armée, sur la proposition du directeur du service de santé (R. S. S., art. 14, vol. 80) ; à défaut, par le commandant d'armes, sur la proposition du médecin chef du service de santé de la place. (Circ. 7 avril 1909, vol. 80.)

Matériel médical. — Il est délivré aux bureaux de recrutement, sur demande établie par les commandants de ces bureaux, un matériel médical servant à l'examen des candidats à un engagement volontaire, et des appelés devant le conseil de revision.

Ce matériel se compose des instruments ci-après :

2- 10². Petite boîte de verres à correction;
4- 50. Boîte vide pour instruments;
4-134. Disque aptométrique;
4-141. Echelle typographique à cadran;
4-202. Ophtalmoscope;
4-331. Spéculum de Palitzer en argent nᵒˢ 1 et 2:
4-335. Stéthoscope;
77- 12. Ruban métrique;
82- 6. Lunettes à verres colorés avec étui.

Ce matériel est visité, à la fin de chaque année, par le médecin militaire chargé du service du recrutement, qui constate son état et indique, s'il y a lieu, les réparations ou réformes nécessaires. (Circ. 6 juin 1907, vol. 83 et instr. 10 juin 1910, art. 30, vol. 68⁶.)

Les constatations faites conformément aux prescriptions ci-dessus sont mentionnées sur un carnet spécial, tenu dans chaque bureau de recrutement et sur lequel est inscrite la date de la visite annuelle de ce matériel. (Notific. 19 juin 1909, vol. 68 *bis*, et instr. 10 juin 1910, art. 31, vol. 68⁶.)

RECRUTEMENT DES MÉDECINS

Armée active. — Les médecins faisant partie des cadres du corps de santé militaire de l'armée active sont recrutés en totalité parmi les aides-majors élèves de l'Ecole d'application du service de santé militaire du Val-de-Grâce.

Ces aides-majors proviennent en majeure partie des élèves de l'Ecole de santé militaire de Lyon, admis à cette Ecole après concours ; pour le surplus, de docteurs en médecine reçus directement après concours, en exécution de l'article 4 de la loi du 14 décembre 1888.

Réserve. — Le cadre des médecins de réserve est recruté parmi :

a) Les médecins de l'armée de terre retraités ou démissionnaires ;

b) Les médecins de l'armée de mer, docteurs en médecine, retraités ou démissionnaires qui, n'étant pas employés dans le service de la marine, désireraient être compris dans le cadre des médecins de réserve de l'armée de terre ;

c) Les médecins auxiliaires, titulaires du diplôme de docteur en médecine, ayant terminé leur troisième semestre de service actif et ayant satisfait aux épreuves de concours pour le grade de médecin aide-major de 2ᵉ classe de réserve (art. 26, loi 21 mars 1905, vol. 68) ;

d) Les médecins reçus docteurs en médecine par une faculté française et qui sont classés dans la réserve de l'armée active. (Art. 3.)

Armée territoriale. — Le cadre des médecins de l'armée territoriale est recruté parmi :

a) Les médecins se trouvant dans les conditions des paragraphes *a* et *b* ci-dessus et classés dans l'armée territoriale ;

b) Les médecins de réserve qui, ayant atteint l'époque légale de leur passage dans l'armée territoriale, ne sont pas maintenus dans le cadre des médecins de réserve ;

c) Les médecins reçus docteurs en médecine et qui appartiennent à l'armée territoriale.

Conditions. — Ne peuvent être proposés :

1° Les docteurs ayant été l'objet de l'une des condamnations visées à l'article 1ᵉʳ du décret du 31 août 1878 ;

2° Ceux à qui l'enquête sur leur honorabilité a été défavorable ;

3° Ceux qui ont été exemptés par les conseils de revision ;

4° Ceux classés dans les services auxiliaires sous le régime de la loi du 15 juillet 1889 ;

5° Ceux qui ont été réformés, à moins qu'une nouvelle commission n'ait reconnu leur aptitude au service ;

6° Ceux qui, classés dans les services auxiliaires sous le régime de la loi du 21 mars 1905, n'ont pas été ultérieurement reconnus aptes au service armé. (Art. 12.)

Demandes. — Le directeur du service de santé invite les docteurs en médecine de son corps d'armée remplissant les conditions requises pour obtenir le grade de médecin de réserve à lui faire parvenir une demande.

Cette demande doit être accompagnée :

1° D'un extrait de l'acte de naissance ;

2° D'un extrait, s'il y a lieu, de l'acte de mariage ;

3° Du certificat d'aptitude modèle E prescrit par le règlement sur les médecins auxiliaires.

Les extraits visés ci-dessus sont délivrés sur papier libre. (Art. 11.)

Dans le cas où les intéressés ne seraient pas détenteurs du certificat d'aptitude modèle E, ils doivent subir un examen pour l'obtention de ce certificat. Cet examen est passé au chef-lieu du corps d'armée. (Art. 14.)

La commission d'examen comprend trois médecins militaires dont un principal de 2ᵉ classe ou major de 1ʳᵉ classe, président, et deux médecins-majors de 1ʳᵉ ou 2ᵉ classe.

La même commission est chargée de faire subir l'examen aux candidats pharmaciens, sous la réserve que l'un des médecins membres soit remplacé, si possible, par un pharmacien militaire ayant au plus le grade de pharmacien-major de 1ʳᵉ classe. (Art. 15.)

L'examen consiste en interrogations orales sur les matières composant l'examen des étudiants en médecine candidats au grade de médecin auxiliaire.

Le président fait connaître aux candidats les résultats de l'examen et adresse au directeur du service de santé les certificats d'aptitude (mod. E) établis au nom de chaque candidat reçu, ainsi qu'un procès-verbal de la séance d'examen contenant la liste nominative des candidats qui se sont présentés, avec l'indication de la note obtenue par chacun d'eux.

La note est exprimée par l'une ou l'autre des mentions ci-après : « Passable », « Assez bien », « Bien », « Très bien ».

Les médecins civils ne peuvent être nommés de prime abord qu'au grade de médecin aide-major de 2ᵉ classe.

RÉFORME DES HOMMES

(Instr. 21 janvier 1910, vol. 684.)

Commission de réforme. — Une commission de réforme est établie dans chaque subdivision de région (art. 1) et siège au chef-lieu toutes les fois que cela est nécessaire, sur la convocation du président.

Commission de réforme. — Une commission de réforme est pose :

D'un général de brigade, président ;

D'un fonctionnaire de l'intendance militaire ;

Du commandant du bureau de recrutement de la subdivision ;

De l'officier commandant la gendarmerie de l'arrondissement. (Art. 2.)

Deux médecins militaires, dont l'un du grade de médecin principal ou au moins de major de 1ʳᵉ classe, assistent la commission. A défaut de médecins militaires, des médecins civils attachés aux hôpitaux civils peuvent être désignés.

Les noms des médecins désignés ne doivent jamais être divulgués. En principe, les médecins ayant examiné les hommes avant leur présentation devant la commission ne doivent pas être pris pour assister celle-ci. (Art. 5.)

Le médecin chef de service ainsi que le major assistent la commission de réforme devant laquelle doivent comparaître des hommes de leur corps, afin de l'éclairer s'il y a lieu. (Art. 2.)

Attributions. — La commission prononce la réforme temporaire ou la réforme n° 2. Elle donne seulement son avis sur la concession d'un congé de réforme n° 1 et, éventuellement, d'une gratification renouvelable.

Elle décide si les jeunes gens ajournés ou réformés temporairement et classés ensuite dans le service auxiliaire (art. 19, loi 21 mars 1905), après une année passée sous les drapeaux, sont maintenus dans ce service, réformés ou classés dans le service armé.

Il en est de même pour les jeunes gens du service auxiliaire entrés dans les écoles énumérées à l'article 23 de la loi du 21 mars 1905 (Ecole polytechnique, Ecole forestière, Ecole normale supérieure, Ecole centrale, Ecole des Mines, Ecole des ponts et chaussés, Ecole des mines de Saint-Etienne).

Elle émet un avis :

1° Sur l'aptitude au service auxiliaire des militaires ayant cessé d'être aptes au service armé (art. 49, loi 21 mars 1905) ;

2° Sur l'aptitude au service armé des jeunes gens du service auxiliaire qui demandent à passer dans le service armé ;

3° Sur les propositions de changement d'arme pour inaptitude physique.

Elle fait contre-visiter, sur leur demande :

1° Les militaires désirant contracter un rengagement qui n'ont pu obtenir du médecin du corps le certificat d'aptitude physique ;

2° Les militaires des réserves désirant contracter un rengagement ou engagement volontaire au titre de la légion étrangère et n'ayant pas obtenu du médecin du recrutement le certificat d'aptitude physique.

Elle fait visiter et contre-visiter les anciens militaires et marins qui demandent à faire usage des eaux minérales. (R. S. S., art. 347, vol. 80.)

Elle fait visiter les titulaires de gratifications domiciliés au chef-lieu de subdivision ;

Elle a enfin qualité pour accorder aux réservistes et territoriaux des changements de série ou des ajournements pour raison de santé. (Art. 3.)

Toutes les visites et contre-visites qui viennent d'être énumérées sont passées en présence de la commission de réforme. Mais, lorsqu'il s'agit d'hommes dont l'état de santé ne permet pas le déplacement, ou d'aliénés internés dans un asile, ils peuvent être visités à domicile ou dans l'asile même. (Art. 26.)

Propositions. — Les propositions sont faites par le chef de corps, le directeur d'école ou le commandant de recrutement, suivant les cas, au moyen d'un état (mod. n° 1 annexé à l'instr.) établi par ces autorités, sur lequel sont portés les militaires se trouvant dans les diverses situations énumérées ci-dessus et au sujet desquels les commissions de réforme ont qualité pour décider ou donner leur avis.

Cet état comprend intégralement toutes les propositions faites par le médecin chef de service et adressées par lui au chef de corps en temps voulu, c'est-à-dire avant l'époque où les dossiers doivent être envoyés au commandant d'armes.

Ces propositions doivent être mentionnées dans la colonne 11 de cet état, qui est adressé au commandant d'armes trois jours au moins avant la date fixée pour la séance et en triple expédition. (Art. 7.)

Il y est joint, s'il s'agit de la réforme, une note établie par le chef de corps, relatant la date, l'origine et les circonstances des blessures ou infirmités au sujet desquelles le médecin est généralement consulté par le chef de corps.

Enfin, le dossier est complété par le dossier sanitaire prévu par l'article 10 de la loi du 21 mars 1905, s'il existe, et par un certificat de visite établi par l'un des médecins du corps ou de la place, suivant le cas. (Art. 18 et 19.)

La commission peut maintenir provisoirement dans leur position antérieure les hommes dont l'aptitude ne peut être affirmée qu'après une période d'observation. (Art. 21.)

La surveillance à laquelle doivent être soumis les hommes visés par l'article 21 est exercée, pour ceux maintenus au corps, par le commandement et le service de santé ; pour ceux maintenus dans leurs foyers, par le commandant de recrutement, au moyen des renseignements fournis par les maires et la gendarmerie. (Art. 24.)

Il est statué définitivement dans un délai de trois mois pour les premiers, d'un mois pour les seconds. (Art. 25.)

Réforme n° 1. — La proposition pour cette réforme est faite pour des mutilations résultant de blessures reçues en service commandé, des infirmités provenant de maladies contractées par le fait des obligations du service, ou enfin en raison d'infirmités antérieures à l'incorporation ou ne dépendant pas exclusivement d'une circonstance déterminée de service, mais ayant acquis, sous l'influence des conditions spéciales de la vie militaire, un développement entraînant l'incapacité de servir.

Le dossier de l'intéressé doit contenir, outre les pièces énumérées plus haut, un certificat d'origine ou toute autre pièce le suppléant ou destinée à le compléter comme il est dit au titre *Retraite pour blessures.*

Il doit, en outre, être établi un certificat d'examen, à la suite d'une visite passée par deux médecins en présence du conseil d'administration du corps auquel appartient l'intéressé ou, à défaut, de tout autre, et avec l'assistance du sous-intendant.

Une nouvelle visite, dite de vérification, a lieu devant la commission de réforme ; deux médecins autres que les premiers et plus anciens y procèdent.

Un certificat de vérification est établi à la suite de cette visite et signé par les deux médecins.

Voir, aux titres *Examen* et *Vérification* (*Certificats*), les règles générales d'établissement de ces certificats.

Toutefois, en ce qui concerne spécialement la réforme n° 1, il y a lieu de noter que ces certificats ne doivent jamais viser l'incurabilité, qui n'est pas exigée pour cette réforme.

En outre, si, malgré sa gravité, l'infirmité ne pouvait, en raison de son origine constitutionnelle ou héréditaire ou de toute autre cause, comme par exemple la désobéissance ou l'imprudence de l'intéressé, ouvrir des droits à la retraite, mais permettant de proposer la réforme n° 1, les certificats doivent mentionner ces circonstances.

En aucun cas, les certificats ne doivent conclure à la réforme d'un militaire en activité, jugé susceptible d'être proposé pour la retraite.

Les conclusions des deux certificats sont identiques et doivent être textuellement celles-ci :

« En conséquence, estimons :

» 1° Que les blessures (ou infirmités) ci-dessus relatées sont graves ;

» 2° Qu'elles paraissent résulter, médicalement parlant, des causes spécifiées au certificat d'origine », en ajoutant, s'il peut y avoir doute à ce sujet : « indépendamment de toute prédisposition constitutionnelle appréciable » ;

» 3° Qu'elles le mettent hors d'état de servir et de rentrer ultérieurement au service ;

» 4° Qu'elles nécessitent la réforme n° 1. »

S'il y a lieu d'accorder une gratification renouvelable, les conclusions ci-dessus sont complétées comme il est dit au titre *Gratifications renouvelables.*

Les commissions de réforme émettent seulement un avis au sujet des réformes n° 1.

Les dossiers sont transmis au Ministre, qui statue, après avis du comité technique de santé.

Dans le cas de rejet par le Ministre d'une proposition pour la réforme n° 1, l'intéressé conserve néanmoins le bénéfice de la réforme n° 2. (Art. 13.)

Réforme n° 2. — La réforme définitive n° 2 est prononcée, soit pour des infirmités antérieures à l'incorporation, soit pour des infirmités ou mutilations résultant de blessures reçues hors du service, ou de maladies ne résultant pas du fait des obligations du service militaire. (Art. 14.)

Diverses circulaires — 20 novembre 1902, 2 mars 1903, 28 novembre 1904 et 5 octobre 1905 (vol. 68) — prescrivent l'élimination, par les réformes définitives ou temporaires, des hommes n'ayant pas la résistance suffisante pour supporter les fatigues du service militaire et dont l'état général peut faire craindre une manifestation tuberculeuse dans un délai plus ou moins rapproché.

Insoumis et bons absents. — Les insoumis et les bons absents ne doivent être réformés que lorsqu'il est absolument impossible de les utiliser dans un service quelconque. (Art. 17 et 34.)

Certificats. — La réforme n° 2 nécessite l'établissement de certificats de visite et contre-visite, établis sur le registre à talon (mod. n° 35).

Les certificats de visite établis sur le modèle n° 8 par les médecins auteurs des propositions sont transcrits sur le registre et certifiés pour copie conforme par le médecin-chef. (Art. 8.)

Les deux médecins assistant la commission procèdent, en présence de celle-ci, à la contre-visite, après avoir pris connaissance, quand il existe, du dossier sanitaire de l'intéressé.

Ils établissent ensuite le certificat et le signent.

Le diagnostic détaillé de la maladie ou de l'infirmité est porté dans le corps du certificat, dont les conclusions pour la visite et la contre-visite sont les suivantes : « Estimons que les accidents ci-dessus relatés mettent l'intéressé dans l'impossibilité absolue de servir et de rentrer ultérieurement au service, et nécessitent la réforme n° 2. »

Réforme temporaire. — Cette réforme est prononcée lorsque l'intéressé est atteint d'une affection le mettant dans l'impossibilité de servir actuellement, mais non de rentrer ultérieurement au service, suivant les indications contenues dans l'instruction sur l'aptitude physique. (Art. 41.)

La loi du 21 mars 1905 prévoit deux catégories de réformés temporaires :

1° Ceux dont la maladie ou l'infirmité a été contractée avant l'entrée au service (art. 19 de la loi) ;

2° Ceux dont la réforme temporaire est prononcée après un certain temps passé au corps et par suite de maladie contractée au service. (Art. 38 de la loi.)

Pour les premiers, le temps passé en réforme temporaire n'est pas déduit du temps de service imposé par la loi.

Pour les seconds, au contraire, ce temps est compté comme service accompli.

Lorsque la maladie ayant provoqué la réforme temporaire a été contractée en cours du service, il y présomption qu'elle est imputable, soit aux obligations du service en général, soit à un fait de service. Si les médecins experts ne peuvent émettre un avis ferme à ce sujet, l'intéressé doit bénéficier du doute et être classé dans la 2e catégorie. (Art. 43.)

Durée. — Le congé de réforme temporaire est d'un an ; il n'est pas renouvelable.

A l'expiration de ce congé, l'homme comparaît de nouveau devant une commission de réforme, qui le déclare bon, soit pour le service armé, soit pour le service auxiliaire, ou le réforme définitivement. (Art. 45.)

La réforme temporaire n'est pas applicable :

1° Aux militaires engagés et rengagés, à l'exception des engagés par devancement d'appel. (Art. 50, loi 21 mars 1905.) Ces militaires restent en activité et reçoivent les soins que réclame leur état jusqu'au moment où il est possible de statuer définitivement sur leur situation ;

2° Aux étrangers ou aux Français servant au titre étranger dans les régiments étrangers, aux indigènes des régiments de tirailleurs et spahis. Ils sont traités comme les précédents ;

3° Aux jeunes gens ajournés par le conseil de revision ou réformés temporairement une première fois (art. 19, loi 21 mars 1905). (Art. 42.)

Le réformé temporaire peut demander son rappel à l'activité ou sa réforme définitive avant la fin de son congé. (Art. 56.)

Les réformés temporaires rappelés à l'activité sont, en principe, affectés à leur ancien corps, sauf dans les cas suivants :

1° Le réformé temporaire ne paraît pas, en raison de son état de santé, pouvoir être utilisé dans l'arme à laquelle il appartenait ;

2° Les réformés appartenant primitivement à un corps de troupe stationné dans l'Est ou dans un climat rigoureux ;

3° Les réformés temporaires appartenant à l'arme de la cavalerie, qui sont affectés à une autre arme, sauf exception motivée par une très bonne instruction équestre. (Art. 51.)

Certificats. — Il est procédé dans les mêmes formes que pour la réforme n° 2. Mais les conclusions des certificats de visite et de contre-visite sont les suivantes : « Ont pour résultat l'impossibilité absolue de servir actuellement, mais non de rentrer ultérieurement au service, et nécessitent la réforme temporaire. »

A l'expiration de la réforme temporaire, quatre cas peuvent se présenter ; l'intéressé est en état d'être réformé n° 1, d'être réformé n° 2, d'être classé dans le service auxiliaire, ou bien il est redevenu apte au service armé.

Dans les deux premiers cas, il est procédé comme il est dit ci-dessus pour chacune de ces réformes; dans le troisième, après l'exposé détaillé de l'état de l'intéressé, les conclusions sont : « Ont pour résultat de nécessiter le classement dans le service auxiliaire. » Enfin, dans le dernier cas, l'exposé de l'état de l'intéressé fait ressortir la disparition des lésions ayant nécessité la réforme temporaire ou leur suffisante amélioration, et les certificats concluent « que la guérison ou l'amélioration constatée permet le rappel à l'activité ».

Inscription, sur les registres d'infirmerie, des décisions des commissions de réforme. — Les corps sont avisés, par les soins du commandant de recrutement membre de la commission de réforme, des décisions de celle-ci, aussi bien pour les hommes présents au corps que pour ceux en position d'absence, congé, permission, hôpital, etc.

Le major notifie à son tour ces décisions au médecin, qui en est avisé d'autre part, pour ceux réformés étant à l'hôpital, par la partie médicale du billet d'hôpital mentionnant la nature et le motif de la réforme.

Ces décisions sont alors inscrites par le médecin sur le registre de la statistique médicale pour ce qui concerne les réformes de diverses catégories, passage du service armé dans le service auxiliaire et *vice versa* et ajournements des réservistes et territoriaux pour raisons de santé ; sur le journal de l'infirmerie, pour les changements d'armes.

En ce qui concerne les décisions au sujet desquelles les commissions donnent seulement un avis (réforme n° 1, passage dans le service auxiliaire ou dans le service armé, changements d'arme), elles ne sont inscrites que lorsque les autorités ayant qualité pour statuer (Ministre, généraux commandant le corps d'armée ou la subdivision) les ont rendues définitives.

RÉFORME DU MATÉRIEL

Les effets et objets de matériel figurant dans les comptes du corps devenus hors de service sont soumis à la formalité de la réforme.

Celle-ci n'est applicable qu'au matériel appartenant à l'Etat, à l'exclusion de celui qui est acheté au compte des masses. (Règl. 20 mars 1906, art. 144, vol. 1.)

Le médecin chef de service n'a l'initiative de la réforme que pour le matériel appartenant au service de santé, porté sur le carnet-inventaire (mod. n° 28 *bis*). La réforme ou le déclassement de tous autres objets en service à l'infirmerie et figurant sur le carnet-inventaire (mod. n° 15) sont du ressort du conseil d'administration, auquel le médecin doit seulement signaler ceux qui sont devenus inutilisables.

Comme conséquence des principes ci-dessus, le médecin-chef de service inscrit sur un état (mod. n° 19) le matériel hors de service du service de santé compris dans les numéros sommaires 1 à 62 inclus. Chaque objet est porté avec son numéro sommaire et détaillé, sa dénomination exacte et son unité réglementaire, dans les colonnes correspondantes de l'état. Une colonne sert à l'inscription des quantités de chaque objet jugées hors de service et une autre la désignation sommaire des causes de détérioration (bris, usure naturelle, etc.).

Autorité ayant qualité pour réformer. — Le directeur du service de santé réforme, par délégation du général commandant le corps d'armée, les objets du matériel, tel qu'il est défini ci-dessus, composant les approvisionnements des infirmeries. (Instr. service courant, art. 47, modif. 15 juillet 1910, vol. 74.)

Époques. — Les réformes de matériel ont lieu, en principe, après les manœuvres d'automne. (Même instr. ci-dessus.)

En conséquence, le médecin chef de service présente à cette époque, au directeur du service de santé, le matériel inscrit sur l'état ci-dessus. Le directeur devant s'assurer par lui-même de la nécessité de la réforme, tout objet devenu inutilisable devra être conservé et, s'il s'agit d'objets brisés, les débris devront servir de preuve à l'appui de la demande.

Le directeur du service de santé inscrit, lui-même, dans les colonnes disposées à cet effet, les quantités à maintenir en service et celles à réformer.

L'état de réforme doit être soumis à la signature des membres du conseil d'administration et au visa du sous-intendant.

Ces formalités seront remplies avant que l'état soit présenté à la décision du directeur du service de santé.

Le matériel réformé non utilisable est versé à l'officier d'habillement sur bulletin de réintégration et porté en sortie sur le carnet-inventaire (mod. n° 28 *bis*).

Pour le remplacement, voir le titre *Matériel du service courant.*

En ce qui concerne le matériel acquis par la masse d'infirmerie, sa mise hors de service est faite par l'inscription sur l'état placé en tête du cahier d'alimentation, comme il est dit au titre *Alimentation (Registre d').*

RÉFORME DES OFFICIERS

La réforme est la position de l'officier sans emploi qui, n'étant plus susceptible d'être rappelé à l'activité, n'a pas de droits acquis à la pension de retraite.

Dispositions de la loi du 19 mai 1834 sur l'état des officiers, art. 9 à 13 ; sur la solde et la pension de réforme, art. 18 (modif. par loi 17 août 1879) à 21.

Elle peut être prononcée par mesure de discipline ou pour infirmités.

A) *Réforme par mesure de discipline.* — Propositions. (Instr. service courant, art. 255, vol. 74.)

B) *Réforme pour infirmités incurables.* — Sont proposés pour la réforme les officiers n'ayant pas vingt-cinq ans de service reconnus atteints d'infirmités incurables, dont les causes ne rentrent pas dans les conditions spécifiées pour le droit à la pension.

Ceux qui, se trouvant dans les conditions ci-dessus, réunissent vingt-cinq ans de service, sont proposés pour la non-activité pour infirmités, ou leur maintien s'ils y sont déjà, afin d'être admis à la retraite par application de l'article 2 de la loi du 25 juin 1861 (vol. 66), soit sur leur demande, soit d'office. Dans ce dernier cas, c'est-à-dire mise à la retraite d'office, elle ne peut être prononcée qu'après au moins trois années passées en non-activité. Dans l'un et l'autre cas, l'avis d'un conseil d'enquête est indispensable. (Instr. service courant, art. 254, vol. 74.)

Les formalités à accomplir pour la mise en réforme d'un officier sont les suivantes :

1° Visite médicale d'incurabilité ;
2° Visite médicale d'examen ;
3° Visite médicale de vérification.

1° *Incurabilité.* — La visite d'incurabilité doit précéder les visites d'examen et de vérification. Elle est passée par le médecin-chef de l'hôpital dans lequel l'officier a été traité en dernier lieu ou, à défaut, par un médecin désigné par l'autorité militaire chargée d'instruire la réforme. Les règles de rédaction de ce certificat sont les mêmes que pour les pensions de retraite et exposées au titre *Incurabilité (Certificat d').*

2° *Examen.* — Cette visite a lieu en présence du conseil d'administration du corps dont l'officier fait partie ou, à défaut, de tout autre conseil d'administration et du sous-intendant militaire. Elle est passée par deux médecins.

Le certificat d'examen établi à la suite de cette visite doit dé-

crire la maladie et en faire ressortir les conséquences fonction-
nelles, sans faire allusion à l'incurabilité ni l'assimiler aux degrés de l'échelle de gravité. Il se termine par les conclusions
suivantes :

« Estimons, en conséquence, que la gravité de la maladie (ou
des infirmités) est telle qu'il en résulte pour M..... l'incapacité
non seulement de rester en activité, mais encore d'y rentrer ultérieurement. »

3° *Vérification.* — Cette visite est passée également par deux
médecins en présence de l'officier général chargé de présider à
l'instruction de la réforme et du sous-intendant. Le certificat est
établi dans les mêmes conditions que le certificat d'examen, avec
des conclusions identiques.

Les réformes d'officiers pour infirmités sont inscrites au journal de l'infirmerie.

REGISTRES

Les registres et tous autres documents écrits tenus dans les
infirmeries ont un caractère strictement confidentiel et ne doivent
être communiqués qu'aux personnes dûment qualifiées pour en
prendre connaissance. (Circ. 20 février 1904, vol. 10.)

Des instructions imprimées en tête de la plupart des registres
donnent les renseignements nécessaires pour leur tenue. (Règl.
20 mars 1906, art. 178, vol. 1.)

Elles indiquent notamment qu'ils doivent, avant leur mise en
service, être cotés et paraphés, et désignent l'autorité qui en est
chargée (généralement le major, et, dans les portions sans conseil d'administration, le commandant de détachement).

Voir, aux divers titres se rapportant à chacun d'eux, les instructions détaillées relatives à leur tenue, ainsi qu'aux titres
Surveillance administrative, Visa.

Le titre *Imprimés* donne l'énumération des registres à tenir
dans les diverses infirmeries et indique par qui ils doivent être
fournis.

REMONTE

(Décret 24 février 1910 et instr. 24 juin 1910, vol. 69 *ter*.)

Les médecins inspecteurs généraux et médecins inspecteurs
seuls sont remontés à titre onéreux dans les conditions prévues
aux titres VI et VII de l'instruction ci-dessus.

L'Etat fournit à titre gratuit, à tous les autres médecins, les
chevaux dont ils doivent être pourvus, dont le nombre est fixé
par l'état annexé au décret ci-dessus.

Ceux appartenant à des corps de troupe à cheval exercent leur choix sur la totalité des chevaux disponibles de leurs corps, à l'exclusion de ceux affectés aux officiers et sous-officiers rengagés du corps, ou réservés pour la remonte des officiers étrangers au corps et de préférence parmi les chevaux de robe grise.

Ceux du cadre constitutif des écoles militaires pourvues d'une remonte spéciale choisissent parmi les chevaux de ces établissements, à l'exclusion des chevaux de manège et de carrière.

Dans tous les autres cas, les médecins du grade d'officier supérieur se remontent avec les chevaux destinés à la 3e catégorie (légère) ; les médecins-majors de 2e classe et aides-majors des corps d'infanterie, dans la 4e catégorie (arabes castrés).

Dans l'un et l'autre cas, les médecins de fort poids (90 kgr.) peuvent se remonter parmi les chevaux déclassés de dragons et d'artillerie.

Dans tous les cas, ils peuvent renoncer au bénéfice de la remonte à titre gratuit et se remonter à titre onéreux dans le commerce en conservant les montures à titre onéreux ou en les présentant pour être rachetées par l'Etat dans les conditions prévues au titre V de l'instruction.

L'achat est fait aux conditions d'âge suivantes : 6 ans au moins, 4 pour ceux de pur sang anglais, 5 pour les anglo-arabes et 8 ans au plus. Le prix maximum accordé est de 1.350 francs pour ceux de la 3e catégorie, 760 francs pour ceux de la 4e, à l'intérieur ; 760 francs, 860 francs et 1.350 francs en Algérie-Tunisie, suivant qu'il s'agit de chevaux arabes castrés arabes ou de pur sang anglais.

Tous les médecins sont, en outre, autorisés à posséder, en sus du complet réglementaire, une monture achetée dans le commerce à leurs frais, logée dans les bâtiments militaires et nourrie au moyen de rations remboursables.

Les diverses formalités auxquelles donnent lieu les opérations de la remonte sont détaillées dans l'instruction : demandes et autorisations, titre II ; livraisons, titre III ; responsabilités, titre VIII ; réintégration, déclassement, réforme, titre IX.

Les médecins remontés à titre onéreux ou à l'abonnement, conformément aux dispositions de l'ancien règlement du 14 août 1896, conservent la propriété de leurs montures, qui leur sont affectées au même titre tant qu'elles n'auront pas été rétrocédées ou reconnues impropres au service.

Les dispositions de la nouvelle instruction réglementant la remonte à titre onéreux leur sont applicables.

RENGAGEMENTS

Voir le titre *Aptitude physique.*

RÉPARATIONS

Les réparations aux divers objets de matériel composant l'approvisionnement d'une infirmerie sont exécutées par les soins du corps, ou par le service compétent suivant le cas, sur l'avis donné par le médecin chef de service au conseil d'administration des dégradations subies par ce matériel et des réparations qu'elles nécessitent.

Les dépenses de réparations concernant le matériel du service de santé sont acquittées comme il est dit aux titres *Dépenses* et *Mémoires.* (R. S. S., art. 78, 85, 554, vol. 80.)

RÉPÉTITEURS DE L'ÉCOLE DE SANTÉ MILITAIRE

Répartition des places de répétiteur et durée des fonctions. (Décret 18 mai 1906, art. 31, vol. 32¹.)

Les répétiteurs sont nommés au concours. Ne peuvent y prendre part que les médecins-majors de 2ᵉ classe, ayant accompli, depuis leur sortie de l'École d'application du service de santé militaire, au moins deux années consécutives dans un corps de troupe. (Décret 12 décembre 1906, vol. 32¹.)

L'ouverture des concours est notifiée plusieurs mois à l'avance au *Bulletin Officiel*, partie supplémentaire. Cette notification indique le délai pour la production des demandes à l'effet de prendre part au concours. Ces demandes, appuyées de l'avis motivé des chefs, sont transmises par la voie hiérarchique.

Nature et mode d'exécution des épreuves du concours ; composition et opérations des jurys. (Décis. 26 décembre 1888, notes 28 février 1890 et 30 décembre 1901, vol. 32¹.)

RÉQUISITION JUDICIAIRE

Les médecins militaires sont tenus de déférer à la réquisition des juges d'instruction à fin d'expertise. (Loi 30 novembre 1882, art. 23.)

Ils n'ont pas à solliciter au préalable l'autorisation de leurs chefs militaires. (Circ. 25 janvier 1907, vol. 31.)

RESPECT (Marques extérieures de)

(R. S. I., art. 68, vol. 78.)

RETENUES SUR LA SOLDE

(Règl. 3 avril 1869, art. 190, vol. 24, et 29 mai 1890, art. 75 à 84, vol. 88.)

RETRAITE (Pensions de)

(Instr. 23 mars 1897, vol. 66[1].)

La retraite est la position de l'officier rendu à la vie civile et admis à la jouissance d'une pension.

Elle peut être accordée pour ancienneté de services ou pour blessures ou infirmités résultant du service.

A) *Retraites pour ancienneté de service.* — Conditions d'admission à la retraite. (Titre II, instr. ci-dessus.)

Limite d'âge pour les officiers du corps de santé militaire. (Décret 11 novembre 1887, vol. 64.)

Demandes d'admission à la pension de retraite. (Titre III et IV, instr. ci-dessus.)

Taux des pensions de retraite (tableaux annexés à la loi 22 juin 1878, vol. 66[1].)

Entrée en jouissance. (Règl. 29 mai 1890, tableau 1, positions 13 et 15, vol. 88.)

Cumul des pensions avec d'autres traitements. (Loi 26 décembre 1890, modif. 31 décembre 1897, vol. 66[1].)

B) *Retraite pour blessures et infirmités résultant du service.* — La nomenclature des blessures ou infirmités pouvant ouvrir des droits à la pension est donnée au titre *Infirmités (Classification des)*, ainsi que les considérations générales relatives à l'interprétation de ce tableau.

Pièces justificatives. — 1° Certificat d'origine des blessures ou infirmités. Pour les règles d'établissement de ce certificat, voir le titre *Origine (Certificat d')* de blessures.

Lorsque ce certificat, qui doit être contemporain des faits qu'il constate, est dressé après coup, il y est joint un rapport complémentaire par les soins du conseil d'administration du corps.

Ce rapport doit exposer :

a) Les motifs qui n'ont pas permis de l'établir plus tôt ;

b) La manière de servir et la position de l'intéressé depuis l'accident ;

c) Les faits et témoignages susceptibles de lui donner le caractère d'authenticité voulu par la loi ;

d) Un extrait des registres d'incorporation, des malades à la chambre, de la statistique médicale et une observation médicale rédigée par le médecin chef de service du corps.

Il en est de même chaque fois qu'il ne s'agit pas d'un accident nettement caractérisé.

S'il y a soupçon de prédisposition constitutionnelle, le certificat est appuyé d'un procès-verbal d'enquête, fait par la gendarmerie, sur l'état de santé du militaire avant son incorporation et sur celui de ses ascendants collatéraux.

Si l'infirmité résulte d'une maladie épidémique ou endémique, l'état épidémique ou endémique est constaté par des certificats authentiques émanant des autorités militaires ou civiles, ou de personnes compétentes. (Art. 32.)

2° Certificat d'incurabilité émanant du médecin-chef de l'hôpital militaire dans lequel le militaire a été traité en dernier lieu. Règles d'établissement de ce certificat au titre *Incurabilité* (*Certificat d'*).

3° Certificat et procès-verbal d'examen.

En vue de l'établissement de ce certificat, le postulant est visité par deux médecins désignés par le général commandant le corps d'armée ou son délégué, en présence du conseil d'administration et du sous-intendant militaire, conformément aux règles précisées au titre *Examen* (*Certificat d'*).

Les conclusions doivent être textuellement libellées ainsi qu'il suit :

a) « Ces blessures (ou infirmités) sont graves et incurables » ;

b) « Elles paraissent résulter, médicalement parlant, des causes spécifiées au certificat d'origine » (ajouter, quand les infirmités peuvent être l'objet d'un doute quelconque) : « indépendamment de toute prédisposition constitutionnelle appréciable », en relatant les motifs sur lesquels les experts s'appuient pour émettre leur affirmation ; ou bien préciser et développer les raisons motivant des conclusions contraires) ;

c) S'il s'agit d'un officier :

« Elles le mettent hors d'état de rester en activité et lui ôtent la possibilité d'y rentrer ultérieurement. »

S'il s'agit d'un sous-officier, caporal, brigadier ou soldat :

« Elles le mettent non seulement hors d'état de servir, mais encore de pourvoir à sa subsistance » ;

d) « Elles doivent être rangées dans la...° classe de l'échelle de gravité » spécifier le numéro de la classification que l'on entend viser. (Art. 44.)

A la suite de la visite, le procès-verbal d'examen est établi par les soins du sous-intendant.

4° Certificat et procès-verbal de vérification :

Ce certificat est établi conformément aux règles énoncées

au titre *Vérification (Certificat de)*, par deux médecins d'un grade supérieur aux précédents, à la suite d'une visite passée en présence de l'officier général chargé de présider à l'instruction et du sous-intendant, qui dresse ensuite le procès-verbal de l'opération.

Les conclusions de ce certificat sont identiques à celles du certificat d'examen. (Art. 45.)

Le sous-intendant assistant à ces diverses visites n'a jamais à prendre parti dans l'appréciation de la gravité de l'affection ; mais il doit veiller, sous ce rapport comme sous tout autre, à l'observation des formalités réglementaires. (Art. 61.)

Si les certificats énumérés ci-dessus venaient, pour un motif quelconque, à être refaits, ils ne doivent jamais être antidatés. (Art. 44.)

Pour les militaires présentés d'office, les pièces ci-dessus suffisent. Dans le cas contraire, il doit y être joint une déclaration autographe de demande d'admission à la retraite, du même modèle que celui utilisé dans la retraite pour ancienneté.

Les retraites pour infirmités des sous-officiers et hommes de troupe sont inscrites au registre de la statistique médicale ; celles des officiers, au journal de l'infirmerie.

Anciens militaires. — Les anciens militaires, réformés n° 2 ou non, qui veulent faire valoir des titres à la retraite sont, chaque fois qu'ils en font la demande, examinés sur l'ordre du Ministre et dans les mêmes formes que pour les pensions. (Art. 49.)

Si l'infirmité alléguée n'est pas susceptible d'ouvrir le droit à la retraite, les experts doivent décrire minutieusement l'état du malade, de manière à motiver leurs conclusions en démontrant comment et pourquoi le droit à la retraite n'existe pas. (Art. 52.)

Si l'infirmité est assez grave pour ouvrir des droits à la pension de retraite, il est essentiel de bien établir que l'infirmité n'est pas imputable à des circonstances étrangères aux obligations du service, et, s'il s'agit d'un militaire réformé, que l'aggravation est la conséquence directe de l'infirmité ayant motivé la réforme. A cet effet, les certificats d'examen et de vérification, établis dans les règles voulues, doivent mentionner avec soin et clairement en quoi consiste l'aggravation motivant la retraite. (Art. 53.)

Visites à domicile. — Si l'intéressé, en raison de son état de santé, ne peut se déplacer, il est visité à domicile, en présence de l'officier de gendarmerie de l'arrondissement, par un médecin militaire qui constate si l'infirmité est assez grave pour motiver la retraite et si l'intéressé est réellement incapable de se déplacer. Il en rend compte à l'autorité de qui émane l'ordre de visite et établit, s'il y a lieu, le certificat d'incurabilité.

Quatre autres médecins sont désignés pour procéder sur place aux formalités de l'examen et de la vérification, en opérant dans l'ordre voulu, en présence de l'officier de gendarmerie commandant l'arrondissement et d'un sous-intendant militaire. (Art. 51.)

Officiers de réserve et de l'armée territoriale. — Toutes les dispositions qui précèdent relativement aux pensions de retraite pour blessures s'appliquent aux officiers de complément qui contractent des blessures ou infirmités du fait du service, étant présents sous les drapeaux. (Loi 24 juillet 1873, vol. 62.)

REVISION (Conseils de)

Indemnités. — Elles sont allouées aux médecins assistant les conseils de revision, conformément à l'instruction du 13 juin 1908 (vol. 100[5]) avec les réserves suivantes. Pour les transports effectués sur les routes ordinaires, il est alloué à forfait une indemnité de 5 francs par journée de voyage en voiture, se cumulant avec l'indemnité kilométrique en chemin de fer, s'il est fait usage des deux modes de locomotion dans la même journée.

L'indemnité fixe de 3 francs pour déplacment temporaire n'est due que pour les voyages extrêmes d'aller et de retour pour le médecin assistant un même conseil ; mais elle peut être allouée autant de fois qu'il assiste des conseils distincts. Elle n'est pas due à ceux rentrant chaque jour au lieu de résidence.

L'état des indemnités revenant à chaque intéressé est établi d'après le tableau des opérations dressé par le préfet. (Instr. 10 juin 1910, art. 39, vol. 68[6].)

Les officiers faisant partie des conseils de revision peuvent percevoir une avance, mandatée par l'intendance, dans la limite des deux tiers de la somme à laquelle le déplacement donnera droit. (Règl. 13 juin 1908, art. 36, vol. 100[5].)

Désignation des médecins. — Les médecins militaires appelés à assister les conseils de revision sont désignés confidentiellement par le général commandant le corps d'armée, sur la proposition du directeur du service de santé. (R. S. S., art. 14, vol. 80.)

Ils ne peuvent opérer dans les cantons de la ville où ils tiennent garnison.

Des médecins-majors de 1re classe doivent être désignés

d'abord et, à défaut seulement, des majors de 2e classe dont l'âge, l'expérience et les aptitudes spéciales offrent le plus de garantie. (Art. 18, instr. 29 décembre 1905, vol. 68.)

Il est désigné un seul médecin pour les cantons où il y a moins de cent conscrits à examiner ; il en est désigné deux de cent à deux cents et trois pour plus de deux cents.

En cas de nécessité, un médecin civil peut être désigné. (Art. 16, loi 21 mars 1905, vol. 68.)

Tenue. — La tenue militaire est de rigueur pour les médecins militaires assistant les conseils de revision. (Art. 24 instr. précitée.)

Aménagement de la salle. — La salle où siège le conseil de revision doit être chauffée, et un cabinet noir pour l'examen des yeux est installé à proximité si possible de la salle des séances. (Art. 38 instr. précitée.)

Examen des conscrits. — Les jeunes gens sont examinés en présence du conseil et il est interdit de le faire en dehors de cette présence, sauf pour les examens spéciaux prescrits par le conseil. (Art. 18 instr. précitée.)

Visites à domicile. — Les jeunes gens qui sont dans l'impossibilité matérielle de se présenter sont visités à domicile par un médecin militaire assisté d'un officier de gendarmerie, désignés tous deux par le général commandant la subdivision, avisé par le préfet. (Art. 62 instr. précitée.)

Les détenus, visités en principe devant le conseil comme les autres jeunes gens, peuvent aussi être vus dans l'intérieur de la prison, dans les mêmes conditions que les jeunes gens visés au paragraphe précédent. (Art. 42 instr. précitée.)

Expertise. — Le président du conseil de revision donne au médecin tout le temps nécessaire pour qu'il puisse procéder à un examen attentif. (Art. 60.).

Pour procéder à cet examen, la boîte d'instruments spéciaux affectés à chaque bureau de recrutement (voir la liste au titre *Recrutement*) doit suivre le conseil de revision.

En outre, une bascule destinée à peser tous les jeunes gens est placée dans la salle des séances. (Art. 37 instr. précitée.)

Pour l'examen spécial de la vision, l'emploi des mydriatiques est autorisé.

En aucun cas les anesthésiques ne peuvent être employés.

Les pièces composant le dossier sanitaire des jeunes gens, par application de l'article 10 de la loi, doivent être soumises au médecin, qui doit également prendre connaissance de toutes pièces ou certificats médicaux qui lui sont soumis, outre ceux composant ce dossier. (Art 36 instr. précitée.)

Décision. — Les médecins experts au conseil de revision peuvent proposer :

1° Le classement dans le service armé ;

2° Le classement dans le service auxiliaire (jeunes gens atteints d'infirmités relatives, sans que la constitution soit douteuse) ;

3° L'ajournement à un an ;

4° L'exemption de tout service.

Dans les cas douteux, le médecin peut suspendre son avis jusqu'à la fin de la séance ou jusqu'à une autre séance, pour attendre les résultats d'une enquête ou d'un examen plus approfondi dans un hôpital.

Le conseil peut également renvoyer à une date ultérieure l'examen des hommes atteints d'affections dont la guérison est possible.

En aucun cas les jeunes gens ne peuvent être placés en observation à l'hôpital. (Art. 64 inst. précitée.)

Les médecins experts doivent exposer au conseil les caractères des infirmités constatées avec toute la netteté possible, afin de l'éclairer sur les causes qui motivent l'exemption, de préférence à l'ajournement ou au classement dans le service auxiliaire. (Art. 60 instr. précitée.)

Pour apprécier la robustesse, ils tiendront compte des rapports existant entre la taille, le périmètre thoracique et le poids des sujets ; ils appelleront, d'une façon toute particulière, l'attention du conseil sur les hommes dont le poids est inférieur à 50 kilogrammes. (Circ. 2 octobre 1909, vol. 68 *bis*.)

L'exemption n'est prononcée que pour des infirmités incompatibles avec le service militaire.

Pour les exemptions demandées en raison d'infirmités non apparentes et facilement simulées (surdité, épilepsie, etc.), la demande doit être appuyée d'une enquête. (Art. 63 instr. précitée.)

L'ajournement doit être proposé pour tout homme dont la faiblesse de constitution est manifeste s'il se présente pour la première fois et l'exemption pour celui qui a été déjà ajourné. (Cir. 30 décembre 1908, vol. 68.)

En ce qui concerne l'ajournement, le médecin, en le proposant, doit faire ressortir les motifs qui le portent à considérer l'homme comme pouvant, pendant la durée de l'ajournement, acquérir l'aptitude qui lui manque.

Il s'abstiendra de le proposer pour des jeunes gens dont la faiblesse relative serait due à des circonstances passagères, de nature à disparaître dans le temps séparant les opérations de la revision de la date de l'incorporation.

Si ces prévisions ne s'étaient pas réalisées, les intéressés pourraient, à leur arrivée au corps, être réformés temporairement, ce qui constitue un ajournement. (Art. 66 et 67, instr.) D'ailleurs, dans une session extraordinaire tenue du 24 août au 4 septembre, sont visités ceux des ajournés qui se croiraient depuis leur ajournement dans un meilleur état de santé et demandant à être visités à nouveau. (Circ. 20 mars 1910, vol. 68[1].)

En tout cas, le médecin militaire n'assistant le conseil qu'à titre d'expert, il ne doit, pour faire connaître son opinion sur la valeur physique de l'homme, employer aucune expression pouvant présenter un caractère impératif. (Circ. 13 janvier 1908, vol. 68 *bis*.)

Au cours de son expertise, le médecin doit signaler au commandant de recrutement les particularités présentées par certains jeunes gens (aptitude à la marche, à l'équitation, aux manœuvres de force, etc.) qui sont de nature à influer sur l'affectation. (Art. 16.)

Pénalités. — Les médecins militaires ou civils appelés à donner leur avis au conseil de revision, qui auraient reçu des dons ou agréé des promesses pour être favorables aux jeunes gens qu'ils doivent examiner, sont passibles de la peine de deux mois à deux ans de prison, sans préjudice des peines plus graves prononcées par l'article 262 du Code de justice militaire quand il s'agit de médecins militaires.

Cette peine leur est appliquée, soit qu'au moment des dons ou promesses ils aient déjà été désignés pour assister un conseil de revision, soit que ces dons ou promesses aient été agréés en prévision des fonctions qu'ils auraient à y remplir.

Il leur est défendu, sous la même peine, de rien recevoir, même pour une exemption justement prononcée.

Ceux qui ont fait les dons ou promesses sont punis de la même peine. (Art. 81, loi du 21 mars 1905, vol. 68.)

Visite des gratifiés. — A l'occasion des séances des conseils de revision sont passées les visites bisannuelles des titulaires de gratifications renouvelables (voir ce titre).

RÉVOCATION

(Décret 31 août 1878, art. 6 et 7, vol. 72.)

La perte du grade par révocation n'a lieu que pour les officiers de réserve ou de l'armée territoriale.

REVOLVER

Délivrance aux officiers (active et réserves) contre remboursement du revolver et du jeu d'accessoires. (Notes 10 mai 1886, 10 novembre 1902 et circ. 17 avril 1903, vol. 19.)

Remboursement par retenues mensuelles. (Note 18 avril 1886, vol. 19.)

Réparations des revolvers d'officiers : conditions. (Note 28 janvier 1894, vol. 19) ; tarifs (15 octobre 1899, vol. 15.)

REVUES

Les médecins des corps de troupe sont placés en principe, pour les revues, à la gauche du corps ou de l'unité à laquelle ils sont affectés s'il s'agit d'une formation déployée ; à la gauche et en arrière de la dernière unité s'il s'agit de formation en ligne ployée.

Dans l'infanterie, cette place se trouve à la gauche ou en arrière, suivant la formation prise, des officiers du cadre complémentaire, en avant des officiers d'approvisionnement, avec leurs infirmiers porte-sacs à deux pas en arrière.

Dans la cavalerie, les médecins sont placés à la gauche ou en arrière du peloton hors rang ou de l'adjoint au trésorier pour les revues à pied, du dernier escadron pour celles qui sont passées à cheval. Les vétérinaires sont à la gauche des médecins.

Il en est de même pour l'artillerie et le train des équipages.

Pour le défilé, les médecins prennent la place correspondant à celle qu'ils avaient pendant la revue. Ceux de l'infanterie ont leurs infirmiers porte-sacs à deux pas derrière eux. Aucune prescription réglementaire n'existe au sujet de la place des infirmiers pour les autres armes ; dans ces conditions, elle est à la gauche de leur unité. Il en est de même pour les ordonnances des médecins de toutes armes. (Instr. 15 avril 1905, vol. 55[1].)

Les médecins qui doivent saluer (voir à ce sujet le titre *Salut*) pendant le défilé, le font en portant la main droite à la coiffure. (Règl. serv. de place, art. 118, vol. 75.)

Les officiers du corps de santé militaire convoqués à une revue, et n'ayant aucun emploi dans les troupes ou états-majors présentés, se placent, pendant la revue, à la droite des troupes et, pendant le défilé, derrière la personne devant laquelle celui-ci a lieu.

Dans les deux cas, ils se rangent, les chefs de service au premier rang, ayant leur personnel derrière eux, dans l'ordre qui leur est désigné par l'arrêté du 21 août 1907 (vol. 75). (Règl. service de place, art. 124, vol. 75.)

Les officiers du corps de santé ont, en allant des plus proches aux plus éloignés :

A leur droite, les ingénieurs des poudres et salpêtres et les fonctionnaires de l'intendance ;

A leur gauche, les officiers des conseils de guerre, ceux de gendarmerie, du recrutement, des remontes, les vétérinaires, etc.

ROUTES A L'INTÉRIEUR

Quand, par suite des fatigues de la route, le nombre des malades ou éclopés ne pouvant marcher est trop élevé pour qu'ils puissent prendre place sur les voitures allouées au départ, il peut être accordé une allocation supplémentaire d'un ou plusieurs colliers, jusqu'à la plus prochaine étape.

Un certificat d'un médecin militaire ou civil, constatant la nécessité de cette allocation, accompagne la demande du chef de corps ou de détachement. (Règl. 27 février 1904, art. 8, vol. 100[1].)

Les malades ou blessés incapables de continuer la route sont évacués sur un hôpital militaire ou mixte, ou bien sur la garnison.

Si cette évacuation était impossible, le maire de la localité les fait admettre à l'hôpital ou hospice du lieu, ou, s'il n'en existe pas, désigne un local convenable pour les traiter, en attendant qu'ils soient transportables. Ils sont alors évacués, par les soins du maire, sur l'hôpital ou la gare les plus proches, comme il est dit au titre : *Transport de malades.*

Les frais de traitement et autres, engagés dans ces circonstances, sont réglés conformément à l'article 42 de l'instruction du 30 décembre 1899 (vol. 100[1]).

Médecin devançant les colonnes. — Un médecin peut être appelé à devancer une colonne en route, soit pour la visite sanitaire des cantonnements prescrite par la circulaire du 13 janvier 1908 (vol. 83), soit pour procéder à l'examen du bétail sur pied. (Instr. 24 août 1908, vol. 55[3].)

Dans cette situation, le médecin intéressé est considéré comme isolé. Il doit voyager par étapes dans les mêmes conditions que la troupe et il n'a droit par suite ni à l'indemnité kilométrique, ni à l'indemnité fixe ; en outre, le logement lui étant fourni en nature chez l'habitant, il lui est alloué seulement les indemnités partielles de repas. (Circ. 30 novembre 1909, vol. 100[5].)

SACOCHE MÉDICALE

La giberne en usage pour les médecins est supprimée et remplacée par une sacoche à soufflet, du modèle dit d'état-major, contenant un nécessaire médical comprenant : une boîte d'agrafes Michel, des comprimés de médicaments divers au gré du médecin, une trousse d'instruments de chirurgie, une bande hémostatique et deux pansements individuels.

Tous les médecins des corps de troupe et du service hospitalier, hormis les médecins inspecteurs, sont tenus de porter cette sacoche dans toutes les circonstances de service où ils accompagnent les troupes (revues, marches, manœuvres, baignades, etc.).

Elle est fixée par deux courroies par-dessus le bissac de campagne, côté opposé au montoir. Lorsque le médecin marche à pied, elle est portée suspendue au ceinturon. (Fascicule périodique, modificatif des uniformes n° 6 du 23 août 1910, vol. 104, et instr. sur tenues et paquetages, art. 11, vol. 97.)

SAHARIENNES (Troupes)

Le service médical des compagnies sahariennes est assuré par des médecins aides-majors dont le nombre est fixé par les tableaux A et B du décret du 9 août 1910 (vol. 63) et dans les conditions fixées par l'instruction annexée au décret. (Art. 21.)

Les tarifs de solde et d'indemnités sont donnés par le tableau C du même décret.

Les divers articles de ces deux documents spécifient les avantages réservés aux officiers, médecins compris, formant le cadre de ces compagnies (montures, campagnes, congés, etc.).

SALUT
(R. S. I., art. 69 et 70, vol. 78.)

Dans ces articles a disparu la disposition par laquelle les fonctionnaires assimilés devaient le salut, les premiers, à l'officier revêtu de ses insignes qui leur était égal en rang.

Ils spécifient seulement que, à grade ou à rang égal, les décorés doivent être salués les premiers. Dans la même situation, le militaire placé par ses fonctions dans la situation de supérieur à subordonné doit être salué le premier.

Les décrets des 16 juin et 5 octobre 1907 déterminent le droit au salut des autorités civiles et fonctionnaires civils de la part des militaires des divers grades.

Dans les revues et défilés, les officiers du corps de santé militaire saluent en portant la main droite à la coiffure.

Dans ces diverses circonstances, ils saluent dans les mêmes conditions que les officiers de troupe qui leur sont assimilés, savoir : tous les officiers de troupe saluent pour le Président de la République, les Ministres de la guerre et de la marine ; les officiers supérieurs saluent pour les généraux commandants d'armée, des corps d'armée et de division.

Dans les prises d'armes à l'arrivée dans une garnison ou au départ, tous les officiers saluent le Président de la République, les Ministres et Sous-Secrétaires d'Etat, le gouverneur général de l'Algérie, quand ces autorités passent devant une troupe.

Le Sénat et la Chambre des députés en corps passant devant une troupe ont droit au salut des officiers supérieurs. (Décrets 16 juin et 5 octobre 1907 et règl. service de place, art. 118 et 123, vol. 75.)

SANATORIUM DU MONT-DES-OISEAUX

Conditions d'admission des officiers. (Circ. 11 décembre 1907, vol. 85.)

SECOURS

(Instr. 27 août 1886, vol. 61.)

Les anciens militaires, leurs veuves, orphelins ou ascendants, ainsi que les enfants de troupe, peuvent, dans certaines circonstances, obtenir des secours pour lesquels des fonds spéciaux sont prévus chaque année.

Parmi les pièces à produire pour la concession de certains d'entre eux aux anciens militaires amputés ou aveugles et aux enfants de troupe notamment, figurent des certificats médicaux.

Certificats médicaux. — Ces certificats de visite et contre-visite sont extraits du registre à talon (mod. n° 35) et signés chacun par un médecin.

S'il s'agit d'anciens militaires réformés n° 1 amputés ou devenus aveugles, les certificats exposent les causes ayant amené la cécité ou l'amputation et font ressortir que les accidents sont consécutifs aux lésions qui ont motivé la réforme n° 1 et concluent que : « l'amputation (en indiquant les membres) ou la cécité absolue, nécessite l'allocation d'un secours permanent ».

Pour les anciens militaires amputés ou devenus aveugles étant au service, pour des causes indépendantes du service, les certificats constatent l'amputation ou la cécité et exposent les circonstances de l'accident ou le diagnostic de l'affection ayant nécessité l'une ou entraîné l'autre ; ils concluent comme les précédents.

En ce qui concerne les enfants de troupe, les secours peuvent être accordés à ceux qui ont été blessés ou sont devenus infirmes en exécutant les ordres de leurs chefs et rendus définitivement à leurs familles après que les moyens curatifs ont été employés sans succès dans les hôpitaux militaires.

Ces secours sont permanents lorsque les blessures ou infirmités diminuent considérablement l'aptitude nécessaire pour l'apprentissage d'une profession. Ils sont éventuels quand l'aptitude précitée est diminuée à un moindre degré. (Circ. 19 janvier 1887, vol. 61.)

Aussi les certificats établis pour eux doivent donner des détails circonstanciés sur la nature, la gravité et les troubles fonctionnels des blessures ou des infirmités, les conséquences au point de vue de l'aptitude au travail, et mentionner la relation entre ces blessures ou infirmités et les causes spécifiées au certificat d'origine ou procès-verbal d'enquête joint au dossier. Les conclusions de ces certificats sont :

Pour les secours permanents : « Estimons que les accidents ci-dessus relatés suppriment (ou diminuent considérablement) l'aptitude physique nécessaire pour l'apprentissage d'une profession et nécessitent la concession d'un secours permanent. »

Pour les secours éventuels : « Qu'ils diminuent dans une certaine mesure l'aptitude nécessaire pour l'apprentissage d'une profession et nécessitent la concession d'un secours éventuel. »

SÉRUMS

L'usage des divers sérums antimicrobiens a été autorisé dans l'armée par des circulaires ministérielles successives publiées aux dates suivantes :

Sérum antidiphtérique : 7 octobre 1895 ;

Sérums antiténanique et antistreptococcique : 6 juin 1896 ;

Sérum antidysentérique : 25 juin 1907 ;

Sérum antiméningococcique : 5 avril 1909 (vol. 83).

Le mode d'emploi de ces divers sérums est indiqué, soit dans les notices annexées aux flacons, soit dans les circulaires qui en réglementent l'emploi.

La délivrance de ces divers sérums n'est faite qu'aux médecins chefs des services hospitaliers, à l'exception du sérum antidiphtérique.

En ce qui concerne ce dernier, la circulaire du 7 octobre 1895 (vol. 83) en prévoit la délivrance gratuitement aux familles des officiers et sous-officiers mariés, un dépôt ayant été constitué dans chaque ville de garnison.

Les détachements ou les isolés dans des localités dépourvues de ce dépôt doivent être informés, par les généraux commandant les corps d'armée, des établissements auxquels pourront être adressées les demandes télégraphiques établies par les médecins militaires ou civils pour obtenir l'envoi du sérum et, s'il y a lieu, d'une seringue spéciale.

La circulaire du 6 mai 1897 fait connaître la durée de conservation du sérum antidiphtérique en France et en Afrique et la nécessité de l'emploi d'une dose supérieure de un cinquième ou un quart, lorsqu'il s'agit de sérum conservé depuis plusieurs mois dans les postes de l'Extrême-Sud algérien ou tunisien.

SERVICES

Les services des médecins militaires non liés au service avant leur admission dans le corps de santé militaire sont inscrits à partir du jour de la nomination au grade d'aide-major de 2e classe. (Arrêté minist. 23 décembre 1903, art. 11, vol. 10.)

Il leur est accordé, dans tous les cas, à titre de bénéfice d'études préliminaires, lors de cette nomination, cinq années comptant pour la retraite, mais non pour la réforme. (Décret 23 mars 1852 et règl. 23 mars 1897, art. 27, vol. 66[1].)

Les services militaires effectifs accomplis avant la nomination à l'emploi d'aide-major de 2e classe, qui sont englobés dans cette période de cinq années accordée à titre de bénéfice d'études préliminaires, comptent dans l'évaluation du temps de service et viennent s'ajouter à la majoration prévue à l'article 27 du décret susvisé. (Arrêt Conseil d'Etat 7 août 1903, avis de la section finances 10 mars 1909, et instr. 25 juillet 1910, art. 34, vol. 22 *bis.*)

Les services civils au compte de l'Etat (l'on doit apparemment comprendre dans ces services les cinq années d'études préliminaires des médecins) comptent dans l'évaluation du temps de service pour la Légion d'honneur, mais après l'âge de 20 ans révolus et pour l'armée active seulement. (Instr. 25 juillet 1910, art. 34, vol. 22 *bis.*)

SERVICE COMMANDÉ

Le service commandé est celui qu'un militaire ne peut se refuser à exécuter sans encourir une punition disciplinaire. (Arrêt Conseil d'Etat 15 novembre 1895.)

SERVICE MÉDICAL EXTÉRIEUR

Le médecin chef de service désigne, d'après les ordres du chef de corps, les médecins qui doivent assister aux tirs, baignades, marches, et veille à ce qu'ils soient pourvus du matériel nécessaire. (R. S. I., art. 119, vol. 78.)

Il est institué dans les places un tour de service extérieur auquel prennent part tous les médecins en sous-ordre employés dans les corps, ainsi que les médecins auxiliaires.

Les médecins aides-majors et auxiliaires de l'hôpital concourent également à l'exécution de ce service, quand ils n'assurent pas le service de garde dans les conditions prévues aux articles 151 et 152 du R. S. S.

Le service extérieur peut être commandé, suivant les circonstances, soit par jour, soit par semaine ; il a pour but d'assurer la présence d'un médecin militaire aux tirs, baignades, etc.

Les désignations sont faites par le commandant d'armes, sur la proposition du médecin chef de service de santé de la place (Circ. 7 avril 1909, vol. 80) et sur la demande des chefs de corps lorsque leur personnel médical se trouve insuffisant. (R. S. I., art. 120, vol. 78.)

SIGNATURES

Les signatures des pièces de la correspondance officielle doivent être lisibles. (Ordre 27 décembre 1841, vol. 10.)

L'usage des griffes est interdit pour remplacer la signature autographe. (Note 8 juillet 1866, vol. 10.)

SIMULATEURS

Des certificats de visite et de contre-visite doivent toujours accompagner les plaintes formées contre les militaires qui simulent une infirmité ou se sont mutilés volontairement. (Instr. 12 novembre 1902, art. 7, vol. 63.)

SOLDE

(Règl. 29 mai 1890, vol. 88.)

Décompte, mode et époque de paiement de la solde des officiers. (Art. 24 et 25, règl. ci-dessus et instr. 30 juillet 1903, vol. 24.)

Avances de solde dans le cas de départ en manœuvres, routes, etc. (Règl. 20 mars 1906, art. 102, vol. 1.)

Perception de la solde en congé et permission. (Art. 25, 26, 44, et 61 règl. ci-dessus.)

Perception de la solde des officiers sans troupe. (Titre I, chap. II et IV, règl. précité.)

Solde des officiers décédés. (Art. 48, modif. 26 avril 1910, vol. 1 et 88.)

Solde des officiers de réserve et de l'armée territoriale. (Art. 10, tableau 1, positions 54 à 57, règl. précité et circ. 24 octobre 1906, vol. 88.)

Tarifs de solde. (Tarifs n° 1 et n° 6 revisés, 22 avril 1905, 25 janvier 1906 et 2 août 1910, vol. 90.)

SORTIES

Sorties de l'hôpital. — Tout homme sortant de l'hôpital doit se présenter à la visite du médecin du corps. (R. S. I., art. 112, vol. 78.)

Le médecin chef de service du corps est informé des mutations de sortie de l'hôpital par le bureau du major. Il reçoit, en outre, la partie médicale du billet d'hôpital, sur laquelle sont portés : la date de la sortie, le diagnostic définitif avec le numéro correspondant de la nomenclature, le mode de terminaison (guérison, congé, envoi aux eaux, réforme, etc.), les opérations pratiquées et enfin les ménagements ou exemptions nécessaires au sortant. (R. S. S., art. 265, vol. 80.)

Cette partie du billet d'hôpital est conservée pour aider à l'établissement de la statistique médicale.

Inscriptions. — La sortie d'un malade de l'hôpital donne lieu aux écritures suivantes :

1° Sur le registre de la statistique médicale : diagnostic définitif (à l'encre), numéro correspondant de la nomenclature, numéro d'ordre des maladies de même nature et des traumatismes relevant de la même cause, date de la sortie dans l'une des colonnes « par billet » ou « par décès », nombre des journées de traitement. En outre, éventuellement, date et durée du congé qui aurait été accordé, retraite ou réforme n° 1, n° 2 ou temporaire. Enfin, dans la colonne « Observations », le siège de l'hôpital, s'il est situé en dehors du corps d'armée, ainsi que la mention des entrées successives d'un même homme pour une affection à caractère récidivant ;

2° Compléter l'inscription du registre d'incorporation faite à l'entrée par la mention de la date de sortie et du diagnostic définitif ;

3° Compléter de même l'inscription faite à l'entrée sur la fiche sanitaire.

Sorties de l'infirmerie. — Les malades guéris sont désignés à la visite du matin pour sortir le lendemain. (R. S. S., art. 63, vol. 80.)

Sur l'ordre. du major, qui en informe le médecin chef de service, l'officier de casernement passe une inspection de la literie et constate les dégradations.

Le gradé de l'infirmerie examine les effets d'habillement qui ont pu être confiés aux malades et rend compte au médecin. (Art. 64 même règl.)

Formalités administratives. — 1° Aviser l'unité à laquelle appartient l'homme, soit par un bulletin, soit par une inscription sur le cahier de visite médicale de cette unité.

2° Signer les cahiers de visite des malades à l'infirmerie (mod. 14), à la page où était inscrit le malade et au niveau du jour de la sortie. (Art. 48. R. S. S., vol. 80) ;

3° Compléter l'inscription du registre de la statistique médicale concernant le sortant par l'inscription, dans les colonnes correspondantes, du diagnostic définitif (à l'encre), du numéro correspondant de la nomenclature, du numéro d'ordre représentant le total des cas de la même maladie ou affection, et, s'il s'agit d'un traumatisme, du numéro d'ordre indiquant le total des traumatismes relevant de la même cause ; de la date et du mode de sortie (guérison, envoi à l'hôpital, décès) et du nombre de journées de traitement.

En outre, il y aura lieu d'indiquer éventuellement la date et la durée des congés qui auraient été accordés, le lieu où la maladie a été contractée ou s'est déclarée, s'il s'agit de l'une de celles comprises entre les numéros 1 à 78 de la nomenclature ; enfin, dans la colonne « Observations », les entrées successives d'un même homme pour une affection à caractère récidivant.

L'inscription dans les colonnes de numéros d'ordre de maladies de même nature ou de traumatismes relevant de la même cause n'aura lieu qui si la sortie s'effectue par guérison ou décès. Si celle-ci a lieu par évacuation sur l'hôpital, toute mention dans ces colonnes est inutile. Dans ce cas, en effet, les hommes à l'infirmerie ne figurent pas sur l'état III de la statistique annuelle (malades à l'infirmerie) ni comme entrées, ni comme journées de traitement, et sont portés pour mémoire, en bloc, à la suite de l'état, comme entrées et journées de traitement.

En l'occurrence, une nouvelle inscription devra évidemment être faite suivant les règles déjà énumérées, pour les entrées à l'hôpital, et les numéros d'ordre se rapporter aux maladies ou traumatismes dont le diagnostic sera donné par l'hôpital ;

4° Compléter l'inscription du registre d'incorporation faite à l'entrée par la mention de la date de sortie et du diagnostic définitif ;

5° Compléter de même l'inscription faite à l'entrée sur la fiche sanitaire ;

6° Mentionner, si l'intéressé était au régime spécial, la mutation de sortie dans la partie « Mutations » du registre d'alimentation.

SOUSCRIPTIONS

Les souscriptions auxquelles les officiers désirent participer doivent être autorisées et conserver dans tous les cas un caractère individuel. (Circ. 28 mars 1844 et 2 mars 1845, vol. 31.)

SKI (Ecoles de)

(Instr. 1ᵉʳ juillet 1910, vol. 55².)

Le cadre de chacune des écoles régionales de ski de Gérardmer et Briançon comprend un médecin-major ayant la pratique du ski.

Les officiers et hommes de troupe désignés pour suivre l'enseignement de ces écoles doivent présenter les mêmes conditions d'aptitude physique que ceux proposés pour l'Ecole de Joinville (voir le titre *Gymnastique*).

Les certificats sont établis comme pour ces derniers, mais en remplaçant les mots « énumérées au paragraphe III, conditions physiques de l'instruction du 11 avril 1908 » par ceux-ci : « énumérées à l'article 3 de l'instruction du 1ᵉʳ juillet 1910. »

SPORTS

Dispositions relatives à la participation des officiers à des épreuves sportives. (Instr. 12 avril 1906, vol. 31) ; aux concours hippiques et courses militaires. (Instr. 12 novembre 1903, vol. 55¹.)

STATISTIQUE MÉDICALE

(Instr. 9 juillet 1910, vol. 83 *ter*.)

La statistique médicale de l'armée, comprenant les comptes-rendus mensuels et les états de la statistique annuelle, est établie par chaque corps de troupe, chaque école militaire, à l'exception des écoles régionales de tir et écoles préparatoires d'enfants de troupe, par chaque infirmerie-hôpital, hôpital militaire et hospice civil militarisé. (Art. 1ᵉʳ.)

Nomenclature. — Les statistiques mensuelles et annuelles sont dressées au moyen d'une nomenclature unique insérée à la 2° partie de l'instruction ci-dessus. Cette nomenclature est divisée en deux parties : la première, réservée aux maladies et dans laquelle sera classé tout cas ayant donné lieu à un diagnostic étiologique ; la seconde, spéciale aux affections et où sont portés les cas ayant seulement donné lieu à un diagnostic topographique.

On doit se conformer strictement aux indications portées dans ces nomenclatures et à l'ordre adopté, tout en gardant la latitude de porter comme numéros *bis* les cas particuliers non prévus, à la suite des maladies qui s'en rapprochent le plus.

En ce qui concerne spécialement les décès des malades succombant à une complication d'une maladie générale ou d'une affection organique bien déterminée, ils doivent toujours être portés au titre de la maladie primitive, avec la mention, entre parenthèses, de la complication cause du décès.

Cette prescription générale de l'instruction du 6 mars 1901 semble être en contradiction avec celle de la circulaire du 22 mars 1895 (vol. 83) s'appliquant spécialement à la grippe et recommandant de faire suivre le diagnostic de la maladie dont les symptômes ont été prédominants et ont entraîné le décès (congestion, bronchite capillaire, etc.) du mot « grippe » entre deux accolades, toutes les fois que la nature grippale de la maladie aura paru certaine.

L'ancien règlement sur le service intérieur prescrivait aux majors, dans ses articles 38 (Inf.), 30 (Cav.), 34 (Art.) d'informer les médecins-chefs de toutes les mutations et autres renseignements intéressants l'établissement de la statistique.

Le nouveau règlement du 25 mai 1910 est muet à ce sujet.

L'article 47 du règlement du 20 mars 1906 prévoit bien la notification des mutations par le major, mais aux commandants d'unités administratives sans viser les médecins.

STATISTIQUE ANNUELLE

Par qui établie. — Elle est établie par chaque école militaire, sauf les exceptions énumérées ci-dessus, et chaque corps de troupe. La statistique annuelle d'un corps de troupe est établie à la portion centrale pour toutes les fractions détachées dans les limites du même corps d'armée ; à cet effet, les médecins de ces fractions sont soumis à l'obligation de faire parvenir à la portion centrale tous les renseignements nécessaires (voir le titre *Détachements*).

Toute fraction comprise dans un autre corps d'armée établit sa statistique annuelle, et, si la fraction ainsi isolée comporte elle-même plusieurs détachements dans le même corps d'armée, c'est au détachement principal qu'il appartient d'établir la statistique annuelle pour tous les autres, qui ont vis-à-vis du premier les mêmes obligations que vis-à-vis de la portion centrale.

Quand un corps de troupe se rend d'un corps d'armée dans un autre, la statistique, établie dans la forme de la statistique annuelle pour le temps passé dans le premier corps d'armée et en route, est remise au chef de corps le 5 du deuxième mois suivant l'arrivée à la nouvelle destination. Pour le reste de l'armée, elle est établie au titre du nouveau corps d'armée.

Quand une fraction de corps de troupe se rend d'un corps d'armée dans un autre, elle établit, en fin d'année, une seule statistique au titre du nouveau corps d'armée, pour le temps qu'elle y passe ; la fraction restée sur place embrasse, dans sa statistique de fin d'année, la statistique de la fraction qui a quitté le corps d'armée pour le temps passé en commun. (Art. 7.)

La statistique annuelle d'un corps de troupe ne comprend que les militaires de l'armée active faisant partie de ce corps.

Les subsistants sont portés par les corps auxquels ils appartiennent.

Quant aux militaires de la réserve et de l'armée territoriale, ils ne figurent que sur l'un des états de la statistique (état II), qui leur est réservé.

Éléments de la statistique. — La statistique annuelle comprend des états (modèles n° 2 à 10) et un rapport (mod. 11).

Etat 1 (mod. n° 2). — Les colonnes 2 à 9 de cet état, comprenant les moyennes mensuelles de l'effectif total et de l'effectif présent et se rapportant aux sous-officiers et soldats du service armé, à l'exclusion des officiers et des hommes du service auxiliaire, sont remplies au moyen des renseignements inscrits à la partie A du registre de la statistique médicale.

Les colonnes suivantes, contenant l'indication numérique mensuelle du mouvement général des malades, chambre, infirmerie, hôpital, et des sorties par maladies ou décès des sous-officiers et soldats du service armé, sont remplies par le médecin.

Etat II (mod. n° 3). — Effectifs des militaires de la réserve et de l'armée territoriale appelés pendant l'année (colonne 2, remplie par le trésorier) ; mouvement général annuel des malades fourni par ces militaires, en indiquant dans la colonne 8 (Observations) la cause des décès enregistrés parmi eux.

Etat III (mod. n° 4). — Malades à l'infirmerie (sous-officiers et soldats du service armé).

Chacune des maladies ayant déterminé des admissions à l'infirmerie dans le courant de l'année est portée, avec les numéros correspondants de la nomenclature et dans l'ordre de ces numéros, dans la colonne 1 ; la dénomination de la maladie figure dans la colonne 2. En regard, dans les colonnes suivantes, est portée l'indication numérique des restants au 31 décembre de l'année précédente ; des entrées classées par catégories de militaires ; des journées de traitement ; des décès ; des entrées classées par mois, et des restants au 31 décembre de l'année courante.

Les deux dernières colonnes doivent indiquer, pour les maladies portées dans la première partie de la nomenclature (nos 1 à 78), le lieu où la maladie a été contractée et le nombre de cas par lieu ; si l'on ignore où la maladie a été contractée, on indique celui où elle s'est déclarée.

Les malades passés de l'infirmerie à l'hôpital pour la même maladie ne doivent figurer dans cet état ni comme entrées ni comme journées de traitement. Les hommes de cette catégorie sont portés en bloc sous une mention spéciale, à la suite de l'état, comme entrées et journées de traitement.

Les entrées successives dans le courant de l'année pour une affection à caractère récidivant (paludisme, syphilis, etc.) sont comptées intégralement ; mais il est fait mention à la colonne « Observations », en regard de la maladie correspondante, du nombre d'entrées de cette catégorie.

Lorsqu'un malade en cours de traitement à l'infirmerie contracte une nouvelle maladie, il est porté au titre de la maladie qui présente le plus d'importance. Il est fait mention de l'autre affection à la colonne « Observations » ainsi que du nombre de journées de traitement. (Art. 8.)

Etat IV (mod. 5). — Malades à l'hôpital. Cet état est à peu près semblable au précédent et s'établit dans les mêmes règles, notamment au sujet des récidives et des maladies successives observées pendant le même séjour à l'hôpital. Il ne comprend que les sous-officiers et soldats du service armé, hospitalisés dans l'année.

Mais, en outre, il doit indiquer dans la colonne « Observations » le mois et l'établissement où ont été soignés les malades traités dans un hôpital situé en dehors du corps d'armée.

Etat V. (mod. 6). — Etat des décès, comprenant les sous-officiers et soldats du service armé, les officiers n'y figurant que pour mémoire et n'entrant pas en compte pour la totalisation des décès (colonne 7) et leur répartition mensuelle (colonnes 8 à 19).

Etat VI (mod. 7). — Etat des retraites, réformes et non-activité (service armé, avec les mêmes réserves, en ce qui concerne les officiers, que pour l'état précédent).

Etat VII (mod. 8). — Tableau des maladies, dans l'ordre

de la nomenclature, ayant fait admettre à l'infirmerie et à l'hôpital les hommes du service auxiliaire, entraîné des réformes,
retraites et décès, parmi les hommes de la même catégorie, ou
enfin ayant fait passer des hommes du service armé dans le
service auxiliaire.

Le lieu où ont été contractées les maladies des entrants à
l'infirmerie doit être porté dans des colonnes spéciales et dans
les mêmes conditions que pour l'état III.

Les malades appartenant à cette catégorie, entrés successivement à l'infirmerie et à l'hôpital pour la même maladie, n'y
figurent que comme malades à l'hôpital.

Leurs journées de traitement à l'infirmerie sont portées en
bloc à la fin de l'état.

Etat VIII. — Des vaccinations et revaccinations pratiquées
sur tous les hommes du service armé ou service auxiliaire, réservistes ou territoriaux, établi suivant le modèle n° 9.

Les éléments de cette pièce seront fournis par le registre des
vaccinations réglementé par la circulaire du 28 octobre 1910,
dont le tracé reproduit les dispositions de cet état.

Etat IX. — Des principaux traumatismes observés chez les
militaires de toutes catégories comme pour l'état précédent,
dressé suivant le modèle n° 10.

Rapport (mod. n° 11). — Il doit indiquer les circonstances
qui ont pu influer sur la morbidité ; donner un aperçu du travail fourni pendant l'année; la date des tirs de guerre; la date et
la nature des diverses manœuvres de garnison, d'automne, etc.);
signaler les accidents dus à la chaleur et au froid, les intoxications alimentaires ; comparer l'état sanitaire de l'année avec
celui des années précédentes.

Signaler et décrire les épidémies dans l'ordre de la nomenclature et sous les chefs suivants :

Caserne, corps ou fractions de corps ;

Effectif moyen pendant la durée de l'épidémie :

Dates du premier et du dernier cas ;

Nombre de cas et de décès ;

Discussion de l'origine présumée et de leur mode de développement ;

Participation de la population civile ;

Mesures prophylactiques ; résultat de ces mesures.

Enumérer :

Les maladies simulées, provoquées ou exagérées ;

Les mutilations volontaires ;

Les morts subites ;

Les suicides et tentatives de suicide ;

Les décès survenus à la chambre et, d'une manière générale,

en dehors de l'hôpital (y compris les décès en permission ou congé), avec la mention du lieu et des circonstances du décès.

Chacun de ces chefs devra toujours être l'objet d'une indication spéciale, dût-elle être suivie de la mention « Néant ».

Écoles militaires. — Les écoles ci-dessus désignées établissent leur statistique dans la même forme et les mêmes conditions que les corps de troupe ; mais les maladies traitées dans les infirmeries de ces écoles comptent comme malades à l'hôpital. (Art. 1er.)

Infirmeries-hôpitaux. — La statistique annuelle des infirmeries-hôpitaux est conforme à celle des hôpitaux et comporte :

1° Un état X (modèle n° 13) du mouvement général des malades du service armé, faisant ressortir, pour chaque numéro de la nomenclature, le nombre des entrées par catégories des militaires (sous-officiers et soldats), le chiffre des journées de traitement, les entrées par mois et par corps de troupe ; enfin l'indication du lieu, du nombre de cas par lieu et du nombre de décès par lieu pour les maladies comprises sous les n°s 1 à 78 de la nomenclature ;

2° Un état VII *bis* (mod. n° 14) des malades à l'hôpital, retraités, réformes et décès du service auxiliaire ;

3° Un état X *bis* des opérations pratiquées sur les militaires de toutes catégories (service armé, service auxiliaire, réservistes, territoriaux), classées par régions anatomiques dans l'ordre indiqué sur le modèle n° 15 ;

4° Un rapport sur le service médico-chirurgical.

Ce rapport (mod. n° 16) doit donner un aperçu de l'état sanitaire de la garnison pendant l'année ; il traitera de toutes les maladies épidémiques ou susceptibles de revêtir le caractère épidémique observées dans l'année, spécialement au point de vue étiologique et prophylactique, et embrassera toutes les affections présentant un intérêt particulier dans la pathologie du soldat.

Il doit signaler les maladies simulées ou provoquées, les mutilations volontaires.

Aucune prescription réglementaire n'existe au sujet du classement des malades traités dans les infirmeries-hôpitaux, qui, d'après les instructions données par les divers directeurs du service de santé, sont tantôt considérés indistinctement comme malades à l'hôpital, tantôt comme à l'infirmerie ou à l'hôpital, suivant que la maladie envisagée est de celles qui sont habituellement soignées à l'infirmerie ou entraînent l'hospitalisation.

Envoi. — La statistique annuelle doit être remise chaque année, le 1er février, au chef de corps ou commandant d'école pour parvenir directement, sans passer par la voie hiérarchique, au directeur du service de santé du corps d'armée. (Art. 10).

Les minutes de la statistique annuelle doivent être conservées dans les archives de l'infirmerie.

Mode d'établissement de la statistique. — L'établissement de la statistique annuelle des corps de troupe dans le courant de janvier demande un travail assez considérable, à une époque où le grand nombre de malades laisse le moins de loisir au médecin et à son gradé.

Le nouveau registre de la statistique médicale (mod. n° 22), prévu par la circulaire du 28 octobre 1910, ne résout que partiellement ces difficultés en concentrant sur un seul registre, mais très touffu, les recherches qui devaient précédemment s'étendre à plusieurs (registre des malades à l'infirmerie et à l'hôpital, registre des catégories).

La colonne des numéros d'ordre des maladies de même nature ou des traumatismes de même cause devrait théoriquement donner, par le dernier numéro inscrit, le total des cas constatés. Comme l'inscription de ces numéros d'ordre doit logiquement s'effectuer au moment des sorties, il faudrait, pour qu'il en fût ainsi, que les sorties se succèdent dans le même ordre chronologique que les entrées. Or, il arrive très fréquemment, surtout pour les malades à l'hôpital, qu'il n'en est pas ainsi.

Aussi le moyen d'abréger et faciliter l'établissement de la statistique annuelle, en ce qui concerne les états III (infirmerie) et IV (hôpital), les plus difficultueux, est évidemment d'en préparer au fur et à mesure les éléments de la façon suivante :

Un cahier ordinaire d'écolier de 50 feuillets environ, de préférence quadrillé, est réglé suivant le modèle ci-après, dispensant de plus longues explications et représentant ce cahier ouvert.

MALADIES DE LA nomenclature.	JANVIER			FÉVRIER			MARS.			AVRIL.			MAI.			JUIN.			JUILLET.			AOUT.			SEPTEMBRE.			OCTOBRE			NOVEMBRE.			DÉCEMBRE.		
	Sous-officiers.	Ayant plus d'un an de service.	Ayant moins d'un an de service.	Sous-officiers.	Ayant plus d'un an de service.	Ayant moins d'un an de service.	Sous-officiers.	Ayant plus d'un an de service.	Ayant moins d'un an de service.	Sous-officiers.	Ayant plus d'un an de service.	Ayant moins d'un an de service.	Sous-officiers.	Ayant plus d'un an de service.	Ayant moins d'un an de service.	Sous-officiers.	Ayant plus d'un an de service.	Ayant moins d'un an de service.	Sous-officiers.	Ayant plus d'un an de service.	Ayant moins d'un an de service.	Sous-officiers.	Ayant plus d'un an de service.	Ayant moins d'un an de service.	Sous-officiers.	Ayant plus d'un an de service.	Ayant moins d'un an de service.	Sous-officiers.	Ayant plus d'un an de service.	Ayant moins d'un an de service.	Sous-officiers.	Ayant plus d'un an de service.	Ayant moins d'un an de service.	Sous-officiers.	Ayant plus d'un an de service.	Ayant moins d'un an de service.
43 Tumeurs bénignes.	»	18 16																																		
48 Tœnias.			26																																	
82b Angine.	8	6 18 9 31	12 18 7 9 21 30																																	

Les cases limitées par les lignes horizontales et consacrées à chacune des maladies de la nomenclature auront plus ou moins de hauteur suivant l'importance de la maladie dans le corps intéressé. Il est certain que la case paludisme, dans un corps de la métropole, pourra être de dimensions plus réduites que dans un corps d'Afrique. C'est affaire de tâtonnements et d'expérience; l'examen des minutes de la statistique des années précédentes pourra fournir à ce sujet des indications utiles.

L'entrée de chaque malade est enregistrée au moment de sa sortie par l'inscription du nombre de ses journées de traitement dans la case correspondant au diagnostic de sortie, dans la subdivision se rapportant à la catégorie du militaire comprise dans la colonne du mois au cours duquel s'est produite l'entrée.

En fin d'année, le dénombrement des chiffres représentant les journées de traitement, comptés chacun pour une unité, donnera pour les divers diagnostics le total des entrées par mois et par catégorie de militaires. Le total des journées de traitement dans les mêmes conditions sera donné par l'addition des chiffres inscrits dans chaque colonne.

Les résultats partiels et totaux obtenus représentent, en ce qui concerne les états III et IV, les éléments de la statistique annuelle, qui se ramène ainsi à quelques additions.

Des cahiers distincts pour l'infirmerie et l'hôpital sont indispensables.

En outre, la nécessité d'indiquer le lieu où ont été contractées les maladies correspondant aux numéros 1 à 78 de la nomenclature traitées à l'infirmerie, obligera à porter, sur le cahier des malades à l'infirmerie, des indications complémentaires. L'absence de tout signe particulier, par exemple, marquera des cas contractés ou déclarés dans la garnison. Pour chacun des autres lieux il sera facile de convenir de chiffres déterminés placés en indice, et à l'encre rouge si l'on veut, à côté du numéro représentant les journées de traitement du cas envisagé.

Tout ceci ne concerne que la statistique des militaires du service armé.

Les hommes du service auxiliaire, peu nombreux, ne nécessiteront qu'un nombre assez restreint d'inscriptions à la section C, qui leur est réservée.

Il en sera de même aux sections D et E, destinées aux réservistes et territoriaux. Le dépouillement sera donc facile et rapide dans ces sections et point n'est besoin de recourir à cette comptabilité spéciale pour eux.

STATISTIQUE MENSUELLE

Le compte rendu mensuel (mod. n° 1, vol. 83 *ier*) composant cette statistique est établi dans chaque corps de troupe ou détachement de corps de troupe et dans les écoles militaires déjà énumérées ci-dessus.

Chaque détachement fournissant un compte rendu indépendant, les portions principales ou centrales du corps ne tiennent pas compte de ces détachements dans la confection de cette statistique. (Art. 2.)

Les corps de troupe ou détachements établissent le compte rendu mensuel au titre du corps d'armée qu'ils occupent.

Lorsqu'ils passent d'un corps d'armée dans un autre, ils sont tenus d'établir, en fin de mois, deux comptes rendus mensuels adressés : l'un au directeur du service de santé du corps d'armée quitté, pour le temps passé dans ce corps d'armée et en route ; l'autre, pour le reste du mois, au directeur du service de santé du nouveau corps d'armée. (Art. 3.)

Les militaires en subsistance dans le corps ou détachement, les réservistes et les militaires de l'armée territoriale ne figurent pas sur les états du compte rendu mensuel ; les particularités les concernant sont signalées dans le rapport.

Etablissement du compte rendu mensuel. — L'imprimé (mod. n° 1) usité pour le compte rendu mensuel comporte une feuille double. Sur le recto de la première page, outre les indications au sujet des unités constituées dont fait partie le corps (corps d'armée, division, etc.), de l'année, du mois, de la désignation du corps ou détachement et du nom du médecin chef de service, sont portés des renseignements au sujet des effectifs du corps dont les moyennes mensuelles doivent être établies d'après les instructions portées sur l'imprimé lui-même, et, en outre, le chiffre des subsistants et des militaires des réserves.

Ces renseignements sont fournis au médecin chef de service par le bureau du major.

Au bas de cette page on inscrit l'indication numérique des malades à la chambre, fiévreux et blessés et des journées de traitement de chacune de ces deux catégories.

Le verso de la première page est réservé aux malades à l'infirmerie.

Dans la première colonne sont inscrits, dans l'ordre numérique, les numéros de la nomenclature n° 1 se rapportant aux maladies des restants du mois précédent et des entrées pendant le mois envisagé. La dénomination des maladies, les chiffres des restants et des entrées, dans des colonnes distinctes pour les militaires du service armé et du service auxiliaire ; ceux des sorties des diverses catégories (guérison, envoi à l'hôpital, décès) et enfin des restants, figurent dans les colonnes suivantes.

Dans la dernière colonne (« Observations ») sont mentionnés le lieu précis et les circonstances des décès survenus en dehors de l'infirmerie et de l'hôpital (à la chambre, en marche, etc.). (Art. 4.)

La vérification se fait en additionnant les colonnes des restants du mois précédent et des entrées du mois, dont la somme doit égaler celle des colonnes suivantes, sorties et restants au dernier jour du mois.

Le recto de la deuxième feuille est destiné aux malades à l'hôpital, dont l'inscription se fait dans un état à peu près semblable au précédent et s'établit avec les mêmes règles.

Quand il se produit un changement dans le diagnostic des restants du mois précédent, l'indication en est portée en regard, dans la colonne « Observations », sous la forme suivante : « Vient du n°..... » (numéro sous lequel le restant était porté précédemment).

Un rapport sur le service médico-chirurgical, l'hygiène et l'état sanitaire est rédigé, par le médecin signataire, au verso de cette feuille (4° page). Il doit signaler les maladies traitées à la chambre et à l'infirmerie offrant un intérêt au point de vue de la constitution médicale ; les épidémies observées, leur origine, mode de transmission, les mesures de prophylaxie ; les améliorations apportées au casernement, en particulier à l'infirmerie, les différents traumatismes, les morts accidentelles, violentes, subites, indépendamment des rapports réglementaires prescrits d'autre part, auxquels ces divers éléments ont donné lieu ; enfin, les réformes prononcées. (Art. 4.)

Enfin, les observations que le contrôle et l'inspection des viandes auraient suggérées aux médecins militaires chargés du service devaient figurer sur l'état décadaire du 1er du mois. (Circ. 2 mai 1908, art. 20, vol. 7.)

Cet état ayant été supprimé par la circulaire relative à la simplification des écritures comme faisant double emploi avec le compte rendu mensuel, il est rationnel que les renseignements précédents, qui devraient figurer sur celui-là, soient portés sur celui-ci chargé de le suppléer.

Envoi. — Le compte rendu mensuel ne peut être réclamé avant la fin du mois auquel il se rapporte.

Il doit être remis, le 5 du mois suivant, au chef de corps ou de détachement ou commandant de l'école, qui, après visa, l'adresse directement, et sans passer par la voie hiérarchique, au directeur du service de santé du corps d'armée. (Art. 5.)

La minute de chaque compte rendu mensuel doit exister à l'infirmerie et être conservée aux archives au moins jusqu'à la fin de l'année. Ces minutes pourront, dans une certaine mesure, être utiles dans la confection des états et surtout du rapport de la statistique annuelle.

L'enregistrement sur ces minutes des noms des restants au dernier jour du mois facilitera les recherches à entreprendre sur le registre de la statistique pour les inscriptions se rapportant à ces restants, à faire sur le compte rendu du mois suivant.

Dispositions spéciales aux infirmeries-hôpitaux. — Ce compte rendu mensuel est établi suivant le modèle n° 12, spécial aux hôpitaux.

Il comporte :

1° Un état numérique, par maladies et par corps, des militaires de l'armée active, décédés ou entrés dans le mois pour toute affection susceptible de revêtir le caractère épidémique ;

2° Un rapport sur le service médico-chirurgical et sur l'état sanitaire de la garnison, visant spécialement les maladies épidémiques, les principaux traumatismes traités, ainsi que les principales opérations chirurgicales. (Art. 12.)

Ce compte rendu mensuel est adressé au directeur du service de santé le 5 du mois suivant celui auquel il se rapporte. (Art. 13.)

STATISTIQUE MÉDICALE (Registre de la)
(Circ. 28 octobre 1910, vol. 81.)

Ce registre est fourni par le trésorier ; il est coté et paraphé par le major (par le commandant de détachement dans les portions de corps sans conseil).

Il doit être conservé indéfiniment après son versement aux archives.

Afin d'en faciliter le dépouillement, les renseignements relatifs aux militaires du service armé sont portés à l'encre noire ; à l'encre noire soulignée pour ceux du service auxiliaire ; à l'encre rouge pour les réservistes ; à l'encre rouge soulignée pour les territoriaux.

Il est divisé en quatre sections.

La section A inscrit mensuellement :

1° Les moyennes de l'effectif présent et total pour chacune des catégories de militaires de l'armée active (officiers, sous-officiers, soldats ayant plus ou moins d'un an de service pour ceux du service armé ; soldats ayant plus ou moins d'un an de service pour ceux du service auxiliaire) ;

2° Les chiffres des réservistes et territoriaux appelés dans l'année à la 2ᵉ partie de cette section.

Tous ces renseignements sont fournis mensuellement par le trésorier.

La section B enregistre les renseignements statistiques concernant exclusivement les sous-officiers et hommes du service armé. Les inscriptions se rapportant à ces militaires entrés à l'infirmerie ou à l'hôpital, envoyés en congé pour cause de maladie ou sortis de l'armée par retraite ou réforme, se suivent dans l'ordre chronologique.

L'inscription des sorties de l'armée par retraite ou réforme effectuées pendant le séjour à l'hôpital doit se faire en face de celles se rapportant à l'entrée et à la sortie de l'hôpital. Les dates de ces retraites ou réformes coïncidant avec celles de la sortie de l'hôpital, il suffira de les marquer d'un trait vertical dans la colonne convenable, indiquant le mode de sortie (retraite, réforme n° 1, n° 2 ou temporaire) et la catégorie du militaire (sous-officier ou soldat ayant plus ou moins d'un an de service).

Les retraites et réformes prononcées pour des militaires présents au corps donneront lieu à une inscription spéciale, faite à la place qui leur est assignée par l'ordre chronologique : dans ce cas, la date à laquelle ces opérations auront été effectuées ne peut être conservée qu'en l'inscrivant dans la colonne convenable des sorties de l'armée.

Les écritures à faire sur ce registre au sujet des envois aux bains de mer et eaux thermales, des décès, des entrées et sorties de l'hôpital et de l'infirmerie, sont indiquées aux divers titres se rapportant à chacune de ces situations.

La section C se rapporte aux militaires du service auxiliaire et enregistre, dans les mêmes règles, à peu près les mêmes renseignements que pour la section précédente, en tenant seulement compte de l'absence de sous-officiers parmi les militaires de ce service et notant, dans deux colonnes spéciales, le passage des militaires du service armé dans le service auxiliaire ou, inversement, du service auxiliaire dans le service armé.

Les sections D (réservistes) et E (territoriaux) sont tenues dans les mêmes conditions, en tenant compte de l'inutilité de la distinction des soldats en deux catégories suivant leur ancienneté de service, de l'absence de congés pour maladies ainsi que de la réforme temporaire pour ces militaires, et en enregistrant dans des colonnes spéciales les ajournements accordés aux sous-officiers et soldats pour raisons de santé.

SUBORDINATION

La subordination doit avoir lieu rigoureusement de grade à grade, tout officier d'un grade quelconque devant obéir à ceux d'un grade immédiatement supérieur.

Indépendamment de cette subordination, la discipline exige, à grade égal, la subordination à l'ancienneté en tout ce qui concerne le service général et l'ordre public.

Plusieurs militaires du même grade, de service ensemble, qu'ils soient ou non du même corps ou de la même arme, doivent obéissance au plus ancien d'entre eux, comme s'il leur était supérieur en grade.

A égalité d'ancienneté, celle-ci est déterminée d'après les principes exposés au titre *Ancienneté*.

A grade égal, les médecins militaires de l'active ont le commandement sur ceux de la réserve et de l'armée territoriale.

Toutefois, les médecins de réserve qui ont servi dans l'active conservent les droits que leur confère leur rang d'ancienneté, au moment où ils ont quitté l'armée.

En outre, les médecins qui servent dans la réserve avec le grade dont ils étaient pourvus dans l'active ont le commandement sur les autres médecins de réserve du même grade, même plus anciens.

Il en est de même des médecins de l'armée territoriale se trouvant dans la même situation vis-à-vis des autres médecins de l'armée territoriale. (Instr. 2 février 1909, dispositions spéciales au service de santé, art. 17 et 27, vol. 72.)

Les médecins de réserve et de l'armée territoriale qui n'ont pas servi dans l'armée active ne peuvent qu'exceptionnellement exercer les fonctions de chefs de service. (R. S. I., note préliminaire, vol. 78.)

SURSIS D'ARRIVÉE

(Instr. service courant, art. 219, vol. 74.)

SURVEILLANCE ADMINISTRATIVE

Action du conseil d'administration. — La gestion administrative de l'infirmerie appartenant au conseil d'administration du corps, dont le médecin chef de service est l'agent, ce conseil, par les soins du major, son délégué, exerce une surveillance permanente sur l'administration et la comptabilité de l'infirmerie. Il vérifie l'exactitude des registres de comptabilité et de toutes les pièces administratives et s'assure de leur concordance avec les écritures générales du corps.

Sur l'avis du major, le conseil d'administration peut déterminer les faits de gestion qui engagent la responsabilité du médecin chef de service et fixer la somme qui doit rester à sa charge.

En cas de contestation, le Ministre est saisi.

Dans les portions sans conseil, la surveillance administrative est exercée par le commandant de détachement.

Quand les fonctions de major sont remplies par un capitaine, celui-ci n'a aucune surveillance à exercer et son action se borne à constater la concordance des écritures de l'infirmerie avec celles du corps. (Règl. 20 mars 1906, art. 43, 51, 74, vol. 1.)

Action du commandement. — En vertu de la loi du 16 mars 1882, la direction de l'administration intérieure des corps de troupe appartient au commandement.

A ce titre, les officiers généraux exercent leur action sur l'administration des infirmeries régimentaires en procédant à toutes les opérations matérielles et à toutes les vérifications de comptes qu'ils jugent utiles.

Ils ont la faculté de se faire assister par les sous-intendants militaires pour ces diverses opérations et de déléguer à ces fonctionnaires une partie de leurs pouvoirs. (Art. 168, 169, règl. précité.)

Action des fonctionnaires de l'intendance. — Ces fonctionnaires doivent s'assurer que les matières possédées par l'infirmerie existent réellement et que leur emploi est conforme aux règlements en vigueur.

Leurs pouvoirs propres ne s'exerçant que sur les deniers publics, les fonds de la masse d'infirmerie qui n'ont pas, par analogie avec les fonds de l'ordinaire, ce caractère de deniers publics, échappent à leur vérification.

Toutefois ils peuvent en connaître en vertu d'une délégation du commandement qui possède la surveillance de ces fonds dans ses attributions. (Art. 170, règl. précité.)

Avec les réserves ci-dessus, la surveillance administrative de ces fonctionnaires s'exerce par des vérifications de caisse, des recensements de matériel, soit inopinément, soit aux époques fixées par les règlements.

Lorsque, à la suite de ces vérifications, le sous-intendant doit rappeler à l'observation des règlements, ou signaler le redressement d'erreurs, il le fait dans une feuille de vérification adressée au président du conseil d'administration, lequel la transmet au médecin chef de service. Celui-ci retourne par la même voie cette feuille avec ses observations, s'il y a lieu.

Si, au retour de cette feuille, le sous-intendant fait connaître qu'il maintient sa décision, le conseil d'administration fait procéder, par le médecin chef de service, aux redressements nécessaires. Si ce dernier conteste l'exactitude de cette décision, il en saisit le conseil, lequel en réfère au commandement, qui prononce ou, selon le cas, soumet la question au Ministre. (Décret 10 février 1890, art. 11 et 12, et instr. 23 mars 1897, vol. 64.)

Les officiers suppléant les sous-intendants militaires n'exercent aucune attribution de surveillance administrative à l'égard des infirmeries, pas plus que de tous les autres services des corps de troupe. (Art. 16, décret précité.)

Action des fonctionnaires du corps du contrôle. — Ces fonctionnaires, agissant comme délégués du Ministre, sont chargés de constater dans les infirmeries, comme dans tous les services, l'observation des lois et règlements qui en régissent le fonctionnement administratif. (Loi 16 mars 1882, art. 25 et suiv., vol. 64.)

SURVEILLANTS

L'état-major de l'Ecole d'application du service de santé du Val-de-Grâce comprend trois médecins-majors de 2ᵉ classe surveillants des élèves.

Celui de l'Ecole du service de santé militaire de Lyon comporte quatre surveillants du même grade.

Ces surveillants sont choisis parmi les médecins-majors de 2ᵉ classe ayant au plus trois ans d'ancienneté de grade et régulièrement proposés pour cet emploi.

La durée de leurs fonctions ne peut excéder quatre années.

S'ils sont promus médecins-majors de 1ʳᵉ classe pendant cette période, ils peuvent être maintenus avec leur nouveau grade jusqu'à l'expiration de leurs quatre années d'exercice.

Ils peuvent être désignés par le directeur, sur la proposition du sous-directeur, pour remplir à l'hôpital d'instruction les fonctions de leur grade. (Décrets 29 octobre 1898, art. 2, modif. 24 août 1907, et 18 mai 1906, art. 18, 32 et 33, vol. 32¹.)

SUSPENSION

Applicable seulement aux officiers de complément. (Décret 31 août 1878 et instr. 2 février 1909, art. 77 et 78, vol. 72.)

TABLEAUX

D'avancement au choix (voir le titre *Choix*).

De concours pour la Légion d'honneur (voir le titre *Légion d'honneur*).

TABLES DES OFFICIERS

(R. S. I., art. 78, complété par circ. 11 août 1910, vol. 78.)

TÉMOINS

Les militaires paraissant devant la justice militaire ou civile, comme témoins ou comme experts, doivent quitter leurs armes avant de déposer.

Ils sont soumis à la même obligation s'ils assistent à l'audience comme simples curieux. (Décis. 10 décembre 1852, vol. 31.)

Solde des officiers en position d'absence convoqués comme témoins. (Règl. 29 mai 1890, tableau 1, position 7, vol. 88.)

TENUE CIVILE

(R. S. I., art. 67, vol. 78, et instr. 3 novembre 1910, art. 24, vol. 97.)

TENUE MILITAIRE

Réglementation de la tenue militaire dans les diverses positions et les circonstances variées de la vie militaire.

Officiers de l'active. (R. S. I., art. 67, vol. 78, et instr. 3 novembre 1910, vol. 97.)

Tenue militaire des officiers de complément. (Instr. précitée et instr. 2 février 1909, art. 96. vol. 72.)

THÉ

Voir le titre *Boissons hygiéniques*.

THERMOMÈTRES

Les thermomètres médicaux doivent être comparés avec les étalons des pharmacies et ne pas présenter un écart de plus de deux dixièmes de degré. Cette opération de vérification s'exécute une fois par an pendant les deux premières années d'emmagasinage ; elle peut ensuite n'être renouvelée que tous les deux ans. La différence avec le thermomètre étalon est toujours mentionnée sur une bande de papier collée sur la tige de l'instrument. (Notice n° 34 R. S. S., vol. 80.)

Les thermomètres délivrés pour le service courant des infirmeries sont à maxima, enfermés dans un étui en bois (n° 4-355).

Ceux destinés au service de réserve, également à maxima, sont renfermés dans un étui nickelé et sont compris sous le n° 4-354 de la nomenclature. (Notif. 4 mai 1907, vol. 83.)

TONNELET

Les tonneaux et réservoirs en bois doivent être conservés dans un local sec et frais.

Leur conservation est assurée de la manière suivante :

Après les avoir remplis d'eau froide, on resserre les cercles, s'il y a lieu, jusqu'à ce qu'ils soient parfaitement étanches ; on les vide et on les rince avec environ un litre d'eau bouillante, en ayant soin d'agiter en tous sens, puis on les vide ; quand l'égouttage est parfait, on brûle à l'intérieur un morceau de mèche soufrée et on les bouche hermétiquement.

Cette opération est renouvelée tous les ans et plus souvent s'il est nécessaire.

Au moment de mettre les tonneaux en service, il faut les rincer avec de l'eau froide, en renouvelant cette eau jusqu'à ce qu'elle sorte parfaitement claire. (Notice n° 34, R. S. S., vol. 80.)

TRANSPORT DES CHEVAUX

Conditions du transport au compte de l'Etat des chevaux des officiers de l'armée active (Instr. 11 décembre 1903, art. 20 et 24, vol. 100³) ; des officiers de complément. (Même instr., art. 24, parag. *h*, vol. 103³.)

Conditions de transport à prix réduit des chevaux des officiers. (Arrêté du Ministre des Travaux publics 9 mai 1903, art. 23 et 24, et tarif E annexé ; instr. 11 décembre 1903, art. 23, vol. 100³.)

Conditions du transport maritime au compte de l'Etat et à prix réduit. (Cahiers des charges des 16 décembre 1896, art. 58 à 61, et tarif annexé (Algérie-Tunisie), vol. 102, et 20 janvier 1903, art. 64 à 67, 75 et 76 (Corse), vol. 103.)

TRANSPORT DE MALADES

Transport en garnison. — Un modèle de voiture-ambulance de garnison a été adopté pour assurer, d'une façon confortable, le transport des malades et blessés dans le service de garnison.

La notice du 3 août 1903 (vol. 83), modifiée le 20 juin 1909, renferme la description de cette voiture, la nomenclature des accessoires, son mode d'emploi, les manœuvres de chargement et de déchargement, enfin des conseils sur sa conduite et son entretien.

Le règlement des frais d'entretien et de réparations est prévu par les circulaires des 27 août 1904, 13 janvier 1905 et 31 août 1906 (vol. 83).

En attendant que toutes les garnisons en soient pourvues, il y a lieu de remédier aux inconvénients que présentent les anciens moyens de transport par les mesures suivantes :

Les malades transportés pendant la saison froide doivent être munis de couvertures ; les voitures sont garnies de bouillottes ou de boules d'eau chaude et, s'il y a lieu, de couvertures supplémentaires.

Les malades atteints d'affections contagieuses sont transportés isolément et, dans ce cas, les voitures doivent toujours être désinfectées.

Les médecins des corps de troupe sont tenus de surveiller l'exécution de ces prescriptions et de s'assurer que le transport s'effectue, au départ des casernes, dans de bonnes conditions. S'il donnait lieu à des critiques, un compte rendu serait adressé par eux au commandant d'armes. (Circ. 7 mai 1902, vol. 83.)

Transport sur routes. — Il peut être alloué des voitures suspendues pour le transport des militaires auxquels leur état de santé ne permet pas de prendre place dans les voitures publiques, ou encore si l'incapacité de marcher survient dans une localité où le suppléant du sous-intendant militaire est un maire, auquel il n'est pas permis d'allouer l'indemnité kilométrique en diligence.

Ces allocations sont subordonnées à la constatation de la maladie par le certificat d'un médecin militaire ou, à défaut, d'un médecin civil désigné par le maire.

Ce certificat de visite se trouve au verso de l'imprimé (mod. n° 122) du bon de convoi.

CERTIFICAT DE VISITE.

Je soussigné, médecin (militaire ou civil), déclare avoir visité le nommé..... (nom, prénoms et grade du militaire et corps d'affectation), et avoir reconnu qu'il était atteint de..... (indiquer les blessures ou maladies), ce qui l'empêche de faire la route à pied et exige qu'il soit transporté en voiture..... (non suspendue, suspendue spéciale ou suspendue publique).

A   , le   19   .

(Signature.)

S'il s'agit de militaires voyageant sous escorte de la gendarmerie ne pouvant, pour cause de maladie, continuer le voyage à pied, il est établi le même certificat de visite, qui, en cas d'urgence, peut être alors signé par le commandant de l'escorte.

Pour ces militaires, il n'est alloué de voitures suspendues que si la gravité de l'état l'exige ; cette nécessité est mentionnée au certificat.

Le bon de convoi donnant droit à ce moyen de transport est délivré par les sous-intendants militaires ou leurs suppléants.

Il est établi autant de bons de convoi qu'il y a d'étapes à

franchir jusqu'à destination, ou jusqu'à la plus prochaine résidence de sous-intendant ou de suppléant militaire, s'il s'en trouve
sur la route à parcourir.

Les voitures suspendues doivent être couvertes, munies de
banquettes et garnies de paille dans les temps froids ; en outre,
dans la mauvaise saison, le voiturier est invité à fournir une
couverture pour chaque homme transporté. (Règl. 27 février
1894, art. 4, 9, 10 et 12, vol. 100¹.)

TRANSPORTS PARTICULIERS EN CHEMIN DE FER

Conditions des transports particuliers en chemin de fer à
prix réduit :

Officiers de l'active. (Arrêté du Ministre des travaux publics
9 mai 1903, art. 2 à 4, 7 à 9, 11 et 21, et instr. 11 décembre
1903, art. 18, vol. 100³.)

Officiers de complément. (Arrêté précité, art. 6 et instr. précitée, dispositions particulières, § 1.)

Familles d'officiers déplacés pour le service. (Instr. précitée,
dispositions particulières, § 6.)

TROUSSE

Remplacée par le nécessaire médical contenu dans la sacoche
médicale (voir le titre *Sacoche médicale*).

TYPHUS

Les mesures prophylactiques à prendre sont les mêmes que
celles qui sont dirigées contre les autres maladies contagieuses.

En outre :

Isolement des sujets exposés à la contagion dans des locaux
spéciaux, très propres et largement ventilés ;

Aération large et continue des chambres après des désinfections réitérées à l'acide sulfureux ou au sublimé ; repiquage
des murs et nouveau blanchiment après la désinfection.

La literie des typhiques est désinfectée : les draps et couvertures par l'immersion dans une solution de sublimé, puis passés
à l'étuve ; la paillasse doit être incinérée ; les matelas et les
vêtements sont, suivant le cas, incinérés ou simplement soumis
à l'action de la vapeur sous pression. (Instr. 30 mars 1895, vol.
78 et 83.)

Dans les documents officiels, le mot typhique doit être exclusivement affecté aux manifestations du typhus exanthématique,
le mot typhoïdique étant usité pour celles de la dothiénentérie.
(Circ. 28 avril 1893, vol. 83.)

UNIFORMES

(Description des uniformes, vol. 104.)

Les vêtements réglementaires d'uniforme nécessaires aux médecins militaires sont les suivants :

Tunique. — De la forme générale de la tunique des officiers d'infanterie, à neuf boutons, sans brides d'épaulettes.

Le col est en velours cramoisi, orné à chaque angle de l'attribut distinctif des médecins (caducée) ; la hauteur est facultative. (Circ. 3 novembre 1910, art. 26.)

Les parements droits des manches sont en drap du fond, avec pattes de parement en velours cramoisi.

Dans la grande tenue, les épaules sont ornées de pattes brodées en or. Pour la tenue de sortie et de campagne, elles sont remplacées par des pattes mobiles unies en drap du fond, de mêmes dimensions que la patte brodée.

Dans la tunique de deuxième tenue, le bas des manches est fendu. (Circ 21 septembre 1907, vol. 104.)

Képi. — Du modèle général, avec un bandeau en velours cramoisi et des galons en tresse plate d'or.

Une circulaire du 21 mai 1900 (vol. 31) interdit l'usage de tout képi non réglementaire et notamment de ceux ayant la forme dite « Saumur ».

Celui de première tenue reçoit, en outre, un ornement comportant l'attribut médical, une cocarde (art. 229), un plumet retombant tricolore, le rouge en haut, pour les médecins du grade d'officier supérieur ; rouge pour ceux des grades subalternes. (Circ. 25 novembre 1910, vol. 104.)

Les autres effets d'habillement (pantalon, culotte, pèlerine, collet et capote-manteau) sont du modèle général (art. 3, 5, 14, 16) ; toutefois, la capote-manteau ne porte ni insignes de grade sur les manches, ni brides d'épaulettes ; elle est seulement munie de l'attribut médical aux angles du collet.

Les objets d'équipement et de chaussure, ceinturon, dragonne, bottes, éperons, chaussures, gants, sont du modèle général. (Art. 31 à 36, 38, 40, 41, 43, 44, 46.)

L'uniforme des médecins comporte, dans certaines circonstances, le brassard de la convention de Genève. Le port des effets facultatifs (veston, pelisse, etc.) est réglementé par les articles 55 à 60 de l'instruction du 3 novembre 1910 (vol. 97).

L'uniforme des médecins de la gendarmerie de la Seine et de la légion de la garde républicaine comporte, outre celui de leur grade dans les corps de troupe, des aiguillettes d'or portées sur l'épaule gauche. (Art. 26 et 110, vol. 104.)

Médecins de réserve et de l'armée territoriale. — Les effets d'habillement et objets d'équipement qui composent la tenue de campagne, la seule que les médecins soient obligés de porter, sont semblables à ceux des médecins de l'active.

Lorsqu'ils font facultativement usage des effets que comportent les autres tenues, ces effets doivent être en tout semblables à ceux des médecins du service actif.

Ces dispositions s'appliquent aux médecins de la territoriale. Toutefois, la tunique est ornée, comme signe distinctif, d'une boutonnière à galon d'or appliquée de chaque côté sur le collet.

Confection. — (Règl. 20 mars 1906, art. 71, vol. 1.)

VACCINATION
(Notice n° 3 R. S. S., vol. 80.)

Les médecins-chefs des corps de troupe, écoles militaires, etc., sont tenus :

1° De vacciner ou revacciner tous les jeunes soldats ou élèves, dès leur arrivée ;

2° De renouveler l'opération sur les sujets réfractaires, pendant l'année qui suit le premier essai, en laissant un espace de deux mois entre les deux inoculations ;

3° De vacciner ou revacciner, à l'occasion des périodes d'exercices pendant lesquelles ils sont convoqués, tous les hommes des réserves qui n'auraient pas été inoculés avec succès dans les huit dernières années. La constatation d'une inoculation avec succès certain pendant cette période peut être faite, soit au moyen du livret individuel, soit par un certificat établi par un docteur en médecine, dûment légalisé, indiquant la date de l'inoculation ;

4° De soumettre à la vaccination, en temps d'épidémie variolique, tous les hommes chez lesquels les inoculations antérieures seraient demeurées stériles.

Vaccin. — Les vaccinations ou revaccinations se font soit directement de génisse à bras, méthode de choix à utiliser dans les garnisons où existe un centre vaccinogène, soit à l'aide de pulpe glycérinée.

On ne doit utiliser ni les vaccinations de bras à bras, ni la lymphe conservée, ni la pulpe desséchée.

Centres vaccinogènes. — La pulpe glycérinée est fournie par les centres vaccinogènes desservant les régions ci-après :

1° Hôpital militaire du Val-de-Grâce à Paris, pour le gouvernement militaire de Paris, les 2e, 3e, 4e, 5e, 9e et 10e corps d'armée ;

2° Hôpital militaire du camp de Châlons, pour les 1er, 6e, 7e et 20e corps d'armée ;

3° Hôpital militaire Desgenettes, à Lyon, pour le gouvernement militaire de Lyon, les 8°, 12°, 13° et 14° corps d'armée ;

4° Hôpital militaire de Bordeaux, pour les 11°, 15°, 16°, 17° et 18° corps d'armée ;

5° Hôpital militaire du Dey, pour l'Algérie et la Tunisie.

Demandes. — Les demandes de pulpe glycérinée, en simple expédition, sont établies sur l'imprimé (mod. n° 5 de la notice) en ayant soin d'indiquer dans la colonne « Observations » le nombre présumé d'inoculations à pratiquer.

Elles sont adressées au directeur du service de santé du corps d'armée :

1° Aussitôt que l'époque de l'arrivée du contingent est connue ;

2° Dès que les dates de convocation des réservistes et territoriaux sont fixées ;

3° En temps d'épidémie variolique.

Réception. — Les tubes de pulpe glycérinée sont envoyés directement par le centre vaccinogène, en même temps qu'un bordereau que le corps destinataire doit renvoyer, revêtu de l'accusé de réception, au centre vaccinogène expéditeur.

En attendant leur emploi, les tubes sont placés dans un endroit frais et à l'abri de la lumière. Ils doivent, d'ailleurs, être utilisés le plus tôt possible.

La préparation de la région à inoculer et le mode opératoire de l'inoculation font l'objet des paragraphes 2° et 3° du chapitre II de la notice n° 3.

La constatation des résultats a lieu le huitième jour. L'état VIII de la statistique médicale annuelle devant distinguer les résultats positifs en papules, papules vésicules et pustules, on devra noter ces modalités de l'éruption vaccinale.

Enregistrement des résultats. — Les résultats constatés sont consignés sur le registre des vaccinations, ainsi que dans la colonne 6 du registre d'incorporation, avec les dates des opérations successives.

Ces mêmes mentions sont reportées sur les livrets individuels par les soins des unités auxquelles le médecin fournit les éléments nécessaires à ces inscriptions.

Le médecin en certifie l'exactitude en apposant sa signature en face d'elles.

Comptes rendus. — Après chaque série de vaccination ou revaccination, aussitôt les résultats constatés, les médecins chefs de service établissent un rapport (mod. n° 1 de la notice) auquel est jointe une situation indiquant les résultats (mod. n° 2) en double expédition.

Ces documents sont adressés au directeur du service de santé du corps d'armée dont dépendent les corps ou établissements.

Les mêmes documents, se rapportant à l'ensemble des vaccinations et revaccinations pratiqueés du 1er janvier au 31 décembre, doivent figurer dans le rapport de la statistique annuelle.

Dépenses. — Toutes les dépenses que pourraient entraîner les opérations de la vaccination sont au compte du service de santé.

Obligations des personnes civiles logées dans les bâtiments militaires. — Ces personnes sont tenues de fournir des certificats constatant qu'elles se sont soumises aux perscriptions de la loi du 15 février 1902 sur la vaccination obligatoire.

En outre, en temps d'épidémie variolique, toute personne de cette catégorie, non vaccinée avec succès dans les huit dernières années, est tenue de se soumettre à la revaccination, sous peine d'exclusion des bâtiments de l'Etat. (Circ. 17 février 1904, vol. 83.)

VACCINATIONS (Registre des)

Ce registre doit être coté et paraphé par le major. Il est fourni par le trésorier.

Il est conservé dix ans après son versement aux archives, puis détruit.

Dans la colonne 2 sont inscrits les noms et prénoms des militaires par ordre alphabétique dans chaque unité ; le numéro de celle-ci est porté dans la colonne 1.

En face, dans la colonne se rapportant à la situation militaire de chacun d'eux, on marque par un trait vertical les résultats positifs ou négatifs des inoculations, les premiers étant distingués en papules, papules vésicules ou pustules ; on note, en outre, les journées d'indisponibilité.

VÉNÉRIENNES (Maladies)

(Circ. 7 avril 1902, 23 septembre et 16 novembre 1907, vol. 83.)

La prophylaxie des maladies vénériennes a été réglementée par plusieurs circulaires dont les dispositions sont les suivantes :

Conseils collectifs aux sous-officiers et aux hommes sous forme de conférences (conditions de développement, dangers pour l'individu et l'espèce, traitement et prophylaxie).

Ces données sont commentées et développées au moyen de :

Conseils individuels prodigués à chaque occasion ;

Consultations données avec toute la discrétion possible, surtout en ce qui concerne les sous-officiers ;

Interdiction de toute punition pour cause de maladie vénérienne, sauf pour les cas de dissimulation notoire ;

Réglementation de la visite de santé (voir à ce sujet le titre *Visite médicale*) ;

Visites périodiques et surveillance sanitaire des vénériens, au moyen d'un registre spécial ou de fiches individuelles tenus par le médecin et mis à l'abri de toute indiscrétion ;

Bulletins de déclaration établis sous le contrôle du médecin du corps, spécifiant la nature de la lésion et envoyés à la police locale.

Aucun modèle n'est indiqué pour les documents ci-dessus, bulletins de déclaration et registre ou fiches.

Installation prophylactique. — Irrigateur de 3 litres (deux par infirmerie) contenant une solution de permanganate de potasse à 1/5.000ᵉ pour lavages uréthraux, muni d'un tuyau de caoutchouc terminé par un robinet et à l'extrémité duquel peuvent s'adapter des canules de Janet, délivrées en nombre variable.

Pommade prophylactique au calomel contenue dans un récipient en faïence et conservée à l'abri du froid ;

Boîtes en sapin de 5 grammes pour distribution individuelle de la pommade.

Les objets et médicaments ci-dessus sont demandés comme les autres objets de matériel et les médicaments.

Les canules de Janet sont considérées comme objets de consommation.

Rapport. — Un rapport annuel est fourni, par chaque médecin chef de service, sur l'exécution des instructions qui précèdent.

Il comprend la statistique comparative des cas de blennorrhagie et de syphilis observés du mois d'octobre de l'année précédente au mois d'octobre de l'année envisagée. Il donne en outre la statistique comparative de ces affections pendant les dix années précédentes. Ce rapport doit mentionner les cas constatés chez des militaires ayant été soumis aux mesures prophylactiques prévues ci-dessus.

VÉRIFICATION (Certificat de)

Le certificat de vérification est établi par deux médecins d'un grade supérieur à celui des premiers experts ou plus anciens de grade ; s'il n'existe pas de médecins militaires en nombre suffisant pour procéder à l'examen et à la vérification, la première opération est confiée de préférence aux médecins civils. Les considérations relatives à la rédaction du certificat d'examen s'appliquent en tout point au certificat de vérification. Toutefois, l'appréciation émise dans le certificat d'examen ne limite pas la tâche des seconds experts. Si, dans le but d'assurer le respect dû aux intérêts des parties et à ceux du Trésor, la loi a voulu qu'un contrôle fût exercé sur le premier examen, elle a entendu laisser toute indépendance aux médecins qui sont chargés de la vérification. Ceux-ci doivent donc, après avoir pris connaissance de toutes les pièces du dossier, procéder minutieusement à la visite et s'efforcer de faire ressortir les points qui n'auraient pas été mis suffisamment en lumière.

En aucun cas ils ne doivent se contenter de reproduire textuellement le libellé du certificat d'examen.

Enfin, lorsqu'il s'agira de propositions de pensions à titre de blessures ou d'infirmités concernant des sous-officiers, caporaux ou soldats, les certificats de vérification, de même que ceux d'examen, doivent toujours, outre l'impossibilité de servir, mentionner l'impossibilité de pourvoir à la subsistance, lorsqu'il s'agira d'infirmités rangées dans la 6ᵉ classe de l'échelle de gravité ou d'infirmités rangées par assimilation dans la 4ᵉ ou 5ᵉ classe. (R. S. S., notice n° 5, vol. 80 et instr. 3 mars 1897, art. 45, vol. 66¹.)

VEUVES (Pension de)

(Instr. 3 mars 1897; lois 11 avril 1831, art. 19; 19 mai 1834, art. 21; 25 juin 1861; 10 avril 1869, art. 2; 29 mai 1875, art. 2; 15 avril 1885, art. 1; 18 mars 1889, art. 32; 28 décembre 1895, art. 41, et 8 décembre 1905, vol. 66¹.)

Pièces justificatives médicales pour les pensions de veuves. — 1° De militaires tués sur le champ de bataille ou dans un service commandé : certificat d'origine sur lequel les médecins militaires constatent « que lesdits événements de guerre (ou accidents) ont été la cause directe et immédiate de la mort ».

L'établissement de la relation de cause à effet entre la mort et les blessures est très important dans le cas d'événements de guerre, en raison du taux exceptionnel de la pension accordée (moitié du maximum de la pension d'ancienneté du grade du mari, au lieu du tiers, s'il s'agit d'un officier). Il n'y a d'assimilation à ce sujet qu'à l'égard des veuves de gendarmes morts des suites de lutte ou de combat dans l'exercice de leurs fonctins. (Art. 76, instr. précitée.)

2° De militaires morts par suite de maladies contagieuses ou endémiques à l'influence desquelles le mari a été soumis par les obligations du service : le médecin chef de l'hôpital ou le militaire est mort, ou le médecin civil qui l'a traité dans sa maladie doivent certifier la cause de la mort et ce certificat doit être légalisé. Il y est joint un certificat des autorités civiles ou militaires constatant qu'à l'époque du décès les maladies régnaient à l'état endémique ou épidémique dans le pays où a péri le militaire, et un autre certificat, émanant de l'autorité militaire, constatant que le décédé avait été soumis, par les obligations du service, à l'influence de ces maladies. (Art. 77, instr. précitée.)

Le décès provenant de maladies autres que des affections endémiques ou contagieuses n'ouvre pas droit à pension, à moins qu'il n'ait été déterminé par une violence extérieure. Dans ce cas, la mort est considérée comme ayant été causée par une blessure. (Art. 79, instr. précitée.)

3° De militaires morts des suites de blessures ou d'accidents de service ou sur le champ de bataille : la relation de cause à effet entre la mort et la blessure ou l'accident invoqués comme origine est justifiée par un certificat, du registre à talon, indiquant dans le corps du certificat et affirmant dans ses conclusions que « la blessure ou l'accident a été la cause directe de la mort ».

Si le décès est survenu plus d'un an après l'accident, le dossier doit être accompagné, sous peine de déchéance du droit à pension, des certificats annuels établis à la suite des visites annuelles prescrites par le décret du 23 août 1903 (vol. 66[1].)

Visites annuelles. — Chaque fois qu'un militaire marié ou veuf avec enfant mineur (le divorcé étant considéré comme veuf) sera victime d'un accident de service, il sera établi, outre le certificat d'origine extrait du registre à souche, un duplicata (mod. n° 9) de ce certificat, auquel seront annexés, d'année en année, à moins de douze mois d'intervalle et à compter du jour de l'accident, des certificats établis par des médecins militaires constatant l'état actuel de la blessure et ses suites s'il y a lieu.

Aucun modèle n'a été donné pour ce certificat ni aucune prescription faite au sujet des conclusions.

Il peut être dressé sur le modèle n° 8 ou 35 (registre à talon) en décrivant l'état actuel de l'intéressé et établissant « qu'il peut être considéré comme la suite de l'accident ou de la blessure ayant motivé le certificat d'origine » et concluant « que les effets de l'accident (ou de la blessure) subsistent encore ».

Dans le cas où le médecin ne constaterait aucune lésion ou symptôme morbide, le certificat ferait ressortir leur disparition et conclurait que « les effets de l'accident (ou de la blessure) ont complètement disparu ».

Les visites annuelles cessent d'avoir lieu :

1° Par la guérison complète de l'intéressé, constatée par le certificat rédigé comme il est dit ci-dessus, à joindre au dernier des certificats annuels ;

2° Par le prédécès de la femme, s'il n'existe pas d'enfant mineur issu du mariage ;

3° Par la majorité de l'enfant le plus jeune, si le militaire est veuf ou divorcé ;

4° Par l'admission à la pension de retraite ;

5° Par la mise en réforme ;

6° Par la démission ;

7° Lorsque le militaire réunit vingt-cinq ans de service et deux ans de mariage, si la femme est vivante même avec enfant.

Les convocations pour ces visites sont faites d'office par les chefs de corps ou de service pour les officiers des corps de troupe ; par les sous-intendants militaires pour les officiers sans troupe.

Droit aux frais de déplacement des veuves et orphelins mineurs de militaires décédés en activité pour rentrer dans leurs foyers. (Règl. 13 juin 1908, annexe n° 4, art. 8, vol. 100⁵.).

VIANDES

(Instr. 2 mai 1908, vol. 7.)

Contrôle et inspection en garnison. — Le contrôle et l'inspection des viandes au point de vue de leur salubrité et de leur qualité sont assurés par les vétérinaires militaires. Les médecins militaires peuvent être chargés de ce service, à défaut de vétérinaires, pour suppléer ceux-ci ou seulement alléger leur service. (Art. 1.)

Examen sur pied. — L'expert examine d'abord le bétail sur pied et marque les animaux acceptés, soit par le plombage à l'oreille au moyen de la pince composteur, soit par le marquage au fer rouge au bas de la corne ou sur un pied, ou encore en sciant incomplètement puis cassant une des cornes de l'animal, la partie détachée constituant un moyen de contrôle. (Art. 3.)

Les animaux refusés comme dangereux sont marqués de la lettre R au fer rouge sur le côté gauche de la croupe. Ceux refusés pour non conformité au cahier des charges ne sont pas marqués. (Art. 4.)

Examen après abat. — Les animaux sont présentés abattus depuis douze heures au moins et fendus. Les organes thoraciques et abdominaux, sauf le rein, sont placés à proximité. La plèvre et le péritoine doivent être intacts ; toute tentative d'enlèvement ou de grattage entraîne le rejet absolu de l'animal. (Art. 5.)

Les animaux reconnus propres à la consommation sont estampillés, en présence d'un gradé désigné par chaque partie prenante, à l'aide du timbre-rouleau. Chaque demi-bête est estampillée extérieurement, de la pointe de la fesse à l'articulation de l'épaule. (Art. 7.)

La viande est accompagnée à la caserne par le gradé qui a assisté à l'estampillage. (Art. 10.)

Si le transport à la boucherie du corps ne suit pas immédiatement la visite à l'abattoir, ou si la distribution a lieu par morceaux débités, elle est à nouveau visitée au corps avant sa distribution. (Art. 11.)

Registres. — Il est tenu à l'abattoir, par l'expert, un registre d'inspection, coté et paraphé par le commandant d'armes, où sont inscrits les motifs des refus. (Art. 14.)

Dans les corps et détachements, il est ouvert un registre de visite sur lequel les vétérinaires ou médecins mentionnent journellement leur avis, suivi d'un émargement daté. Ce registre doit porter les résultats des expériences de rendement à la date correspondant à la distribution. (Art. 15.)

Matériel. — Les appareils destinés à marquer les animaux sur pied, ainsi que le timbre-rouleau pour l'estampillage, sont renfermés dans une boîte fermée par un cadenas, dont le vétérinaire ou le médecin a seul la clef, et déposée, avec le registre d'inspection, dans un local spécial.

Les demandes d'achat, d'entretien ou de réparation de ces appareils sont établies au fur et à mesure par les vétérinaires ou médecins chargés du service d'inspection et adressées au commandant d'armes. (Art. 18.)

Les vétérinaires ou médecins experts doivent se conformer aux prescriptions des articles 29 et 31 de la loi du 21 juin 1898 sur le Code rural et l'article 3 de la circulaire du 1er novembre 1904 sur la police rurale (déclaration de la rage, peste bovine, péripneumonie contagieuse, charbon, tuberculose, clavelée et gale, fièvre aphteuse, rouget et pneumo-entérite infectieuse du porc), constatés sur tout animal mort ou vivant, sous peine de poursuites.

Compte rendu mensuel. — Les observations suggérées par le contrôle et l'inspection des viandes et des animaux sont signalées succinctement par les médecins chargés de ce service, dans le compte rendu mensuel de la statistique. (Art. 20.)

Les fournitures de boucherie et de charcuterie destinées à la consommation dans les cantines, mess des sous-officiers, coopératives des unités, doivent être soumises aux mesures prescrites pour l'examen et la réception des viandes livrées aux ordinaires.

Il conviendra, outre ce service de réception, de procéder à

des visites inopinées et, éventuellement, à des prélèvements et des prises d'essai. (Circ. 18 juin 1908, vol. 7.)

Viandes tuberculeuses. — Lorsque la tuberculose est constatée, il faut rejeter complètement la fourniture s'il existe :

1° Des lésions de tuberculose aiguë, même limitées ;

2° Des lésions tuberculeuses revêtant la forme caséeuse ou purulente et frappant un ou plusieurs organes ;

3° Des lésions même discrètes atteignant un ou plusieurs ganglions ;

4° De la tuberculose localisée soit aux muscles, soit aux os ;

5° Des lésions tuberculeuses calcifiées ou fibreuses, frappant à la fois plusieurs viscères et un ou plusieurs organes situés en dehors des grandes cavités (mamelles, langue, articulations, etc.)

Si les lésions rencontrées sont calcifiées ou fibreuses et bien localisées, il y a lieu de rejeter de la fourniture les parties tuberculeuses et les régions en contact avec les parties malades, en empiétant largement sur les parties saines. (Art. 9.)

Contrôle et inspection pendant les routes et les manœuvres. — Les animaux sur pied et la viande abattue achetés par les officiers d'approvisionnement, ou par les sous-intendants pendant les routes et les manœuvres, sont examinés, marqués ou estampillés comme en garnison.

A l'arrivée de la viande dans les cantonnements, elle est l'objet d'un nouvel examen technique, en raison des modifications que le transport ou les circonstances atmosphériques peuvent avoir déterminées dans sa salubrité.

Le résultat de ces divers examens est inscrit sur un registre de visite par les vétérinaires ou médecins chargés de l'inspection. (Instr. 24 août 1908, vol. 55³.)

Prélèvements. — Les prélèvements à effectuer sur les fournitures de boucherie et de charcuterie sont faits conformément aux prescriptions de l'instruction du 12 juin 1908, reproduites au titre *Fraudes*.

S'il s'agit de viandes corrompues ou en état de putréfaction, il ne peut être opéré utilement des prélèvements. Dans ce cas, il suffit de faire appel à un officier de police judiciaire (membre du parquet, juge de paix, maire, commissaire de police, officier ou sous-officier de gendarmerie, gendarme ou garde champêtre), qui dresse procès-verbal de constatation. La présence d'un vétérinaire et, à défaut, d'un médecin donnerait plus de force à ce procès-verbal. (Arrêté du tribunal de la Seine 18 février 1907 et Cour de cassation 28 février 1908, rapportés par circ. 5 mars 1909, vol. 25.)

Prescriptions hygiéniques. — La plus grande propreté est

recommandée aux personnes appelées à manipuler les viandes : propreté des vêtements et des mains.

On doit, en outre, écarter de ce personnel les hommes ayant eu la fièvre typhoïde.

La conservation des viandes dans des locaux mal ventilés doit être réduite le plus possible. (Circ. 23 août 1908, vol. 7.)

Enseignement technique. — Il est institué un enseignement technique donné à tout le personnel militaire appelé à participer, à quelque titre que ce soit, à l'examen et à la réception des viandes destinées à l'alimentation des troupes ainsi qu'aux élèves des écoles militaires.

Cet enseignement comprend deux degrés :

A) L'enseignement de garnison, donné aux abattoirs, par un vétérinaire sanitaire inspecteur civil, par un vétérinaire militaire ou à défaut par un médecin militaire.

Il doit être suivi par tous les médecins militaires, outre les officiers d'approvisionnement.

PROGRAMME DE L'ENSEIGNEMENT DE GARNISON

1° Mode d'examen des animaux sur pied : caractères généraux de l'âge des animaux; degré d'engraissement; rendement; état de santé et de maladie; hygiène des animaux en marche; installation, alimentation, soins à donner.

2° Installation des abattoirs : mode d'abatage et d'habillage des animaux.

3° Caractères différentiels des viandes saines : détermination de la qualité des viandes; bœuf, taureau, vache, mouton, cheval, porc.

4° Coupe des animaux de boucherie : différentes catégories de viande; rendement des viandes en os, graisse, muscles; caractères des viandes insalubres; motifs de saisie.

5° Conditions de la fourniture prévues par le cahier des charges : mode d'examen de la distribution; fraudes, moyen de les prévenir et de les déjouer.

6° Hygiène des viandes, manipulation, préparation, conservation, altérations.

L'instruction technique du 16 mai 1908 (vol. 7) donne une étude détaillée des matières de ce programme.

B) L'enseignement régimentaire est assuré par les médecins, à défaut de vétérinaires, dans tous les corps ou détachements ; il est suivi par tous les officiers susceptibles de prendre part aux réceptions de viande.

Il doit être exclusivement pratique, ne comprendre que des notions sommaires et pratiques sur les caractères différentiels des viandes, leur nature, leurs caractères distinctifs suivant la qualité, sur la coupe des animaux de boucherie, la différenciation des morceaux des diverses catégories, enfin les mesures propres à prévenir et déjouer les fraudes.

Il comporte quatre à six séances au plus.

Il doit avoir lieu dans les boucheries régimentaires au moment de la réception des viandes. (Instr. 6 novembre 1908, vol. 7.)

VIN

Voir le titre *Boissons hygiéniques.*

VISA

Toute la correspondance des médecins chefs de service des infirmeries régimentaires et des dépôts de convalescents, lettres, rapports et pièces diverses, doit être soumise au visa du chef de corps ou commandant du dépôt (R. S. S., art 23, 38 et 39, vol. 80.)

Celle des médecins-chefs des infirmeries-hôpitaux doit être également soumise au visa du chef de corps ou de détachement chargé d'administrer l'infirmerie-hôpital, l'article 105 du R. S. S. rendant applicables à ces infirmeries les prescriptions relatives aux infirmeries régimentaires, y compris celles qui ont trait au visa de la correspondance.

Les pièces comptables ou ayant un caractère administratif (états divers relatifs aux demandes de médicaments et matériel, billets d'hôpital, bons de distribution et bulletins de réintégration, états de réparations au casernement) doivent être soumises au visa du major délégué du conseil d'administration. (Règl. 20 mars 1906, art. 74, vol, 1, et R. S. S., art. 38, vol. 80.)

Le registre d'alimentation est vérifié par ce dernier tous les mois ; celui des médicaments et objets de consommation est soumis à sa vérification, tous les trimestres, et ensuite au visa du sous-intendant militaire. (Instr. sur la tenue de ces registres, portée en tête de ceux-ci.)

Dans les détachements ou portions de corps sans conseil, ce visa est donné par le chef de corps ou de détachement, qui réunit les attributions des divers membres du conseil d'administration. (Règl. 20 mars 1906, art. 75, vol. 1.)

Conseil d'administration. — Les pièces suivantes doivent être certifiées par tous les membres du conseil d'administration. et visées par le sous-intendant : copie des certificats d'origine de blessure (mod. n° 9), certificat de dépôt du corps d'un décédé (mod. 16 *bis*), état de réforme du matériel (mod. n° 19), bulletin indicatif des militaires rayés de l'effectif soldé (mod. n° 64), les mémoires et quittances.

Directeur du service de santé. — Lors des visites faites par le directeur du service de santé dans les corps de troupe, les registres tenus par le médecin chef de service lui sont présentés. Il s'assure de leur bonne tenue et y consigne ses observations. (R. S. S., notice n° 4, art. 23, vol. 80.)

Le registre de casernement doit être soumis à son visa au moins une fois par an, avant le 1er mai. (Instr. 29 juin 1898, vol. 83.)

VISITES DE CORPS

Autorités civiles et militaires ayant droit aux visites de corps. (Décrets 16 juin et 5 octobre 1907, vol. 75.)

Tenue prescrite. (R. S. I., art. 165, vol. 78, et instr. 3 novembre 1910, art. 13, vol. 97.)

VISITES INDIVIDUELLES

Visites officielles des officiers de l'active à l'arrivée dans un corps ou service (Règl. service de place, art. 132, vol. 75, et R. S. I., art. 165, vol. 78) ; des officiers de complément nommés à un nouveau grade ou emploi. (Instr. 2 février 1909, art. 102, vol. 72, et instr. 3 novembre 1910, art. 39, vol. 97.)

Visites privées. (Cir. 27 mai 1890, vol. 31.)

VISITE MÉDICALE JOURNALIÈRE

Corps de troupe en garnison. — Le médecin-major chef de service fait tous les matins sa visite à l'heure fixée par le chef de corps, sur la proposition du médecin chef de service.

A l'occasion de l'incorporation dans l'armée d'hommes atteints d'infirmités légères pouvant devenir une cause de gêne ou de malaise dans le service et susceptibles de s'aggraver, il est recommandé de laisser aux médecins militaires tout le temps nécessaire pour juger la réalité ou le degré de l'indisposition dont ces hommes se déclarent atteints et pour asseoir leur opinion définitive. (Circ. 10 octobre 1906, *B. O.*, p. s.)

L'examen des malades à la chambre est fait à la salle de visite où ils sont conduits par un gradé de chaque unité.

Les sous-officiers autorisés à loger en ville, incapables de se rendre à la salle de visite, sont vus sur place. Les hommes malades qui se trouvent dans le même cas sont transportés à l'infirmerie.

Lorsque l'état de santé d'un homme qui se présente à la visite lui inspire des doutes, le médecin met cet homme en observation jusqu'à ce qu'il lui soit possible de décider s'il y a maladie, simple malaise ou simulation. (R. S. I., art. 108, et circ. 25 avril 1908.)

En ce qui concerne la tenue des cahiers de visite médicale, les diverses inscriptions à porter sur ces cahiers par les unités et par le médecin, voir le titre *Cahier de visite*.

Conseils médicaux. — Lorsque les exigences du service ne s'y opposent pas, le colonel peut, sur la proposition du médecin chef de service, fixer les jours et heures auxquels les hommes sont autorisés à demander des conseils médicaux, sans se faire inscrire sur le cahier de visite de leur unité. (R. S. I., art. 109.)

Outre les hommes malades à la chambre, ceux rentrant de position d'absence, hôpitaux, congé ou permission, ceux venant d'autres corps et les engagés volontaires sont vus au moment de la visite médicale journalière par le médecin ; leurs noms sont portés sur les cahiers de visite.

Lorsque les hommes à visiter sont nombreux, les médecins prennent les mesures nécessaires pour éviter des stationnements trop prolongés aux hommes à examiner. (R. S. I., art. 112.)

Visite à l'infirmerie. — La visite des malades en traitement à l'infirmerie a lieu également tous les matins ; elle se renouvelle dans l'après-midi quand l'état de quelques malades le commande. Pendant cette visite, le médecin fait les prescriptions alimentaires et médicamenteuses qui sont inscrites sur le cahier de visite des malades à l'infirmerie. (R. S. S., art. 47 et 48, vol. 80.)

Visite des isolés. — Les militaires isolés sont visités par le médecin désigné pour le service, soit au bureau de la place, soit à domicile s'ils sont incapables de marcher et dans les mêmes conditions que ceux des corps de troupe.

S'il s'agit de marins isolés ou faisant partie d'un détachement et tombés malades en cours de route, ils sont vus de la même façon.

Dans le cas où leur admission à l'hôpital serait nécessaire, le médecin constatera cette nécessité et la nature de la maladie sur le billet d'hôpital. (Circ. 27 mars 1878, vol. 60.)

Visite dans les prisons militaires. — Les prisonniers malades ou incorporés la veille sont présentés au médecin dans la salle de visite de l'infirmerie de la prison ; ceux qui ne peuvent se lever ou sont soumis au régime de correction sont examinés dans leur cellule. (Instr. 10 décembre 1900, vol. 57.)

Il en est de même dans les dépôts d'exclus. (Instr. 15 janvier 1903, art. 77, vol. 57 *quater.*)

Corps disciplinaires. — Les disciplinaires punis de prison ou de cellule sont, autant que possible, visités chaque jour par le médecin, qui peut, s'il y a lieu, demander la suspension du régime spécial auquel sont soumis les disciplinaires punis. (Instr. 12 novembre 1902, art. 20, vol. 63.)

Visites générales mensuelles. — Tous les mois, afin de constater l'état général de santé des militaires du régiment et, le cas échéant, de connaître les symptômes des maladies contagieuses, le médecin chef de service passe lui-même, ou fait passer par un de ses subordonnés, une visite individuelle de tous les sous-officiers non rengagés, caporaux et soldats.

La pesée périodique et l'examen trimestriel des dents ont lieu au cours d'une de ces visites. Il en est de même de la visite prescrite par la circulaire du 7 avril 1902 au sujet de la prophylaxie des maladies vénériennes et de celle passée avant les manœuvres pour constater les progrès réalisés dans l'état des hommes par l'éducation physique et prévue par le règlement d'éducation physique du 21 janvier 1910. (Vol. 55^2.)

Cette visite doit avoir un caractère individuel, chaque homme étant examiné isolément et séparément : elle doit porter sur l'organisme entier. (Notific. 5 avril 1905, vol. 83, et R. S. I., art. III, vol. 78.)

Il importe que les hommes pourvus d'emplois spéciaux (ordonnances, ouvriers, secrétaires, etc.) pouvant être plus facilement atteints de maladies contagieuses en raison des rapports plus fréquents qu'ils ont avec le milieu civil, ne puissent se soustraire à ces visites périodiques. (Circ. 29 décembre 1900, vol. 83.)

VIVRES

Visites et inspections. — Dans toutes les places où il est fourni des approvisionnements ou fait des distributions de vivres, des commissions sont constituées pour juger les contestations qui peuvent s'élever entre les parties prenantes, qu'il s'agisse de troupes sédentaires ou de passage, d'une part, et l'officier d'administration comptable ou l'entrepreneur, de l'autre.

Ces commissions sont convoquées et présidées par le commandant d'armes ou le major de la garnison.

Le médecin le plus élevé en grade, ou le plus ancien de grade des corps de la garnison ou de passage, fait partie de ces commissions.

La circulaire du 14 septembre 1910 (vol. 78 *bis*) dit simplement « un médecin » et spécifie qu'il est passé outre à son absence.

Elles ont qualité pour prononcer sur l'acceptation ou le refus des denrées en distribution et, dans ce dernier cas, sur leur rejet définitif et leur destruction si elles sont reconnues nuisibles à la santé des hommes. (R. S. I., art. 134, vol. 78, et 100¹.)

Les approvisionnements de vivres en entreprise sont visités chaque mois par un sous-intendant militaire assisté d'un officier de corps de troupe et d'un médecin. Le résultat de ces visites est consigné au registre de visite signé par les membres de cette commission. (Instr. 18 octobre 1909, art. 69, vol. 91.)

Qualités. — Pour guider les membres de ces commissions, les officiers experts ou chargés de la réception des denrées, dans l'appréciation des qualités de celles-ci, des notices sur le service des subsistances (vol. 92, 93 et 95) indiquent les caractères distinctifs des denrées de bonne et de mauvaise qualité.

Pour celles qui font plus particulièrement partie des distributions aux ordinaires (pain, viande, légumes frais, etc.), des notices sont en outre contenues dans le volume n° 7 et dans l'instruction du 29 mai 1908 (même vol.)

L'instruction du 19 juillet 1909 (vol. 7 *bis*) examine les moyens de donner à l'alimentation dans l'armée un caractère rationnel.

Cession de vivres à titre remboursable. (Instr. 18 octobre 1909, vol. 91.)

Conditions. (Art. 336 et 337.)

Prix et mode de paiement. (Art. 338 à 340.)

Tarif des rations en temps de paix. (Annexe n° 1, § 1.)

Cessions en Algérie-Tunisie. (Annexe n° 1, § 3.)

Cessions au cours des manœuvres. (Instr. 18 février 1895, modif. 29 mars 1906, art. 71, vol. 55³.)

Paris et Limoges. — Imprimerie et librairie militaires Henri CHARLES-LAVAUZELLE.